Die MP-Ernährung

Michael Würzburger

Michael Würzburger

Die MP-Ernährung

Kranksein war gestern

Schlank und gesund mit
metabolisch-pleomorphistischen
Nahrungsmitteln

Herausgeber: Verlag DeBehr, Radeberg
Erstauflage: 2020
ISBN: 9783957537812

Michael Würzburger

Die MP-Ernährung

Metabolisch-pleomorphistisch korrekte Ernährung

Krank sein war gestern

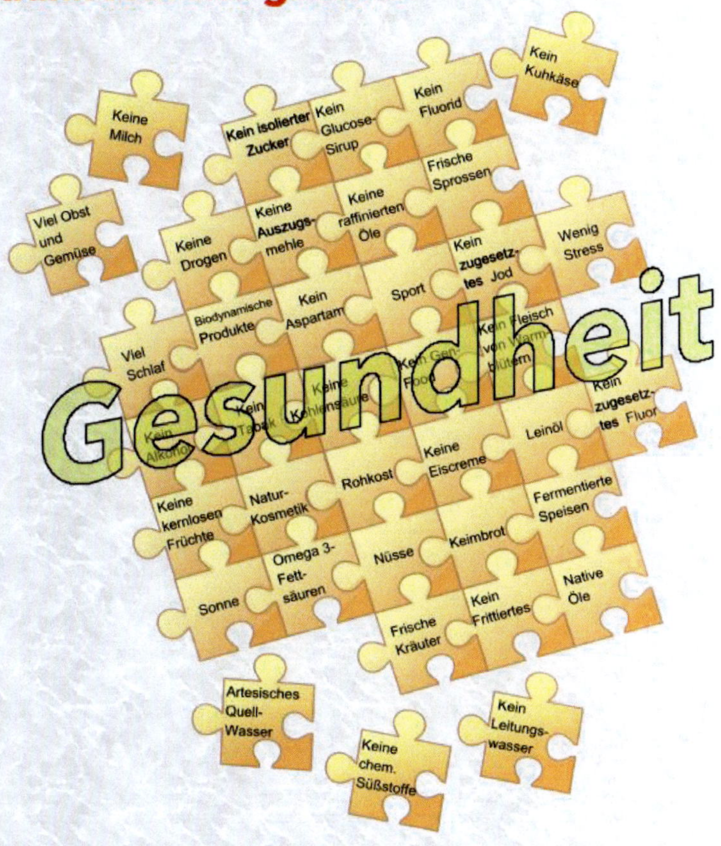

Inhalt

Vorwort

Der Autor dieses Buches litt vier Jahrzehnte lang an den verschiedensten ernährungsbedingten Krankheiten. Diese waren: Allergien, chronische Bronchitis, ***Refluxösophagitis,*** Magengeschwür, Hautekzeme, Kurzsichtigkeit, ***Morbus Basedow, Arthritis***, Herzrhythmusstörungen, Migräneanfälle, Hämorrhoiden, ***Analfissuren,*** hohe ***Triglycerid-Werte*** im Blut, ***Parodontitis***, Karies, Rückenschmerzen, ***Otitis Externa.***

Durch Eigenrecherchen, das Studieren von alternativmedizinischer Fachliteratur und Beobachtungen seines Blutes unter dem ***Dunkelfeldmikroskop*** konnte der Autor die wahren Ursachen analysieren, die ihm bisher kein Arzt nennen konnte. Zu finden waren die Ursachen im ***pleomorphistischen*** und ***metabolischen*** Bereich des Körpers, bedingt durch eine Fehlernährung mit industriell hergestellten und veränderten Produkten von Geburt an bis zum 42. Lebensjahr. Dazu zählen besonders der übermäßige Verzehr von Süßigkeiten und Süßgetränken in der Kindheits- und Jugendzeit sowie der gesundheitsschädliche Einfluss von Produkten aus ***Auszugsmehlen*** und aus ***isoliertem Zucker.*** Übermäßiger Fleischkonsum und belastete Nahrungsmittel taten ihr Übriges. Durch eine gezielte Ernährungsumstellung und eine parallel durchgeführte Sanierung der Organe und der Gewebe wurden innerhalb von vier Jahren nahezu alle Krankheiten und etwa 95 % der Allergien beseitigt.

Mit diesem Buch möchte der Autor die Menschen erreichen, um frühzeitig den ernährungsbedingten Krankheiten zu trotzen bzw. um bestehende Krankheiten durch die richtige Wahl der Nahrung einzudämmen. Außerdem, um die meisten sogenannten Alterskrankheiten zu vermeiden, die meist durch eine falsche Ernährung resultieren.

Es wurde in diesem Buch absichtlich größtenteils auf die Angabe von Studien und Statistiken verzichtet, weil der Autor seine persönlichen Erfahrungen und sein erlerntes Wissen dem Leser übermitteln möchte, zumal die meisten Studien sowieso zugunsten irgendeiner Lobby frisiert worden sind. Es wird ausdrücklich betont, dass die Inhalte dieses Buches nicht dazu animieren sollen, im Krankheitsfall nicht den Arzt aufzusuchen.

Wörter, die in ***dieser Schriftart*** gedruckt sind, finden Sie im Glossar am Ende des Buches näher erklärt.

40 Jahre falsche Ernährung und die Auswirkungen

Ich kann mich bis zu meinem dritten Lebensjahr zurückerinnern. Das war 1972. Bei uns zu Hause in den 1970er und 1980er Jahren gab es nie Bio-Produkte. Somit war der größte Teil der Nahrungsmittel mit Pflanzenschutzmitteln belastet. Zum Frühstück gab es Brot aus der „Bäckerei“, hergestellt aus ***Auszugsmehlen***, gebacken aus Fertigbackmischungen mit vielen chemischen Zusatzstoffen. Letzteres war uns nicht bewusst. Dazu gab es Marmelade, hergestellt aus etwa 50 % ***isoliertem Zucker*** und Konservierungsmitteln. Es gab Nuss-Nugat-Creme mit einem hohen Zuckeranteil und ***gehärteten Fetten*** sowie ***raffinierten*** Pflanzenölen. Darunter wurde Margarine gestrichen aus ***raffinierten*** Pflanzenfetten mit Aromen. Zum Trinken gab es dazu ein Kakaogetränk, bestehend aus stark gezuckertem Kakao in mit Medikamentenrückständen angereicherter, ***pasteurisierter***, ultrahocherhitzter Kuhmilch eingerührt.

Das Mittagessen bestand aus verkochtem Gemüse, Kartoffeln, geschältem weißen Reis, billigen Weizennudeln, teilweise mit Eiern aus belasteter konventioneller Tierhaltung und Produkten aus bereits genannter Kuhmilch, Weißmehl und ***raffinierten***, ***desodorierten*** Ölen, pestizidbelasteten Salaten, mit Medikamenten belastetem Fleisch, weißmehlhaltigen Fischstäbchen, industriell hergestellten Soßen mit Geschmacksverstärkern und Aromen.

Zum Abendessen gab es wieder das gleiche Brot wie zum Frühstück. Dazu aßen wir konventionelle Wurst und Kuhkäse. Die Wurstwaren waren größtenteils mit ***Nitritpökelsalz*** konserviert und mit Medikamentenrückständen aus der Tiermast angereichert.

Abends zum Fernsehen wurden gezuckerte, ***acrylamid***reiche, ***transfettsäure***haltige Chips und Flips oder mit Industriesalz gesalzene Erdnüsse geknabbert sowie stark gezuckerte Milchschokolade gegessen. Im Sommer wurde abends sehr viel Eiscreme verspeist, natürlich alles konventionell aus dem Supermarkt bzw. Discounter und wieder stark zucker-, glucosesirup- und kuhmilchhaltig. Diese Snacks enthalten je nach Produkt: Geschmacksverstärker, ***isolierten Zucker***, Farbstoffe, ***gehärtete Fette***, ***Acrylamid***, ***Natriumchlorid***, Aromen, ***raffinierte*** Öle und Fette u. a.

Als Getränke gab es vorwiegend stark kohlensäurehaltiges Mineralwasser, gesüßten, verdünnten Apfelsaft aus Konzentrat, gesüßte Fruchtnektare und Limonaden.

Diese Art der Ernährung führte ich ungefähr so fort, bis ich 41 Jahre alt war. Man war es ja so gewohnt. Auch meine Partnerinnen, die ich bis dahin hatte, ernährten sich genauso. Auch meine Verwandten, Bekannten, Schulkameraden und Arbeitskollegen hatten alle den gleichen Ernährungsstil. Ich glaube sogar, dass sich über 90 % der Bevölkerung in den Industrienationen so oder ähnlich ernähren. Sie auch?

Man macht sich über die Korrektheit der Ernährung eigentlich keine Gedanken. Man isst einfach, weil man Hunger oder Lust hat, und man isst meist das, was schmeckt, und das, was man gewohnt ist. Ist man krank oder hat irgendein Leiden, dann ist es eben so und wird in der Regel mit Medikamenten versucht zu bekämpfen. Alles normal? Dem ist leider nicht so! Wachen Sie auf, Sie befinden sich gefangen in der industriellen Ernährungsmatrix! Dazu später mehr.

Als kleines Kind wurde ich im Sommer recht schnell braun. Diese Eigenschaft verlor sich durch die unbewusst stetig ansteigende Übersäuerung meines Organismus. Mit 20 Jahren wurde ich kaum noch braun, sondern bekam recht schnell Sonnenbrand und meine Haut war entgegen der Kindheitszeit auffallend hell. Mit etwa acht Jahren bekam ich Allergien gegen alles Mögliche, darauf folgte eine chronische Bronchitis mit Asthmaanfällen. Mit zehn Jahren kam ich in Kur und wurde anschließend vier Jahre lang wöchentlich mit Spritzen desensibilisiert. Asthmaanfälle und Bronchitis ließen nach, die Allergien blieben. Jedes Jahr im Herbst/Winter bekam ich eine sehr trockene Haut mit Ekzemen, was bis zu meinem 42. Lebensjahr anhielt.

Mit elf Jahren erhielt ich für vier Jahre eine feste Zahnspange. Die schlechte Ernährung ließ unter der Zahnspange Karies entstehen und machte etwa 50 % meiner Zähne trotz fluoridhaltiger Zahncreme kaputt, sodass diese danach mit Amalgamfüllungen und Kronen ausgestattet wurden. Dass ich auch unter ***Parodontitis*** litt, hatte mir kein Zahnarzt je gesagt. Ich hatte es nur gemerkt, als in den folgenden etwa 25 Jahren mein Zahnfleisch immer mehr zurückging und die Zahnhälse immer mehr sichtbar wurden und zu schmerzen begannen.

Ab meinem 18. Lebensjahr bekam ich regelmäßig Magenschmerzen. Anschließend stellte sich chronisches Sodbrennen ein, welches ab meinem 32. Lebensjahr erst mit ***Antazida*** und später dann mit einem ***Protonenpumpenhemmer*** behandelt wurde. Etliche Magenspiegelungen folgten, bei denen eine Entzündung der unteren Speiseröhre mit einer beschädigten Schleimhaut festgestellt worden war. Mit 38 wurde ein Magengeschwür entdeckt. Dieses wurde verstärkt mit Omeprazol, einem ***Protonenpumpenhemmer*** behandelt.

Mit 18 war ich das erste Mal beim Arzt wegen unangenehmer Herzrhythmusstörungen. Diese wurden bis heute nicht behandelt, da es, wie die Ärzte sagen, nervlich bedingt sein soll. Mit 40 wurde dann durch ein zufälliges EKG ein kompletter ***Rechtsschenkelblock*** des Herzens festgestellt, dabei ist der Reiznerv der rechten Herzkammer blockiert.

Jährlich im Frühling bildeten sich auf meinen Handflächen und an den Fingern viele kleine Wasserbläschen, die bald eintrockneten. Dann begann sich an diesen Stellen die Haut zu lösen. Rote Stellen waren die Folge, die dann bis zum Sommer verschwanden.

Seit meinem 30. Lebensjahr lasse ich jedes Jahr meine Blutwerte kontrollieren. Seit dieser Zeit war mein ***Triglycerid****-Wert* zwischen 200 und 350mg/dl. Normal ist <150mg/dl.

Nach der Entfernung meiner fünf Amalgamplomben mit 35 Jahren traten jeweils zwei Jahre und vier Jahre danach so starke Schilddrüsenprobleme auf, dass ich ohne medikamentöse Behandlung höchstwahrscheinlich gestorben wäre. Es stellte sich ein ***Morbus Basedow*** ein und 2x jährlich hatte ich einen Migräneanfall.

Mit 38 Jahren wurden wegen Blut im Stuhl innere Hämorrhoiden per Darmspiegelung festgestellt. Mit 42 bekam ich ***Arthritis*** in den Fingergelenken, welche die Bewegung der Finger einschränkte und schmerzte. Ab diesem Zeitpunkt begannen sich erst allmählich und später dann öfter Rückenschmerzen im Lendenbereich zu manifestieren. Da meine Geschwister und meine Eltern auch daran litten, sogar bis hin zum Bandscheibenvorfall, war für die Ärzte klar: „Das liegt in der Familie!" Stärkung der Rückenmuskulatur wurde verordnet.

Nach einer von mir selbst verordneten ***Colon-Hydro-Therapie*** mit 42 Jahren bekam ich wegen der ausgeschwemmten Giftstoffe eine mittelschwere ***Analfissur***, die sehr schmerzte und häufig blutete. Aussage des Heilpraktikers, der bei mir diese Therapie durchführte: „Sie haben sehr viele Analhaare, diese reiben beim Abputzen die Haut auf und lassen Entzündungen entstehen. Wenn Sie diese abrasieren, wird es besser." Komisch nur, dass ich die vergangenen Jahrzehnte trotz dieser Behaarung nichts hatte. Ich ließ den Versuch nicht aus und rasierte die Analhaare weg, jedoch ohne Erfolg.

Meine Infektanfälligkeit nahm in den letzten fünf Jahren vor meinem Heilungserfolg erheblich zu. In den kalten Jahreszeiten war ich über Monate hinweg ohne Unterbrechung erkältet. Auch fiebrige Magen-/Darminfekte, die herumgingen, nahm ich alle mit. Ich litt, bedingt durch die häufigen Infekte, entsprechend viel unter Muskelschmerzen in Beinen, Armen und Lende, die nur mit Schmerzmittel erträglich waren. Außer lindernde Tipps von meinem Hausarzt konnte mir niemand die Ursache der Infektanfälligkeit erklären. Auch eine Blutanalyse beim Hausarzt konnte die Ursache nicht aufdecken.

Die Ursachenfindung

Über eine Empfehlung habe ich mir einen Termin bei einem Heilpraktiker im etwa 120 Kilometer entfernten St. Wendel geben lassen. Zu diesem Zeitpunkt war ich 42 Jahre alt. Dieser analysiert das Blut seiner Patienten mit einem ***Dunkelfeldmikroskop***. Ich kannte die ***Dunkelfeldmikroskopie*** bereits durch die Literatur und aus dem Internet. Man kann über einen Monitor sein eigenes Blut, wie es lebt und leidet, live miterleben. Das Besondere an der ***Dunkelfeldmikroskopie*** ist, dass der Hintergrund schwarz ist und die im Blut befindliche Materie von einem umgelenkten Lichtstrahl direkt beleuchtet wird. Hierdurch kann man Dinge sehen, die mit einem normalen Hellfeldmikroskop nicht oder sehr schlecht sichtbar sind.

Anhand des Blutzustandes, der Form der roten Blutkörperchen, der Anzahl von ***Protiten***, der Menge und Art von entdeckten ***Symbionten***, ***Symplasten*** und ***Artefakten*** konnte der Heilpraktiker den Zustand meines Gesundheitszustandes ablesen. Da er mir Pilzformen und einen Befall mit Fadenwürmern im Blut live zeigte sowie eine sogenannte ***Geldrollen***bildung meiner Erythrozyten (rote Blutkörperchen) zusammen mit sogenannten ***Leberzeichen*** vorführte, begann ich mich für diese Wissenschaft zu interessieren. Nach einer dreiwöchigen Behandlung mit alternativmedizinischen Medikamenten und einer kurzzeitigen Ernährungsumstellung sah man bei der anschließenden Folgeuntersuchung eine Besserung des Blutzustandes, aber noch keinen optimalen Zustand des Blutes.

Ich entschloss mich, auf eigene Faust eine Heilung meiner Krankheiten zu erzielen. Dazu kaufte ich mir viele Bücher über Naturheilkunde, ***Pleomorphismus***, ***Dunkelfeldmikroskopie***, Heilpraktikerwissen, ***Antlitzdiagnostik*** u. Ä. Ich besitze ein altes Hellfeld-Schulmikroskop mit 1000-facher Vergrößerung. Dazu kaufte ich mir eine Dunkelfeldblende und hatte somit ein

Dunkelfeldmikroskop mit zumindest 400-facher Vergrößerungsmöglichkeit erschaffen. Mit dieser Möglichkeit konnte ich mein Blut eingeschränkt und nach Belieben und so oft ich mochte selbst untersuchen und Eigendiagnosen stellen. Mit diesen Möglichkeiten und dem neu erlernten Wissen machte ich mich daran, alle meine Krankheiten nach und nach auszuheilen. Folgende Teilursachen all meiner Krankheiten fand ich heraus:

1. Es bestand eine Übersäuerung des gesamten Organismus durch Fehlernährung.
2. Es bestand eine Belastung mit Pilzen im Blutkreislauf durch Fehlernährung.
3. Es bestand eine Übereiweißung des Organismus durch Fehlernährung.
4. Es bestand eine Schwermetallvergiftung durch die entfernten Amalgamplomben und von belasteten Nahrungsmitteln.
5. Es bestand eine Überlastung der Leber, bedingt durch einen zu intensiven Weißmehl- und Zuckerkonsum.

Der „Rattenschwanz“

Bedingt durch die Übersäuerung sind folgende Resultate aufgetreten: Durch die Veränderung des ***pH-Wertes*** im Darm und durch die minderwertige Ernährung hat sich die Darmflora so verändert, dass die nützlichen Darmbakterien durch ***pathogene*** Darmpilze und Bakterien verdrängt wurden. Die Ausscheidungsprodukte dieser Darmpilze sind sauer und verschlechterten weiter das Darmmilieu bis hin zu einem ***Leaky-Gut-Syndrom*** des Dünndarmes. Das bedeutet, dass die Darmwand durch Mikroentzündungen löchrig wird und größere Moleküle bis hin zu Eiweißen, ***Lektinen***, Bakterien und Pilzen in die

Blutbahn gelangen können. Um der Übersäuerung entgegenzuwirken, werden natürlicherweise über die ***Belegzellen*** des Magens ***basische Carbonate*** hergestellt. Dazu wird im Gegenzug vermehrt Magensäure produziert (Näheres dazu später). Mit basischen Mineralien aus der Ernährung und aus den Carbonaten der Belegzellen werden dann ***basische*** Salze hergestellt, die der Körper benötigt, um den ***pH-Wert*** wieder einzustellen. Da ich meinem Körper aber vorwiegend Nahrungsmittel angeboten hatte, die sich sauer verstoffwechselten, fehlten die ***basischen*** Stoffe, um den ***pH-Wert*** anzuheben. Aufgrund der großen Menge an sauren Stoffwechselprodukten waren die Ausscheidungsorgane Niere, Leber, Lunge und Haut überlastet. Diese Schlackenstoffe lagerten sich dann im Gewebe ab und machten dadurch das Gewebe zur Müllhalde. Diese Schlackenstoffe blockierten wichtigen Vitalstoffen den Durchgangsweg zu den Zellen. Die Zellen verarmten wie eine Pflanze, die keinen Dünger bekommt, obwohl laut Blutanalyse genügend Vitalstoffe vorhanden waren.

Meine Rückenschmerzen waren nur ein Signal meines Körpers, dass das Gewebe, die ***Faszien*** und die Flüssigkeiten der Bandscheiben übersäuert waren und es an Nährstoffen mangelte. Auch die Muskeln, die an den Wirbeln befestigt sind, waren betroffen. Sie wurden zäh, verkrampften sich und zogen an den Wirbeln, sodass sie schmerzten. Das ist übrigens eine Ursache für einen Bandscheibenvorfall, der mir auch widerfahren wäre. Glücklicherweise konnte ich ihn aber abwenden.

In meinem Mund hatte die Übersäuerung auch ihre Spuren hinterlassen. Karies und ***Parodontitis*** machten etwa die Hälfte meiner Zähne kaputt und hinterließ öfter einen fauligen Mundgeruch.

Die längste und heftigste Auswirkung hatte die Übersäuerung

auf meinen Magen gehabt. Über 20 Jahre versuchte mein Magen, der stetigen sauer wirkenden Ernährung entgegenzuwirken. Die Resultate waren 20 Jahre Magenschmerzen, Sodbrennen, eine verätzte Speiseröhre und ein kleines Magengeschwür. Medikamente halfen zwar kurzfristig, aber die Ursache wurde nicht behoben. Sechs Magenspiegelungen musste ich über mich ergehen lassen. Weil ich keine Ahnung vom ***Metabolismus*** hatte, die Ärzte offenbar auch nicht, konnte ich das Problem auch nicht beseitigen. Und so ging es immer weiter, bis ich endlich Bescheid wusste. Sauer macht nicht lustig, sondern krank!

Die vielen sauren Stoffwechselschlacken überforderten auch die Leber. Was die Leber nicht schaffte, staute sich in der ***Pfortader*** bis zurück zum Dickdarm. An der Stelle, wo normalerweise Nährstoffe und Verdauungsgifte über die Darmwand in die Blutbahn gelangen und von dort über die ***Pfortader*** in die Leber, bildeten sich durch den Rückstau und durch die Gewebeübersäuerung des Darmgewebes ***Hämorrhoiden*** im Enddarmbereich, die zeitweise leichte Schmerzen verursachten und für Blutungen sorgten. Zwei Darmspiegelungen waren die Folge. Medikamente wurden keine verabreicht. Zum Glück! Da die Leber überfordert war, verstopften auch immer mehr die Gallenkanäle. Die Verdauung litt darunter und die Blutfettwerte stiegen an. Hohe Blutfettwerte? „Das liegt in der Familie“, sagten die Ärzte. Ein Medikament gab es keins, da ich zum Schluss mit einem dauerhaften ***Triglycerid-Wert*** von 350 mg/dl am oberen Grenzwert des Normalen lag, um eine ***substituierte*** Behandlung zu bekommen.

Die überforderte Niere spürte man über die Haut. Hauttrockenheit mit Schuppenbildung und Hautekzemen war die Folge. Jahrelanges eincremen half nur oberflächlich. Ich habe innerhalb von etwa 20 Jahren zig verschiedene Kosmetikprodukte ausprobiert. Darunter waren Cremes, Körperlotionen,

Körperöle, Peelingprodukte, Seifen, Reinigungslotionen, Antischuppenshampoos u. v. m. Irgendwann hatte ich begonnen, meine Kosmetika aus natürlichen Zutaten selbst herzustellen. Diese haben am besten geholfen. Aber auch diese Naturkosmetik hat das Nierenproblem bzw. die Übersäuerung nicht beseitigen können, was ja die eigentliche Ursache war.

Die fast tägliche Ernährung mit tierischen Eiweißen tat ihr Übriges. Mein Körper speicherte das Zuviel an Eiweißen im ***Interstitium*** und in den ***Kapillaren*** der Arterien ab, in der Hoffnung, es in weniger eiweißreichen Zeiten dem Körper zur Verfügung zu stellen und abbauen zu können. Da es diese Zeiten nicht gab, siedelten sich, bedingt durch die Übersäuerung und den löchrigen Dünndarm, Pilze auf den Eiweißpolstern der Arterien an, die wiederum Säure als Abfallprodukt herstellten. Hier bestand die Gefahr eines Arterienverschlusses im fortgeschrittenen Alter, woran bereits meine Eltern leiden. Säuren im Blut können lokal den ***pH-Wert*** unter 7,35 sinken lassen. PH 7,35 bis 7,45 ist normal. Sinkt der pH, können sich die Blutkörperchen nicht mehr winden und verformen, um die engen ***Kapillar***gefäße zu passieren. Dadurch kann ein Infarkt entstehen. Diese gepolsterten Kapillargefäße habe ich in meinen Augen zu spüren bekommen. Ab meinem 25. Lebensjahr habe ich mir eine Brille zulegen müssen, weil sich am linken Auge eine Kurzsichtigkeit entwickelt hatte.

Die schweren Allergien, Asthma und Bronchitis im Kindesalter waren auf eine Kombination aus tiereiweiß- bzw. wirkstoffverstärkerhaltigen Impfseren, eine hohe Schadstoffbelastung der Atemluft und den starken Konsum von kristallzucker- und weißmehlhaltigen Nahrungsmitteln zurückzuführen. Die Verstoffwechselung von Kristallzucker und Weißmehl verbraucht viele Vitalstoffe, die normalerweise das Immunsystem stabil halten. Die durch die Verstoffwechselung von kristallzucker- und weißmehlhaltigen Produkten entstehenden

Schlackestoffe blockieren die Versorgung der Zellen mit Vitalstoffen. Das Einatmen von Schadstoffen aus der Luft hemmt die Selbstreinigung der Lunge und belastet das Immunsystem. Aluminiumverbindungen als Impfverstärker in den Impfseren oder andere Schwermetallverbindungen blockieren wichtige Stoffwechselvorgänge und lagern sich vorwiegend in Gehirn und Nerven an. Dort können Metallverbindungen je nach Stoffwechseltyp Schäden anrichten und zu verschiedenen ***Autoimmunkrankheiten*** führen.

Die ***Autoimmunkrankheit,*** an der ich erkrankt war, hieß ***Morbus Basedow***. Morbus Basedow ist eine ***autoimmune*** Schilddrüsenerkrankung. Diese bewirkt ein Chaos im Hormonhaushalt, sodass der komplette Organismus verrücktspielt. Mein Ruhepuls wurde täglich höher, bis er am Ende bei 120 Schlägen pro Minute angelangt war. Treppensteigen oder andere leichte Anstrengungen waren unmöglich geworden. Mein Körpergewicht nahm rapide ab. ***Betablocker***, um das Herz zu beruhigen, und Carbimazol, um den Angriff der Immunzellen auf die Schilddrüse zu hemmen, wurden mir verordnet. Verursacht wurde Morbus Basedow durch die Freisetzung von Quecksilber beim unprofessionellen Entfernen meiner etwa 22 Jahre alten Amalgamplomben. Dieses Quecksilber wurde später durch eine Ausleitung im Stuhl festgestellt.

Dass man im Alter an Gewicht zunimmt, ist den meisten bekannt. Aber dass man das verhindern kann, wird aus Genuss- und Bequemlichkeitsgründen ignoriert. Der Stoffwechsel verlangsamt sich beim Älterwerden und dadurch braucht man weniger Kalorien. Da man aber (meist ungesund) weiter isst wie bisher, verschlackt das Gewebe und die überschüssige Energie wird als Fett oder ***Kollagen*** gespeichert. Bei mir ging es zwar langsam voran, aber ich nahm etwa ab dem 30. bis zum 42. Lebensjahr zehn Kilogramm zu. Das waren 14 % Zunahme.

Die Beseitigung der Ursachen (... Tschüss, Krankheiten)

Das Erste, was ich beseitigen musste, war meine ***Refluxösophagitis*** (chronische Speiseröhrenentzündung durch Säurerückfluss). Ich nahm bisher Omeprazol ein. Das ist ein chemisches Medikament, ein sogenannter ***Protonenpumpenhemmer***. Dieses Medikament verhindert, dass die Belegzellen in der Magenschleimhaut ***Wasserstoff-Protonen*** ausstoßen, um dann mit den ***Chlorid-Ionen*** des ***Natriumchlorids*** Salzsäure zu produzieren. Im Umkehrschluss wird aber auch verhindert, dass Hydrogenkarbonat zur Regulierung des Säure-/Basen-Haushaltes produziert wird. Denn die ***Belegzellen*** produzieren auf der Seite des Magen***lumens*** saure Salzsäure und auf der Seite des ***Interstitiums*** basisches Hydrogenkarbonat. Dazu später mehr. Dass sich dieser Blockade-Vorgang durch das Omeprazol auf die Dauer negativ auf den Stoffwechsel und die Gesundheit auswirkt, war mir klar. Deshalb startete ich den Versuch, dem Körper ***organisch gebundene, basische*** Mineralien zu geben, um damit die Übersäuerung des Organismus einzudämmen. Ich trank nun zwei Tage lang jeweils einen Liter Kräutertee aus ***basisch*** wirkenden Pflanzen, aufgekocht mit Lauretana-Wasser. Lauretana ist das mineralärmste ***artesische*** Quellwasser in Europa und kann dadurch am besten die Wirkstoffe der Pflanzen ***extrahieren***. Die nächsten zwei Tage pausierte ich mit dem Tee und trank nur dieses Quellwasser. Allmählich begann ich, das Omeprazol bis auf null zu reduzieren. Diesen Zyklus führte ich etwa vier Jahre durch. Heute führe ich diese Anwendung immer mal wieder durch, obwohl ich beschwerdefrei bin. Das Ergebnis: Der Säurerückfluss aus dem Magen in die Speiseröhre hat aufgehört und meine ***Ösophagitis*** war verschwunden.

Wie bereits erwähnt, aßen wir sehr viel Fleisch. Es war Frühling im Jahr 2011. Wir hatten wie immer fünf Tage in Folge ein Gericht gekocht, bei dem Fleisch dabei war. Dann kamen schöne warme Tage und meine Frau und ich waren an zwei aufeinanderfolgenden Tagen zum Grillen eingeladen. Am dritten Tag grillten wir bei uns zu Hause. Die Reste wurden am vierten Tag verzehrt. Ich weiß, es gibt auch Vegetarisches zum Grillen, aber bei uns gab es eben nur Fleisch und dazu Salate. Zu diesem Zeitpunkt hatte ich gerade mein erstes Buch zum Thema Ernährung gekauft. Es hieß: „Es geht um Ihren Darm“ von Jean-Claude Alix. Darin werden auch die Auswirkungen eines übermäßigen Fleischkonsums erwähnt.

Am fünften Tag kochten wir wieder ein Gericht mit Fleisch. Als ich das Fleisch in der Pfanne sah, ging mir plötzlich alles im Zeitraffer durch den Kopf. Meine Krankheiten, das Buch, das ich gerade las, und dass ich jetzt sofort die Konsequenz ziehen musste, sonst ging meine Gesundheit weiter den Bach hinunter. Wie aus der Pistole schoss es aus meinem Mund: „Schatz, ab morgen esse ich nie wieder Fleisch!“ Meine Frau schaute mich an und sagte: „Aber sonst geht es dir noch gut! Meinst du das ernst?“ Ja, das war mein voller Ernst. Da meine Frau dieses Vorhaben nicht mitmachen wollte, wurde ab diesem Zeitpunkt so gekocht, dass jeder von uns das bekam, was er wollte. Außerdem schränkte ich auch noch Produkte aus tierischen Eiweißen nahezu komplett ein. Denn die waren es unter anderem, die sich in meinen Arterien abgelagert hatten und in meinem Körper so viele Schlackenstoffe haben entstehen lassen. Diese wollte ich als Erstes loswerden.

Nach sechs Wochen Enthaltsamkeit sah ich das erste Ergebnis auf der Waage. Vier Kilogramm weniger bei einem Anfangsgewicht von 78 Kilogramm und 179 Zentimeter Körpergröße. Da sich in den Arterien etwa ein Kilo Eiweiße in Form von ***Kollagen***polstern speichern können, waren diese und weitere drei Kilogramm aus dem ***Interstitium*** und dem Unterhautfettgewebe verschwunden. Das spürte ich zuerst an meinem Sehvermögen. Ich stand eines Morgens auf und fuhr zur Arbeit. Ich traute meinen Augen nicht, als ich den etwa 30 Kilometer entfernten Odenwald klar und deutlich sehen konnte. Sonst waren dessen Umrisse nur verschwommen zu erkennen. Auch die entfernten Straßenschilder waren wieder klar und ohne Verschwommenheit zu lesen. Die Brille beim Autofahren brauchte ich nicht mehr. Jetzt wusste ich, dass ich auf dem richtigen Weg war.

Der Dickdarm enthält einige Verstecke, in denen sich Kot ablagern kann. Diese Reste verschlacken über Monate und Jahre hinweg und bilden Umgebungen, in denen sich ***pathogene*** Keime wohlfühlen. ***Pathogene*** Bakterien und Pilze sondern Stoffwechselgifte ab. Diese verursachen anfangs nicht spürbare Entzündungen, die im schlimmsten Fall zu Darmkrebs führen können. Diese Schlackenlagerstätten entstehen meist bei einer vorwiegenden Ernährung mit tierischen Eiweißen. In tierischen Produkten sind in der Regel keine Ballaststoffe enthalten, die dem Darm bei der Reinigung helfen und den Dickdarmbakterien als Nahrungsquelle dienen könnten. Um den ganzen „Dreck“ der vergangenen vier Jahrzehnte aus den Dickdarm-Nischen zu entfernen, ließ ich eine sogenannte ***Colon-Hydro-Therapie*** bei einem Heilpraktiker durchführen. Hierbei wird über einen doppelwandigen Schlauch ein Dauereinlauf über 45 Minuten mit warmem, ***basischem*** Wasser gemacht. Hierbei wird immer wieder leichter Druck aufgebaut und wieder entspannt. Somit wird sichergestellt, dass sich die Schlacken auch lösen. Durch die eine Kammer des Schlauches läuft das Wasser in den Darm, durch die andere Kammer läuft das Wasser mit den Exkrementen wieder heraus. Ich ließ zehn Sitzungen durchführen. Bedingt durch die Ausschwemmung von Stoffwechselgiften im Dickdarm war die Leber mit der Entgiftung überlastet, sodass sich die Gifte über die ***Pfortader*** zurück bis zu den Hämorrhoidalgefäßen anstauten und dort über die Analhaut ausgeleitet wurden. Die Analhaut war dadurch überlastet und zeigte es in Form einer sehr unangenehmen ***Analfissur***.

Da zucker- und ***auszugsmehl***haltige Produkte sowie ein übermäßiger Konsum tierischer Eiweiße meinen kompletten Darm ruinierten, hieß es jetzt: Umstellen auf pflanzliche Vollwertkost! Da selbst Veganer und Vegetarier an Stoffwechselerkrankungen leiden können, habe ich die MP-Ernährung entwickelt (siehe im entsprechenden Kapitel), damit mein Körper die Zeit bekam sich zu entgiften und kein neuer Abfall hinzukam. Zusätzlich zur Umstellung nahm ich Darmbakterien in Kapsel- bzw. Pulverform ein, um die Darmflora wieder aufzuforsten. Da mein Darm über die Jahre hinweg eine Fehlbesiedlung von Bakterien und Pilzen aufwies, spürte ich die Ernährungsumstellung in den ersten drei Wochen besonders durch viele Blähungen und leichte Bauchschmerzen. Danach hatte sich meine Darmflora umgewöhnt und die Vollwertkost bereitete mir keine Probleme mehr.

Das Nächste, was sich an mir sichtbar veränderte, war meine Hautfarbe. Die käsige, weiße Hautfarbe wurde zunehmend mit „Leben" erfüllt. Das zeigte sich mit einem gesunden, leicht bräunlichen Teint, dazu reduzierten sich Fältchen und die Haut wurde angenehm zart. Die Bestätigung bekam ich durch Leute, die mich länger nicht gesehen hatten, mit den Worten: „Du siehst aber gut aus."

Um weiterhin meinen Körper vor Schwermetall- und Stoffwechselgiften zu schützen sowie gut mit Spurenelementen versorgt zu sein, nahm ich ab sofort bis heute täglich Chlorella- und Spirulinaalgen ein. Natürlich nur in Naturland- oder Biolandqualität, denn der Organismus soll ja entlastet und nicht belastet werden.

Durch eine gezielte Körperentsäuerung und durch den Abbau

von Eiweiß-Speicher, wurde auch meine Infektanfälligkeit geringer. Denn im Gewebe eingelagerte saure Stoffwechselschlacken und ***Kollagene*** ließen kaum Vitalstoffe und Immunabwehrzellen zu den Körperzellen durch. Somit konnte den kranken oder verarmten Zellen kaum geholfen werden. Der Körper war deshalb einem stetigen Immunkampf ausgesetzt, was mich schwächte. Wie die Körperentsäuerung funktioniert, können Sie im entsprechenden Kapitel lesen.

Um eine weitere Versauerung meines Organismus zu verhindern, ernähre ich mich entsprechend vollwertig, trinke öfter ***basisch*** wirkenden Kräutertee und nehme zusätzlich, wenn ich mich mal besonders sauer wirkend ernährt habe, Osiba Basen***kolloid*** oder Alkala N ein. Täglich mindestens zwei Liter ***artesisches*** Quellwasser mit sehr geringer Mineralisierung transportieren überschüssige Schlacken ab.

Jetzt kommt die harte Nuss, für die kein Arzt eine Lösung wusste, außer der medikamentösen Behandlung, die aber nicht zur Debatte stand, weil es ja angeblich erblich bedingt und das Ausmaß noch nicht bedrohlich war. Es geht um den seit etwa zwei Jahrzehnten zu hohen ***Triglycerid-Wert***. Wie Sie im weiteren Verlauf des Buches lesen können, kann ein dauerhaft hoher ***Triglycerid-Wert*** schwerwiegende Folgen haben. Obwohl ich nie wegen meiner Leber untersucht wurde, spürte und wusste ich, dass ich bereits eine leichte Leberverfettung hatte. Auch dass die Gallekanälchen der Leber zur Verstopfung neigten, spürte ich durch einen leichten Druck im Oberbauch nach dem Verzehr von ***auszugsmehl***haltigen oder zuckerhaltigen Produkten.

Ich bat einen Heilpraktiker, mir etwas zur Leberreinigung zu geben. Er gab mir Kapseln eines holländischen Herstellers. Ich weiß leider nicht mehr, wie sie hießen noch was da drinnen war. Auf jeden Fall habe ich nach kurzer Zeit der Einnahme eine Gallenkolik bekommen. Der Heilpraktiker sah keinen Zusammenhang. Für mich war das der eindeutige Hinweis darauf, dass meine Gallenkanälchen und die Gallenblase Salze und Schlacken enthielten, die da nicht hineingehörten. Diese wurden durch die leberreinigenden Wirkstoffe der Kapseln teilweise ausgespült. Dabei verstopfte sich wohl ein Gallenkanal und verursachte die Kolik. Von diesem Zeitpunkt an ging ich kaum noch zum Arzt oder Heilpraktiker. Eine Ausnahme wäre für mich eine Erkrankung, die ich selbst nicht in den Griff bekomme, oder ein Notfall.

Ich begann meine Leber mit Mariendistel-, Löwenzahn- und Artischockenpräparaten langsam zu reinigen und zu stärken. Nach einem halben Jahr dieser Eigentherapie entschloss ich mich, die Leberreinigung nach Clark durchzuführen. Diese Art der Reinigung ist schnell, schmerzfrei und wirkt zu 100 Prozent. Wie diese funktioniert, erfahren Sie im entsprechenden Kapitel dieses Buches. Nach den zwei Tagen der Leberreinigung spürte ich erst mal keine Änderung meines Wohlbefindens. Nach weiteren zwei Wochen fiel mir auf, dass der leichte Druck, den ich immer im rechten Oberbauch verspürte, nicht mehr da war. Daraufhin ließ ich bei meinem Hausarzt den ***Triglycerid-Wert*** in meinem Blut bestimmen. Das Ergebnis überraschte mich nicht, trotzdem habe ich mich über den Erfolg der Leberreinigung riesig gefreut. Der Triglycerid-Wert war von 350 auf 80mg/dl gefallen. So einen Wert hatte ich das letzte Mal wahrscheinlich als Kind!

Nach diesem Erfolg entschloss ich mich, die Leber zu pflegen, um sie sauber zu halten. Dazu nehme ich täglich ein Artischocken- oder ein Mariendistel-Präparat ein. Weiter bemühe ich mich so regelmäßig als möglich pflanzliche Bitterstoffe zu mir zu nehmen. Wenn ich über die Wiese meines Gartens gehe, zupfe ich mir Löwenzahnblätter oder deren Blüten ab, nasche von den blühenden Taubnesseln oder esse ein paar frische Himbeerblätter. Im Winter nehme ich regelmäßig Bitterstern-

oder Bitterkraft-Tropfen ein.

Otitis Externa haben viele Menschen. Es juckt im Ohr, die Haut im Gehörgang schuppt sich. Je nach Intensität ist die Haut gerötet, verkrustet, wässert oder blutet sogar. Hier kann man sich leicht einen Pilz- und/oder Bakterienbefall zuziehen, besonders wenn man sich mit Gegenständen wie Brillenbügel, Kugelschreiber, Schlüssel o.Ä. im Ohr kratzt. Auch ich litt darunter. Ich war beim HNO-Arzt deswegen. Das Einzige, was er tat, er legte mir einen mit Cortison und Antibiotikum getränkten Streifen ins Ohr und sagte, das soll ich zwei Tage drinnen lassen. Die Ursache dieser Erkrankung wäre ihm nicht bekannt, aber das hätten viele Menschen. Als ich nach zwei Tagen das Tuch entfernte, waren der Juckreiz und die Rötung verschwunden. Die schnelle Hilfe war erfolgreich, nur die Ursache war weder gefunden noch behoben. Nach ein paar Tagen schlug die ***Otitis Externa*** wieder zu. Das war ja klar.

Also machte ich mich selbst auf die Suche nach der Ursache. In Büchern über die Naturheilkunde las ich, dass der ***Meridian*** der Niere über die Ohren läuft und dass die Niere bei einigen Menschen ihr Leid an den Ohren zeigt. Also begann ich einen Versuch mit einem nierenstärkenden Mittel namens Solidago spag. von der Firma Phönix. Das pflanzliche Medikament wird aus der Goldrute hergestellt. Ich nahm davon 3x täglich über drei Wochen 60 Tropfen ein, dabei verstärkte sich meine Otitis merklich. Ich wusste nun, dass bei mir der Zusammenhang von Nieren und Ohrentzündung zutraf. Da die ausgeschwemmten Gifte, mit denen die Nieren überlastet waren, auch die Leber und das Gewebe belasteten, habe ich eine Nieren-Leber-Stärkungs- und Entgiftungskur durchgeführt. Diese können Sie auf der entsprechenden Seite dieses Buches nachlesen. Doch zuvor führte ich eine ***isopathische*** Entpilzungstherapie über zwei Wochen durch, um sich von eventuellen ***pathogenen*** Pilzformen zu befreien, die sich in dem dafür hervorragend geeigneten Biotop hätten ausbreiten konnten. Hierzu wendete ich die altbekannten Sanum-Mittel an. Bei der Einnahme von Solidago spag. zur Nieren-Leber-Stärkungs- und Entgiftungskur verstärkte sich die Ohrentzündung und die Gelenke schmerzten etwas, bei der Einnahme von Silybum spag. gab es keine Gelenkschmerzen, die Otitis blieb unverändert, dafür machte sich meine verheilte Wunde der ***Analfissur*** bemerkbar. Und bei der Einnahme von Urtica Arsenicum spag. wurden die Symptome wieder schwächer. Auch die Schuppenbildung auf meiner Stirn und der Kopfhaut nahm genauso zu und ab wie die Otitis im Gehörgang. Diese Symptome entsprechen genau den Auswirkungen der Wirkstoffe auf die Ausleitungsorgane. Solidago ist für die Niere. Die Niere schwemmte verstärkt Stoffwechselschlacken aus. Diese lagerten sich in den Gelenken ab und wurden über die Haut ausgeschieden. Silybum ist für die Leber. Durch die verstärkte Leberarbeit wurden Giftstoffe frei, die über die Analhaut ausgeschieden wurden. Urtica Arsenicum befreit von Stoffwechselgiften, deshalb verschwanden alle Symptome während dieser Einnahmezeit. Thuja-Lachesis spag. reinigt die Lymphe während der gesamten Behandlungsdauer. Denn über die Lymphflüssigkeit werden viele Schlacken abtransportiert. Da es wegen der schon lange bestehenden Überlastung der Organe nicht beim ersten Mal besser wurde, führte ich die 45 Tage andauernde Kur im Abstand von einem Monat ein zweites Mal durch. Mit Erfolg! Auch weitere Anwendungen werde ich in Zukunft damit machen. Empfehlung für jedermann: 1x im Herbst und 1x im Frühling diese Kur durchzuführen.

Die Otitis ging aber nie richtig weg. Erst im Jahr 2019 ist es mir gelungen, der Otitis Externa näher auf die Spur zu kommen. Mein Gedanke ging in Richtung Quecksilberbelastung, da ich in der Vergangenheit eine Morbus-Basedow-Erkrankung der Schilddrüse hatte, einen ***Rechtsschenkelblock*** des Herzens habe und bereits Quecksilber nach einer Ausleitung im Stuhl festgestellt wurde. Ich habe zwar keine auffälligen Blutwerte, aber das ist kein Grund, um nicht die Schilddrüse zu pflegen und ihr ein paar „Nährstoffe" zu geben. Ich aß vermehrt selenhaltige Paranüsse und nahm jodhaltige Kelp-Algen-Kapseln ein. Zusätzlich pflegte ich die Haut im Gehörgang mit meinem eigens für trockene Ohren entwickelten Ohrenschmalz-Ersatz. Ich nenne ihn „Recerum". Das Rezept dazu finden Sie bei den anderen Rezepten am Ende des Buches. Um weiterhin gezielt Quecksilber aus dem Gewebe und aus den wahrscheinlich dadurch beschädigten ***Myelinschichten*** der Nerven zu entfernen, machte ich eine orale Kur mit Bärlauch- und Koriandertinkturen. Dazu nahm ich Chlorella-Algen zum Binden der ausgeschwemmten Quecksilberbestandteile ein. Außerdem führte ich eine Injektionskur mit Lymphomyosot-, Hepeel- und Solidago comp.-Ampullen durch, die ich mir in einem bestimmten Zyklus abwechselnd ***subkutan*** injizierte. Erst diese Kombination besserte die Otitis so weit, dass die Haut sich erholen konnte und die Entzündungen und der Juckreiz verschwanden. Diese Art der Entgiftung, die etwa sechs Monate angewendet werden sollte, umfasst das Gewebe, die Lymphe, die Nieren, die Leber und das Gehirn. Aufgrund dieser Erkenntnisse und aus eigenen Statistiken, die ich mit Menschen, welche sich wegen ihrer Ohrenbeschwerden an mich gewendet hatten, erstellt habe, kann ich behaupten, dass die Ursache der meisten ***Otitis-Externa***-Erkrankungen eine zerstörte ***Myelinschicht*** der Nerven ist. Die ***Myelinschicht*** kann man sich vorstellen wie den Isolations-Mantel eines Stromkabels. Ist die Kabel-Isolierung beschädigt, kann es ebenso wie bei Nerven zu Fehlimpulsen oder zur Oxidation führen. Quecksilber ist dazu in der Lage, die ***Myelinschichten*** der Nerven zu zerstören. Alle Personen, die sich wegen dieser Problematik an mich wendeten, hatten Amalgamplomben gehabt oder haben noch welche. Quecksilber befindet sich auch in Impfseren in Form von Thiomersal, das als Konservierungsmittel darin eingesetzt wird. Wichtig für eine Heilung der Nerven***myelinschichten*** sind eine nährstoffreiche Ernährung und eine gesunde Lebensweise, wie es die MP-Ernährung darstellt. Eine Erholung bzw. ein Wiederaufbau der ***Myelinschichten*** ist langwierig und benötigt neben Omega 3-Fettsäuren bzw. DHA Vitamin B5, Vitamin D, Vitamin K, Vitamin B12, Cholin u.a.

Zwei der schlimmsten Feinde des Stoffwechsels sind der ***isolierte Zucker*** und das ***Auszugsmehl***. Diese beiden industriell verarbeiteten „toten" Produkte nehmen unserem Körper beim Verstoffwechseln viele Vitalstoffe weg. Deren natürliche Vitalstoffe werden bei der Verarbeitung entfernt, damit das Endprodukt billig, wohlschmeckend, lange haltbar, besser zu verarbeiten und rein ist. So passt es auch zum Kaufverhalten der breiten Masse. Denn die meisten Menschen schauen beim Kauf der Lebensmittel nicht auf den ***metabolischen*** Nutzen, sondern auf den guten Geschmack und den Preis. Diese eigentlich gesundheitsschädlichen Produkte sind für die meisten Zivilisationskrankheiten verantwortlich. Das ist Fakt! Diese beiden Stoffwechselverunreiniger habe ich auch schnellstmöglich von meinem Speiseplan verbannt. Man kann es nicht immer verhindern, mit Industriezucker und ***Auszugsmehlen*** in Kontakt zu geraten, jedoch hat man selbst den größten Einfluss darauf, Dinge, die diese Zutaten enthalten, nicht zu konsumieren, geschweige denn zu kaufen.

Zusammenfassung:

Durch eine Ernährungsumstellung auf biodynamisch hergestellte, tiereiweißarme, industriezuckerfreie, ***auszugsmehl***freie Vollwertkost mit viel frischem Obst und Gemüse, Algen, Gräsern, Keimlingen, Vollkornprodukten, ***artesischem*** Quellwasser, gesunden Ölen und Kräutertees sowie das Entgiften und Entschlacken des Körpers mit gezielt angewendeten Therapien ist es mir nach bereits zwei Jahren gelungen, etwa 90 % meiner Krankheiten verschwinden zu lassen. Eine Krankheit, ich spreche nicht von einer Verletzung oder einer angeborenen Erkrankung, entsteht IMMER durch eine Entgleisung des ***Metabolismus***, unserer ***Symbionten***tätigkeiten und des Immunsystems durch Schlacken, Säuren und Gifte.

Um den Körper von allen Giften und Krankheiten durch die Umstellung auf die MP-Ernährung zu befreien, braucht man etwa die Dauer von zehn Prozent seines Lebensalters bei konsequenter Durchführung. Durch Sünden, die man sich möglicherweise gönnt, weil man sich ja sonst gesund ernährt, wird der Organismus, auch wenn man es nicht direkt zu spüren bekommt, in seiner Tätigkeit eingeschränkt und es können sich recht schnell ***pathogene*** Keime breitmachen. Aus diesem Grund möchte ich allen Eltern ans Herz legen: Ernähren Sie bereits Ihr Kind richtig, damit es gesund erwachsen werden kann.

Um dem Leid von Krankheiten zu entfliehen, bleibt nur eines, nämlich der Ausstieg aus der kommerziellen Industrienahrung und der Einstieg in die natürliche stoffwechsel- und ***symbionten***freundliche Ernährungsweise – die MP-Ernährung!

Auf den nächsten Seiten sehen Sie die Vorher-nachher-Darstellung der Intensität von Grippe- und Erkältungssymptomen meiner Person. Die Nachher-Darstellung bezieht sich auf eine Zeitspanne von fünf Jahren nach der Ernährungsumstellung und der Körpersanierung. Folgend auf Skalen von 1 – 10 (1 = gering, 10 = stark) dargestellt.

Magen-/Darmgrippe:
Vorher

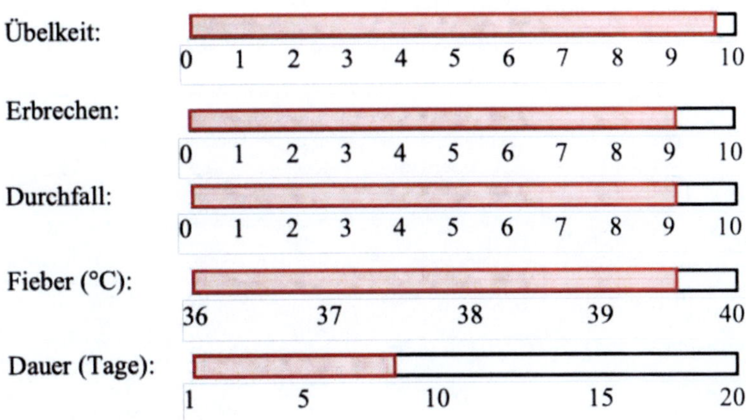

Magen-/Darmgrippe:
Danach

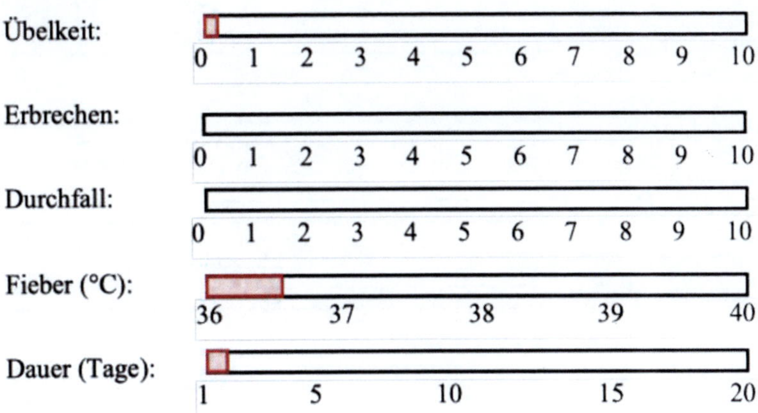

Grippaler Infekt:
Vorher

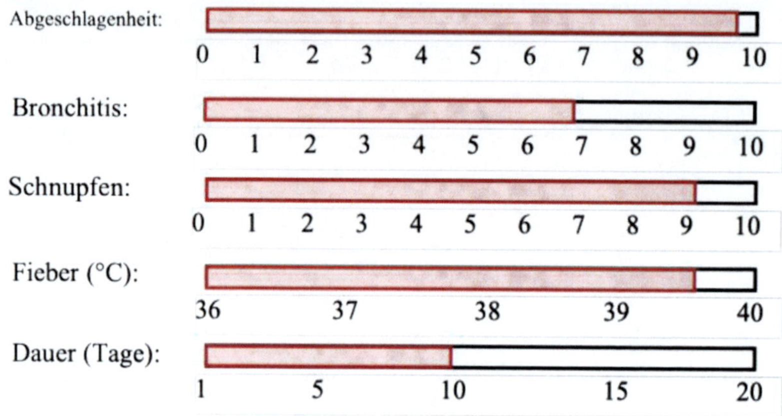

Grippaler Infekt:
Danach

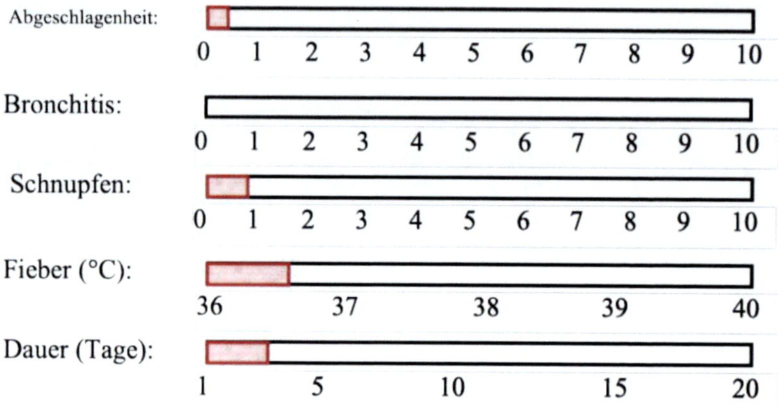

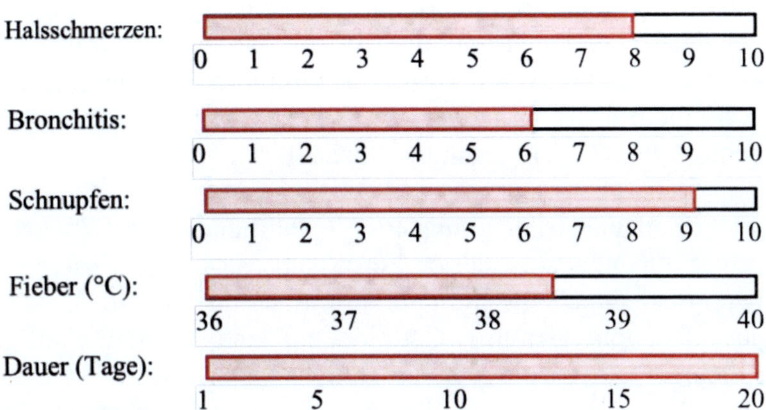
Erkältung
Vorher
Halsschmerzen:
0 1 2 3 4 5 6 7 8 9 10
Bronchitis:
0 1 2 3 4 5 6 7 8 9 10
Schnupfen:
0 1 2 3 4 5 6 7 8 9 10
Fieber (°C):
36 37 38 39 40
Dauer (Tage):
1 5 10 15 20

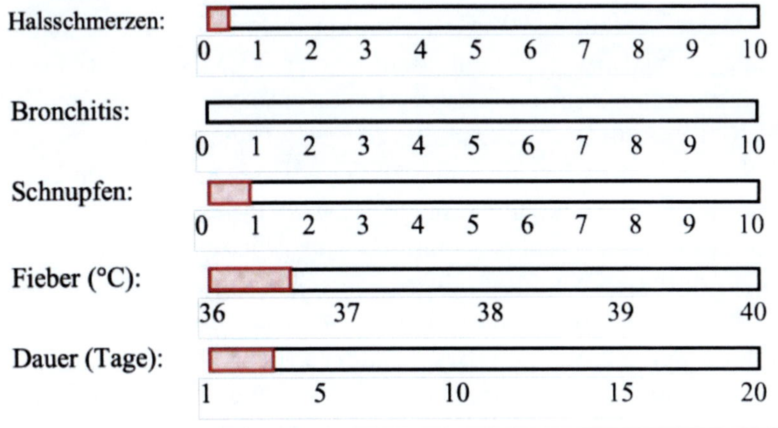
Erkältung
Danach
Halsschmerzen:
0 1 2 3 4 5 6 7 8 9 10
Bronchitis:
0 1 2 3 4 5 6 7 8 9 10
Schnupfen:
0 1 2 3 4 5 6 7 8 9 10
Fieber (°C):
36 37 38 39 40
Dauer (Tage):
1 5 10 15 20

Bild 1

ZUCKER

Zucker braucht der menschliche Organismus, um Energie zu gewinnen. Die lebenswichtige Glucose isoliert der Organismus aus der eigentlich komplexen Nahrung selbst. Ein Zuführen von einem Extra an ***isoliertem Zucker*** ist nicht nötig, im Gegenteil: Er ist sogar gesundheitsschädlich!

Vor der Industrialisierung im 19. Jahrhundert war Zucker in seiner reinen, also isolierten Form nicht verfügbar. Unsere körpereigene „biochemische Fabrik" musste bis dahin den Zucker aus Obst und Gemüse, Getreide und anderen stärkehaltigen Früchten selbst isolieren, um ihn für sich verwertbar zu machen. Diese Verwertung braucht für den Organismus Zeit und kostet Arbeit. Um Zucker zu verstoffwechseln, sind Vitamine, ***Enzyme***, Mineralstoffe, ***Biophotonen***, Aminosäuren und Spurenelemente notwendig. Ich bezeichne sie als VEMBAS. In allen in der Natur vorkommenden Pflanzen und Tieren sind die VEMBAS enthalten. Wird der Zucker technisch isoliert, wie es heute industriell geschieht, dann ist er VEMBAS-frei. Beim Verzehr des ***isolierten Zuckers*** benötigt unser Körper aber die VEMBAS, um ihn fachgerecht zu verstoffwechseln. In diesem Fall greift unser Organismus auf VEMBAS-Speicher im eigenen Körper zurück. Ich schätze, dass sich etwa 95 % der Bevölkerung in den Industrienationen überwiegend mit isolierten Zuckerprodukten und Produkten aus ***Auszugsmehlen*** ernährt. Dadurch leiden diese Menschen, wenn auch nicht immer merklich, unter einer VEMBAS-Unterversorgung, die dann zu Krankheiten führt wie z.B. Erkältungen, Neurodermitis, Allergien, fast alle chronischen Alterskrankheiten, rheumatische Erkrankungen, Magen-Darm-Erkrankungen, Stoffwechselerkrankungen, Übergewicht usw.

Gerade Kinder werden von Verwandten, Freunden und in

Geschäften mit Süßigkeiten belohnt. Ich möchte die Süßigkeitenrituale noch mal vor Augen halten: Kinderfasching, Ostern, Weihnachten, Halloween, Kindergeburtstag, Kerweumzüge usw. Man will ja schließlich etwas Gutes tun und die „lieben" Kinder belohnen. Wenn man den Kindern etwas Gutes tun möchte, dann vermeidet man zuckerhaltige Produkte, um die Gesundheit zu erhalten und die daraus entstehenden Folgen zu verhindern. Ich erlebe es immer wieder, dass Kinder, die mit Süßigkeiten und Produkten aus ***Auszugsmehlen*** überhäuft werden, oft an Krankheiten leiden, z. B. an Mittelohrentzündungen, häufigen Erkältungen, Hautirritationen, Allergien usw.

Die Werbung ist nicht dazu da, um gezeigt zu bekommen, dass Süßigkeiten gesund sind. Die Werbung dient nur dem Zweck, das Produkt des Herstellers kindgerecht an das „Kind" zu bringen, um damit Geld zu verdienen. Deshalb gestaltet man gerade Süßes als bunt, verspielt und verpackt es mit Comicfiguren, Tieren oder anderen lustigen Dingen darauf. Im Kindesalter beginnt die ZUCKERSUCHT! Ich war auch darin gefangen. Als sich jedoch etwa vier Jahrzehnte lang bei mir die verschiedensten Krankheiten entwickelten und ich schließlich bei einem Heilpraktiker den Zustand meines Blutes gesehen und erklärt bekommen hatte, machte es bei mir „klick" und der Schalter zur ***metabolisch*** und ***pleomorphistisch*** nahezu reinen Ernährung war umgelegt. Ab diesem Zeitpunkt ließen meine vielen Krankheiten, die sich im Laufe meines Lebens angesammelt hatten, langsam, aber stetig nach.

Schüttet man immer wieder Müll und Chemikalien in einen See, wird er irgendwann umkippen und das Leben im See ist verschwunden. Das Einzige, was dann noch lebt, sind ***pathogene*** Keime, die den See stinken lassen. Jedes Lebewesen, das davon trinken würde, wäre gefährdet krank zu werden. Genauso ergeht es unserem Körper. Im Alter können uns dann nur noch Medikamente am Leben erhalten. Deshalb empfehle ich jedem, der dieses Buch liest: LEGEN SIE DEN SCHALTER JETZT UM! Was Sie tun müssen, erfahren Sie in diesem Buch. Denn hört man auf, den See zu vermüllen und fügt stetig wieder frisches Quellwasser zu, wird der See sich in ein paar Jahren oder Jahrzehnten wieder erholen. Das macht auch unser Körper. Selbst Diabetes Typ 2 kann wieder rückgängig gemacht werden. Man muss nicht sein Leben lang insulinabhängig sein. Leider werden unsere Schulmediziner nach falschen Kriterien ausgebildet. Mit der ***metabolisch*** und ***pleomorphistisch*** korrekten Ernährung, ich nenne sie die MP-Ernährung, sowie einer Körperentgiftung kann man die meisten chronischen Erkrankungen umkehren.

Die Zuckersucht ist selbst schwer zu spüren und zu erkennen, denn in unserer Gesellschaft empfindet man Zucker und Produkte aus ***Auszugsmehlen*** als normal und wohlschmeckend. Ob schon Kinder zuckersüchtig gemacht werden, um der Zuckerindustrie zu helfen, weiter mächtig zu bleiben oder um die Pharmaindustrie später mit dem Kauf der Medikamente zu unterstützen, die man braucht, um die resultierenden Krankheiten zu unterdrücken und am Laufen zu halten, sei dahingestellt.

Wie schädlich ***isolierte Zucker***arten und ***Auszugsmehle*** sind, kann man am sogenannten glykämischen Index erkennen. Je höher der „Glyx“ ist, desto gefährlicher für die Verdauungsorgane und den Stoffwechsel, es entstehen die damit verbundenen Erkrankungen. Der Glyx ist ein Maß, wie die Wirkung eines kohlenhydrathaltigen Nahrungsmittels sich auf den Blutzuckerspiegel innerhalb von zwei Stunden auswirkt. Als Referenzwert gilt der Glyx von isoliertem Traubenzucker (Glucose). Dieser beträgt 100. Zum Vergleich: Haushaltszucker hat 70, getrockneter Zuckerrohrsaft hat einen Glyx von 65, Weißbrot 73, Vollkornbrot mit ganzen Körnern 52 und Kokosblütenzucker sogar nur 35. Kohlenhydratfreie oder -arme

Nahrungsmittel können auch einen Glyx von 0 haben wie verschiedene Käsesorten oder Kaffee, Süßstoffe und Wasser. Der natürliche Süßmacher „Yacon-Sirup“ soll nur einen Glyx von 1 haben, was ihn zu meinem Favoriten macht, um Dinge zu süßen. Dazu später mehr. Man unterteilt den Glyx in drei Bereiche: Niedriger Glyx = 0-50, mittlerer Glyx = 50-75, hoher Glyx = ab 76. Glyx-Tabellen finden Sie auch im Internet.

Ich möchte noch auf einen weiteren ***Indikator*** eingehen, das ist die glykämische Last, abgekürzt GL. Die GL beschreibt den glykämischen Index in Verbindung mit der Kohlenhydratdichte des jeweiligen Nahrungsmittels. Beispiel: Ein süßer Apfel kann den gleichen hohen glykämischen Index haben wie ein helles Weizenbrötchen. Der Apfel ist jedoch wesentlich gesünder. Um das besser zu erkennen, gibt es die GL. Das Brötchen hat in diesem Fall die einfachsten und schlechteren Kohlenhydrate in hoher Menge und der Apfel hat mehr komplexere Kohlenhydrate. In Zahlen sähe das etwa so aus: Glyx Apfel = 75, Glyx Brötchen = 75, GL Apfel = 6, GL Brötchen = 35. Die glykämische Last entspricht der gleichen Menge reiner Glucose. Isst man also in diesem Fall einen Apfel, kann man ihn mit sechs Gramm reiner Glucose vergleichen. Isst man aber das genannte Brötchen, kann man dieses mit etwa der sechsfachen Menge Glucose des Apfels vergleichen!

Ich finde die glykämische Last den aussagekräftigeren Wert im Gegensatz zum glykämischen Index, da die GL den gesundheitlichen Aspekt darstellt und nicht wie der Glyx nur die Belastung des Blutzuckerspiegels auf die Bauchspeicheldrüse.

Bis ***isolierter Zucker*** richtig unser Verdauungssystem erreicht hat, ist er auch schon im Blut. Jetzt wird die Bauchspeicheldrüse stark gefordert, genügend Insulin zu produzieren, um die Übermenge an freiem Zucker im Blut abzutransportieren. Da der stark gestiegene Blutzucker plötzlich durch die große

Insulinmenge ganz schnell wieder abfällt, geraten wir in den Unterzuckerbereich. Der Körper signalisiert uns dann: „Hunger!" Im schlimmsten Fall folgt Zittern oder Ohnmacht. Dieser meist unbewusst stattfindende Teufelskreis lässt uns dicker werden. Männer haben die Ausrede: „Ein Mann ohne Bauch ist kein Mann." Und Frauen? Die einen finden es toll, dass so mancher Mann auf die übermäßigen Pfunde steht. Die anderen stehen jeden Tag vorm Spiegel und denken sich „Ich fühle mich unattraktiv" und versuchen eine Diät nach der anderen. Der Jo-Jo-Effekt lässt grüßen! Das ist der schleichende Beginn einer Diabetes 2 (Altersdiabetes), woran mittlerweile auch schon Kinder erkranken. Man muss nicht daran erkranken. Stoffwechseltypen, die erblich vorbelastet sind, werden es höchstwahrscheinlich tun. Aber der, der nicht an Diabetes erkrankt, bekommt mit Sicherheit, bedingt durch seinen vererbten Stoffwechseltyp, ein anderes Leiden.

Die Unterzuckerung ist ein Phänomen der Industrienationen. Eigentlich gerät der nicht zuckersüchtige und gesunde Organismus nicht in den Unterzuckerbereich! Der Grund ist, weil das Stoffwechselsystem auf Speicher zurückgreift, um im Bedarfsfall Glucose selbst zu produzieren. Die Unterzuckerung entsteht nur durch das heftige Regelverhalten des Organismus bei falscher Ernährung. Tiere in der Natur bekommen so gut wie keine Karies oder ***Parodontitis***. Eingeborene auch nicht. Nur wir Menschen in der zivilisierten Welt. Ursache ist der ***isolierte Zucker*** und die ***Auszugsmehle*** und die daraus hergestellten Produkte. Was Zähne krank macht, macht auch den Organismus krank. Unsere Zähne benötigen verschiedene Mineralkomplexe und Spurenelemente, um gesund zu bleiben. Stoffwechselschädliche Ernährung entzieht dem Körper die Stoffe, welche die Zähne benötigen, um stabil gegen äußere Einwirkungen zu bleiben. Nur durch diesen Vitalstoffentzug können Karies und ***Parodontitis*** erst entstehen. Die Säuren, die durch die bakterielle Zersetzung des Zahnbelags entstehen, tun ihr Übriges. Seit ich die MP-Ernährung praktiziere, habe ich kaum noch Zahnbelag. Zahnstein wie früher, den ich vom Zahnarzt regelmäßig entfernen lassen musste, habe ich auch nicht mehr.

In Europa gibt es die Kennzeichnungspflicht zur Einstufung der Gefährlichkeit von Chemikalien. Gekennzeichnet werden solche Stoffe mit einem GHS-Symbol. Das Symbol für gesundheitsschädigend ist das GHS-Symbol 08.

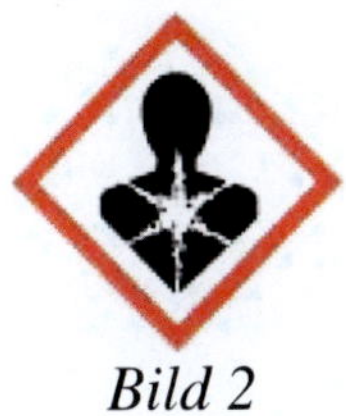

Bild 2

Wären die Gesetzgeber mit uns Bürgern ehrlich, dann wäre auf den Verpackungen von ***isoliertem Zucker*** und von ***Auszugsmehlen*** und deren Produkten dieses Symbol. Stellen Sie sich aber mal vor, das wäre so. Dann würden die Bürger plötzlich hellwach werden und diese Produkte meiden. Das wäre eine Katastrophe für die Zucker- und Mehlindustrie und am Ende auch für die Staatskasse. Daraus würde eine stetig immer gesünder werdende Bevölkerung folgen, die immer weniger Medikamente benötigte. Das wäre dann das Fiasko für die Pharmaindustrie und am Ende auch wieder für die Staatskasse. Naja, wie bei den Zigarettenpackungen gäbe es mit Sicherheit trotzdem noch genug Menschen, denen das aufgedruckte GHS-Symbol egal wäre.

Man vergleiche: Produkte, die mit ***isoliertem Zucker*** und mit ***Auszugsmehlen*** hergestellt sind, sind in der Regel billiger als vollwertige Produkte. Da es in den Industrienationen mehr arme und mittelständische Menschen gibt als reiche, werden diese in aller Regel die Billigprodukte bevorzugen. Hier liegt die Kaufkraft! Billig geht nur mit großindustriell gefertigter Ware. Und diese ist gesundheitsschädlich! Warum macht der Mensch so etwas mit seiner eigenen Spezies? Geld ist Macht. Wer die Macht hat, hat das Sagen und kann sein eigenes Leben genießen. Das ist purer Egoismus. Wir Menschen pflanzen uns fort, um unsere Art zu erhalten. Hier wäre kollektives Verhalten gegenüber unseren Artgenossen und allen Pflanzen und Tieren dieser Welt angebracht und keine Ausbeutung zulasten des Lebens.

An folgenden Beispielen möchte ich Ihnen zeigen, was mit dem nicht ***isolierten Zucker*** und was mit dem ***isolierten Zucker*** in unserem Körper passiert.

Nicht isolierter Zucker

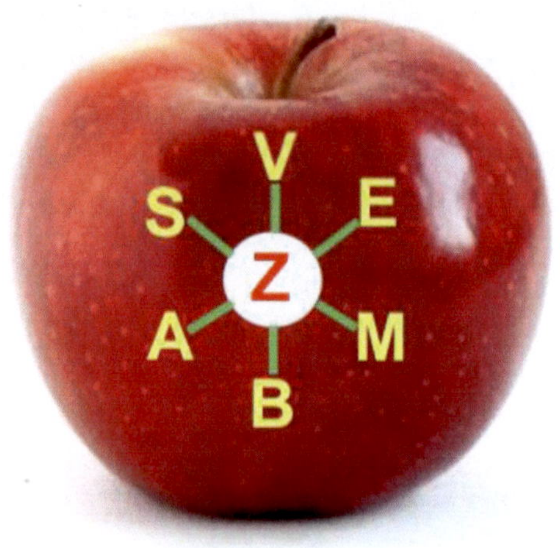

Bild 3

Jede Frucht (Beeren, Nüsse, Obst, Gemüse, Getreide usw.) enthält Zucker (Z) in Form von ***Einfachzucker***, ***Mehrfachzucker*** oder Stärke. Zusätzlich aber auch **VEMBAS** (Vitamine, ***Enzyme***, Mineralien, ***Biophotonen***, Aminosäuren, Spurenelemente). Die Natur hat das geschickt gemacht. Denn die Natur weiß, dass Zucker ohne VEMBAS für einen Organismus schädlich ist. Da die Natur einen Organismus nicht mutwillig schädigen will, bietet sie den hungrigen Wesen ein komplettes Verdauungspaket an. Die Wissenschaft weiß bis heute nicht, warum isolierter Fruchtzucker auf die Dauer Körperschäden hervorruft, auch wenn man Vitamine, ***Enzyme***, Mineralien, Aminosäuren und Spurenelemente als Nahrungsergänzungsmittel einnimmt. Ganz einfach: Es ist die hervorragende Bioverfügbarkeit der VEMBAS als ***organisch gebundene*** Elemente in optimaler Zusammenstellung. All diese natürlich hergestellten Moleküle besitzen eine ganz bestimmte Drehbewegung, den sogenannten Spin. Meist geht diese Drehbewegung bei technisch hergestellten VEMBAS-Molekülen in die falsche Richtung. Chemisch gesehen macht das keinen Unterschied, ob sich ein Molekül links oder rechts herum dreht.

Biochemisch gesehen jedoch ist der Spin entscheidend für einen optimal verlaufenden Stoffwechsel. Ein bekanntes Beispiel ist die Milchsäure. Es wird viel geworben, dass die rechtsdrehende Milchsäure besonders bekömmlich sein soll. Auch dieses Molekül sieht optisch gleich der linksdrehenden Milchsäure aus und beide haben die gleiche chemische Strukturformel. Wenn man beide Moleküle nebeneinanderlegen würde, sähen sie spiegelverkehrt aus. Das entsprechende ***Enzym*** in unserem Körper kann aber nur die rechtsdrehende Milchsäure aufspalten. Die linksdrehende kann nur schwer verstoffwechselt werden. Bei Menschen mit schweren Dünndarmproblemen kann die linksdrehende Milchsäure ins Blut gelangen und dieses gefährlich übersäuern. Auch Säuglinge mit noch nicht ausgereiftem Dünndarm können diese Art der Milchsäure nicht abbauen, sie verursacht Probleme bei der Verdauung.

Ein „Element“ habe ich noch nicht erwähnt: Die ***Biophotonen***! ***Biophotonen*** lassen sich nicht synthetisch herstellen, die gibt es nur in lebenden Organismen. Besonders viel davon im Chlorophyll, dem Blut der Grünpflanzen. Synthetisch hergestellte VEMAS sind für den Organismus nicht optimal verwertbar. Die Natur ist eben noch nicht zu 100 Prozent nachahmbar. Dieses Paket in Form der VEMBAS, was uns die Natur mit der lebendigen Nahrung zur Verfügung stellt, ist einmalig und hält uns gesund.

V

Die enthaltenen **V**itamine sind wichtig für den Zellschutz und dienen dem Stoffwechsel in jeder Hinsicht als Werkzeug, um die erforderlichen Vorgänge optimal ablaufen zu lassen. Außerdem halten sie unsere Immunabwehr aufrecht.

E

Die ***Enzyme*** helfen uns, den ***Mehrfachzucker*** in ***Einfachzucker*** aufzuspalten und auch die anderen Bestandteile der Frucht zu verwerten. ***Enzyme*** helfen uns bei der kompletten Verdauung und dem Stoffwechsel.

M

Die bei der Verstoffwechselung des Zuckers entstehenden Säuren werden durch die beigefügten **M**ineralstoffe in Form von Mineralsalzen neutralisiert. Natürlich haben Mineralstoffe noch viele andere Funktionen im Organismus, z.B. die Signalweiterleitung der Nerven, Einstellung des ***osmotischen Druckes*** in den Zellen und Gefäßen, als Bestandteil aller Zellen usw.

B

Die ***Biophotonen*** dienen als Kommunikationsmedium der Zellen und sind in lebenden Zellen allgegenwärtig. Sie entstehen, wenn Elektronen durch Sonnenlicht angeregt werden und dadurch auf ein niedrigeres Energieniveau herabfallen.

A

Aminosäuren sind die Bausteine der Eiweiße und dienen als Bausubstanz der Gene und ***Enzyme*** und sind somit in jeder Zelle vertreten. Es gibt essenzielle und nicht essenzielle Aminosäuren. Die essenziellen müssen mit der Nahrung zugeführt werden, die nicht essenziellen kann der Körper selbst herstellen.

S

Die **S**purenelemente sind nötig als Aktivator und sind Bestandteil von ***Enzyme***n und Proteinen.

Wo sind eigentlich die VEMBAS-Speicher? Der Körper speichert VEMBAS nicht als einen Komplex, sondern ganz getrennt. Jedes Molekül hat seinen Platz im Körper, dies können auch ganz verschiedene Regionen sein. Das kann in sämtlichen Organen sein, in Muskeln, Nerven, Blut sowie an allen Zellen des Organismus. Bei Bedarf wird dann darauf zurückgegriffen. Viele Vitamine jedoch sind wasserlöslich und werden kaum gespeichert, die muss man immer wieder zuführen. Bei der Nahrungsverwertung frischer, natürlich vorkommender Nahrungsmittel werden die VEMBAS-Speicher aufgefüllt, sofern die Wege zu dem jeweiligen Speicher frei sind! Es besteht somit kein Mangel und es entstehen auch keine Krankheiten.

Gesunder Mensch:

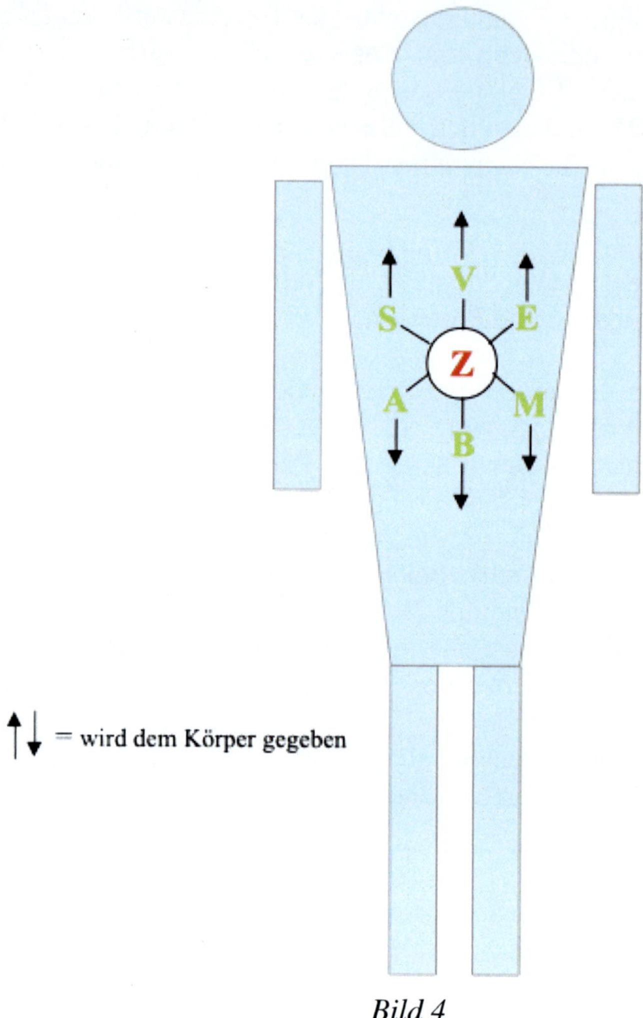

Bild 4

VEMBAS werden benötigt, um den Stoffwechsel aufrechtzuerhalten. Zu viele VEMBAS werden an den Körper abgegeben, um die Speicher zu füllen. Sind die Speicher voll, wird ausgeschieden. → DER MENSCH IST GESUND.

Gekochte oder verarbeitete Nahrungsmittel

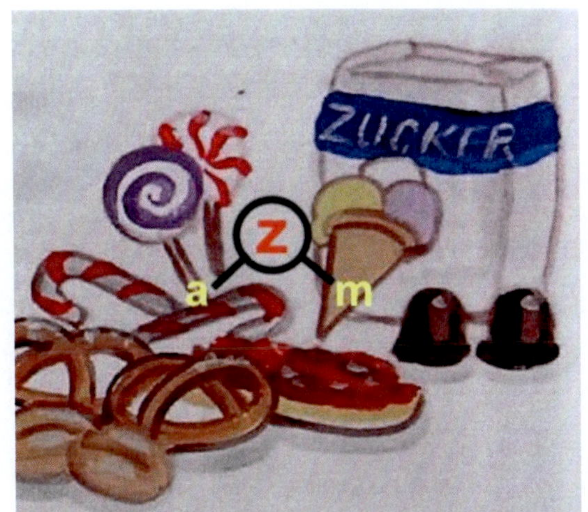

Zeichnung: Julia Figgen, aus meinem Buch „Vitalia wird krank gemacht“ (Bild 5)

In gekochten oder verarbeiteten Früchten fehlen die ***Biophotonen*** und die ***Enzyme***. Vitamine sind nur noch in unbedeutenden Mengen vorhanden. Die Aminosäuren werden denaturiert und teilweise sogar in schädliche Stoffe wie z. B. Acrylamid umgewandelt. Somit gibt es dort keine VEMBAS, sondern nur noch vMaS. Je nach Verarbeitungsgrad kann auch fast nichts mehr drinnen sein, z. B. in Produkten aus ***Auszugsmehlen*** (Brezeln, Brote und Brötchen, Dampfnudeln, Nudeln, Kuchen, Kaffeestückchen, usw.). Essen wir diese Produkte, so muss unser Organismus beim Verstoffwechseln auf die VEMBAS-Speicher zugreifen, um die fehlenden Stoffe bereitzustellen. Ist im Speicher nichts drin, weil wir uns zu oft ungesund ernährt haben, beginnen die Mangelerscheinungen sowie eine schleichende Gewebeversauerung, die wir nicht immer als solche wahrnehmen.

Diese Mangelerscheinungen können sein: Häufig erkältet sein, trockene Haut, Abgeschlagenheit, stumpfes, sprödes Haar/Fingernägel, Darmprobleme, Pickel und viele andere kleine Wehwehchen, die man als normal hinnimmt, aber eigentlich Warnzeichen des Körpers sind. Unser Körper sagt uns: „Mit mir stimmt was nicht." Macht unser Auto komische Geräusche oder eine Warnleuchte erscheint, dann gehen wir umgehend in die Werkstatt und lassen es beheben. Aber unseren Körper, in dem wir leben, was das Wertvollste ist, das wir haben, stopfen wir mit gesundheitsschädlichen Nahrungsmitteln voll und vergiften ihn mit Zigaretten, Drogen, Alkohol, Medikamenten, Pflanzenschutzmitteln, Abgasen usw. Dann wundern wir uns, warum wir krank werden. Und wenn wir krank sind, dann jammern wir, bitten um Hilfe, gehen zum Arzt, der nichts Besseres weiß, als die Symptome zu unterdrücken, damit es uns besser geht. Gegen die eigentlichen Ursachen tut kaum einer was.

Um noch mal zurückzukommen auf das Auto: Stellen Sie sich vor, Sie schütten bei jedem Tanken eine Packung Zucker mit in den Tank. Und ins Getriebeöl mischen Sie etwas Sand. Ihr Auto macht das nicht lange mit! Der Vorteil bei unserem Körper ist, er kann sich regenerieren, wenn man damit aufhört. Das Auto kann das eher schlecht.

Die meisten wünschen sich Gesundheit, wenn das Gegenüber niest. Wenn man sich was wünschen soll, wünschen sich die meisten Menschen Gesundheit. Die wenigsten tun etwas dafür, um die Gesundheit zu erhalten, obwohl sie es könnten. Woran liegt es? Gewohnheit, Faulheit, Unwissenheit oder einfach nur das fehlende Bewusstsein dafür? Finden Sie es für sich heraus und ziehen Sie Ihre ganz persönlichen Konsequenzen.

Mensch mit VEMBAS-Unterversorgung:

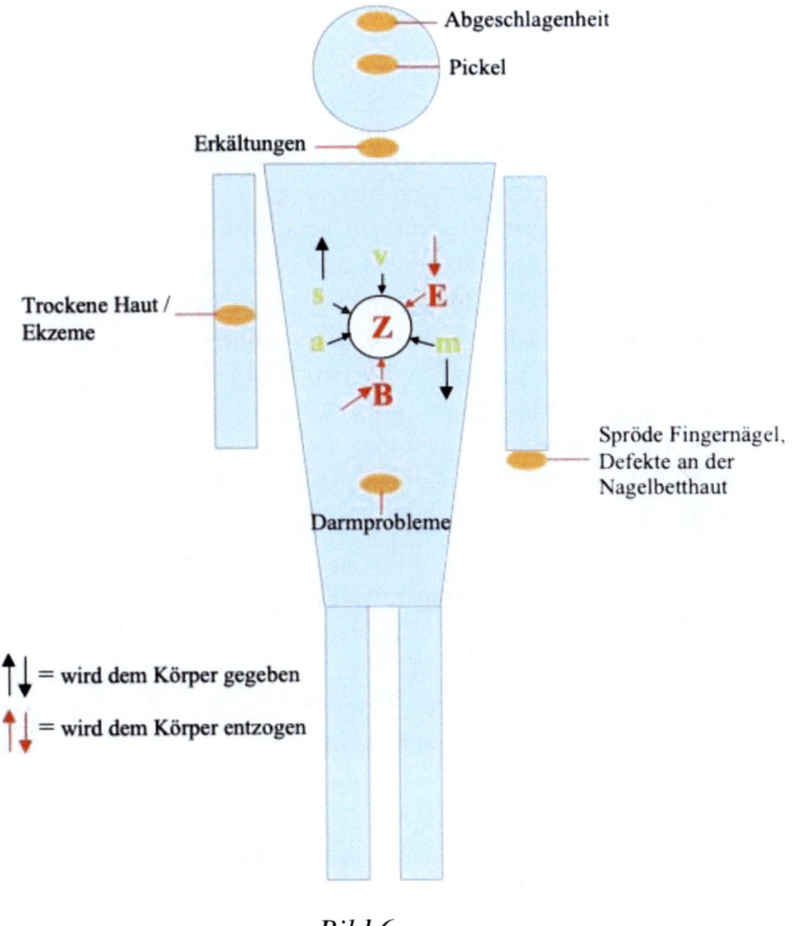

Bild 6

Fehlen nur die Bestandteile ***Biophotonen*** und ***Enzyme*** und werden zu wenige **V**itamine mit der Nahrung aufgenommen, dann beginnen sich schon nach kurzer Zeit optische und gefühlte Abnormalitäten einzustellen. → DER MENSCH HAT ZEICHEN EINER UNTERVERSORGUNG.

Der Schulmediziner kann eine Blutprobe nehmen, um die darin enthaltenen Vitalstoffe analysieren zu lassen. Hierbei wird festgestellt, wie sich die mengenmäßige Vitalstoffkonzentration darstellt. Man kann also eine Unterversorgung eines bestimmten Vitalstoffes feststellen.

Jetzt kommt das ABER! Das, was festgestellt wird, ist die Unterversorgung der für den Organismus im Blut bereitgestellten Vitalstoffe. Die Unterversorgung intrazellulär, also in der Zelle selbst, wird nicht gemessen! Auch die Unterversorgung im Gewebe, in der Knorpelschmiere, in den Organen, in der Lymphe usw. wird bzw. kann nicht gemessen werden. Wenn genügend eines Vitalstoffes im Blut festgestellt wird, heißt das nicht, dass der Vitalstoff auch da ankommt, wo er benötigt wird. Bedingt durch eine nicht artgerechte Lebensweise sind die Passagestellen und die Rezeptoren, die als Zugangsportale für die zuvor genannten Endverbraucher dienen, durch schadhafte Stoffwechselnebenprodukte und eingeschleuste Gifte versperrt bzw. belegt. Da hier der Vitalstoff keinen Zugang findet, verarmt der entsprechende Endverbraucher und die Unterversorgung nimmt ihren Lauf. Wenn die Unterversorgung nicht abgestellt wird, startet ein Überlebenskampf des betroffenen Gebietes, welcher anfangs nicht wahrgenommen wird. Das Kuriose: Im Blut sind genügend Vitalstoffe zu finden und der Mediziner weiß nicht, woher die Beschwerden kommen. Er verordnet Medikamente, welche die Beschwerden unterdrücken und dadurch entstehen weitere Stoffwechselnebenprodukte, welche die Beschwerden dauerhaft verschlimmern. Die eigentliche Ursache wird weder gefunden noch eliminiert. Also geht alles schön weiter wie bisher.

Isolierter Zucker und Auszugsmehle

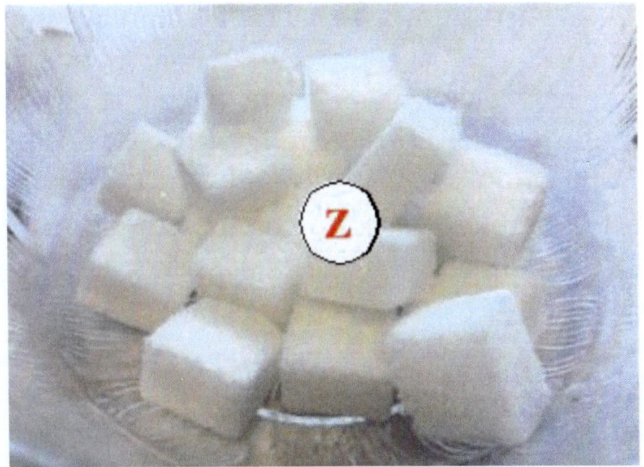

Bild 7

Isolierter Zucker ist, wie das Wort schon sagt, isoliert. Es gibt nichts, was an dem Zuckermolekül dranhängt, außer evtl. Wasser in Form von Feuchtigkeit, die am Kristall gebunden ist. ***Isolierter Zucker*** wird immer industriell hergestellt. Es sind Kohlenhydrate in ihrer reinsten Form. Unser Körper verwertet diese „toten Kohlenhydrate“ schnell und unkompliziert. Aber gerade das macht den ***isolierten Zucker*** so gefährlich. Er macht Lebensmittel wohlschmeckend, macht Lust auf mehr (Suchtgefahr), raubt dem Körper die lebenswichtigen VEMBAS und verursacht letztendlich Krankheiten.

Auszugsmehle werden aus dem Mehlkörper des Korns hergestellt. Also ohne den wertvollen Keim und ohne die wertvolle Schale. Das sogenannte Weißmehl enthält fast nichts mehr, was für den Körper überlebenswichtig wäre. Im Gegenteil, es belastet unseren Organismus. Ohne die VEMBAS aus Schale und Keim kann unser Körper die pure Energie (Stärke = ***Mehrfachzucker***) aus dem Mehlkörper auf Dauer nicht verkraften. Unser Organismus verarmt an VEMBAS und wird krank.

Ein Fall aus meiner Familie: Eine weibliche Person (den Status möchte ich nicht erwähnen) war Raucherin, bei ihr wurde mit 60 Jahren Diabetes mellitus im fortgeschrittenen Stadium festgestellt. Die Ernährung stellte sie nicht um, sondern spritzte sich Insulin. Je mehr Zucker, desto mehr musste sie spritzen. Natürlich aß sie weiter gemäß der gewohnten Genussernährung mit vielen Zucker- und Weißmehlprodukten, z. B. Süßigkeiten, Kuchen, weiße Brötchen, Weizennudeln usw. Drei Jahre später bekam sie Sehprobleme durch einen Infarkt in einer Augenarterie. Zwei Jahre später folgte der erste Schlaganfall. Das Sprachzentrum im Hirn war betroffen. Sie bekam einen Bypass an einer Hirnarterie. Weitere drei Jahre später wurde ihr ein Bypass in einem Bein (Raucherbein) gelegt, anderenfalls hätte sie ihr Bein verloren. Wieder zwei Jahre später wurde ein Fuß fast schwarz. Es wurde notoperiert – wieder ein Arterienbypass im Bein. Der Fuß konnte gerettet werden. Selbst im Krankenhaus bekam sie stets Produkte aus Milch, gepökelter und gezuckerter Wurst, Kuhkäse, Produkte aus Zucker und ***Auszugsmehlen***. ***Metabolisch*** gesehen bedeutet das eine Katastrophe für den kranken Organismus. Ihren Lebensstil hatte sie trotz meines Anratens nicht geändert. Ihr offenes Bein heilte nicht mehr zu. Ihre Antwort: „Ich bin schon über 70, da ist der Zug abgefahren." Man kann in jedem Alter das Ruder herumreißen! Es ist fast nie zu spät. Mit 77 Jahren erlitt sie den zweiten Schlaganfall, aufgrund dessen sie dann auch starb.

Kranker Mensch

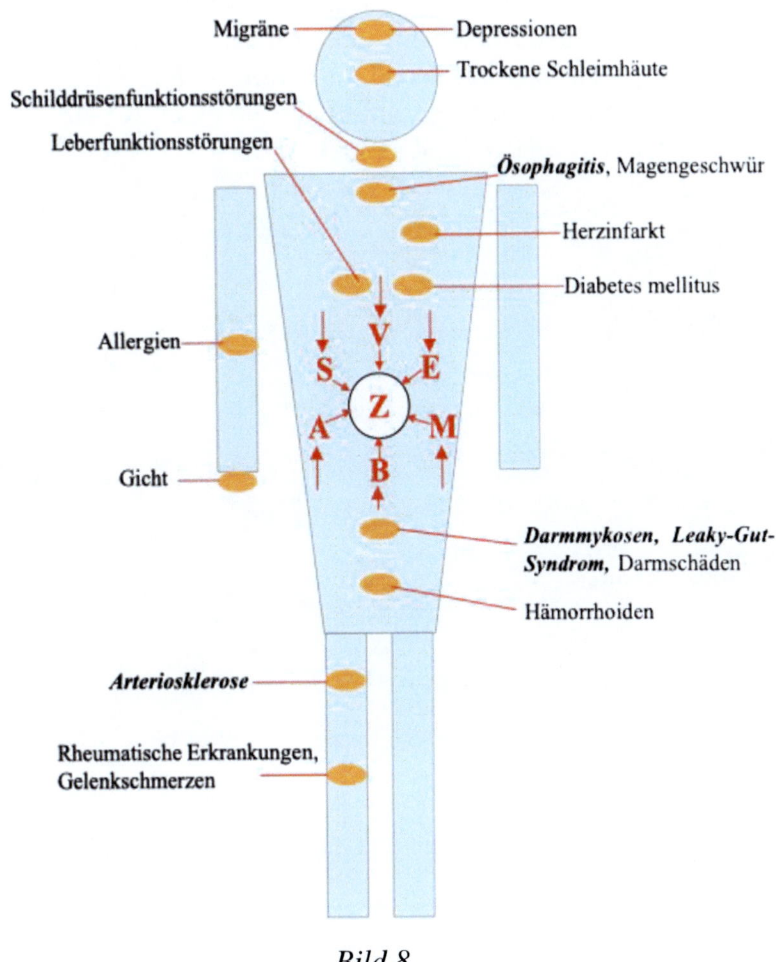

Bild 8

Jeder Mensch reagiert anders auf Fehlernährung. Auf jeden Fall hat der Konsum von ***isoliertem Zucker*** und ***Auszugsmehlen***, auch in Lebensmitteln verarbeitet, mehr oder weniger gesundheitsschädliche Folgen. Je nachdem, wie gesund man sich sonst ernährt, wie viel Sport man treibt und welcher Stoffwechseltyp man ist. Der Körper hat kaum noch VEMBAS gespeichert. Die Zellen verarmen, weil der Körper händeringend nach Vitalstoffen sucht, um sie der Verstoffwechselung der „toten Kohlenhydrate“ und der damit verbundenen Säurebelastung zur Verfügung zu stellen. → DER MENSCH ENTWICKELT CHRONISCHE KRANKHEITEN.

Isolierter Zucker und Auszugsmehle und die Wirkung auf den Organismus

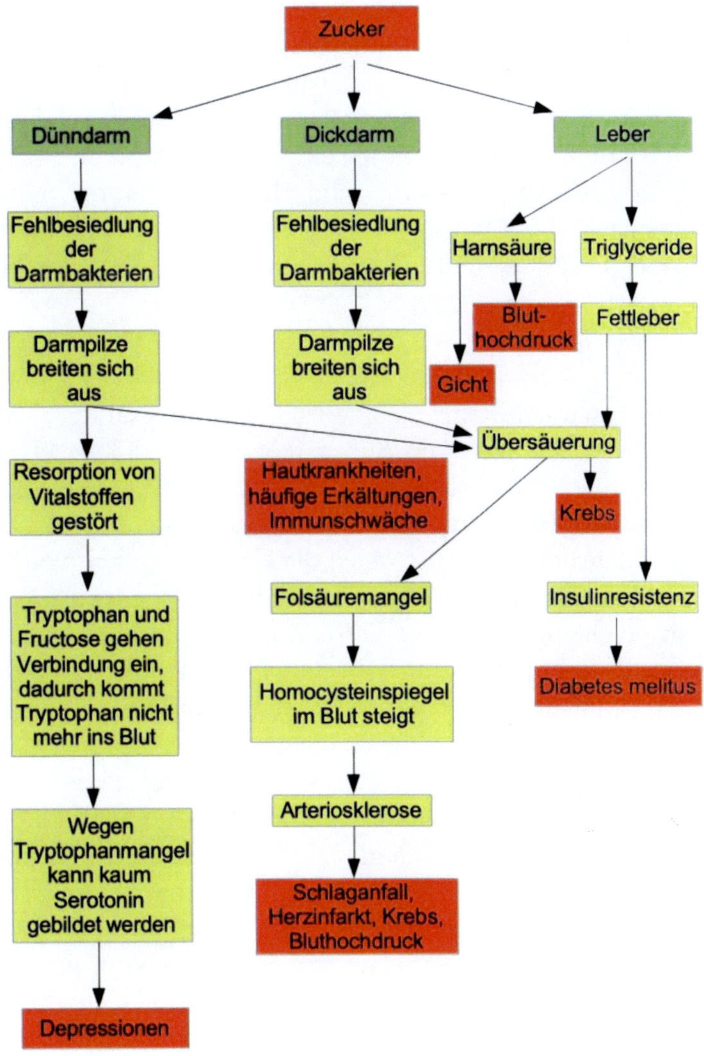

Bild 9

Zuckerarten und Zuckerersatzstoffe

Einfachzucker (Monosaccharid)

Einfachzucker ist die einfachste Molekülform, in welcher der Zucker vorkommt. Die meisten Einfachzucker sind uns nicht geläufig. Je nach Anzahl der Kohlenstoffatome nennt man sie Triosen (3 C-Atome), Tetrosen (4 C-Atome), Pentosen (5 C-Atome) usw. C-Atome sind Kohlenstoffatome. Die bekanntesten und wichtigsten für unseren Stoffwechsel sind die Hexosen „Fructose" und „Glucose" mit jeweils 6 C-Atomen.

Fructose (Glyx 32)

Fructose wird im Gegensatz zu Glucose langsamer über die Darmwand resorbiert. Die Süßkraft von Fructose ist etwa 20 Prozent höher als die von Haushaltszucker, weshalb Fructose häufig in Süßgetränken und Süßigkeiten eingesetzt wird.

Das Gefährliche an Fructose ist die Unabhängigkeit von Insulin! Deshalb ist der Glyx auch so niedrig. Fructose ist für die Bauchspeicheldrüse kaum eine Belastung, deshalb wurde Fructose, und wird heute noch teilweise, als Diabetikerzucker eingesetzt. Er hat aber keinen Einfluss auf unser Sättigungsgefühl.

Fructose gelangt direkt ohne Insulin in die Leber und wird dort zu ***Triglyceriden*** umgewandelt, was bei übermäßigem Konsum zu Leberverfettung führen kann. Durch weitere Stoffwechsel-Abbauprodukte kann es zu Gichtanfällen kommen. Außerdem senkt Fructose die Insulinsensibilität der Zellen, wodurch die Glucose schlechter aufgenommen wird. Es wird mehr Fett ins Gewebe eingelagert, was weitere Stoffwechselerkrankungen antreibt sowie die Entstehung von Krebs fördert. Die ***polymere*** Form der Fructose, das Inulin (nicht zu verwechseln mit Insulin), dient den Pflanzen als Energiespeicher und befindet sich meist in der Wurzel der Pflanzen (Topinambur,

Yaconwurzel, Löwenzahnwurzel u.a.). Verzehrt dient es den guten Dickdarmbakterien als Nahrungsquelle bzw. als Ballaststoff, da Inulin nicht im Dünndarm aufgespalten wird.

Glucose (Glyx 100)

Glucose, auch bekannt als Dextrose oder Traubenzucker, kommt in der Natur nicht frei vor, sondern immer gebunden als ***polymere*** Form, z.B. Cellulose, Stärke oder in ***Mehrfachzuckern***. Glucose wird vorwiegend von Pflanzen durch die Fotosynthese hergestellt und in der bereits erwähnten gebundenen bzw. ***polymeren*** Form gespeichert. Die *polymeren* Zuckerkomplexe, die in den Pflanzen enthalten sind, werden durch die Lebewesen, welche die Pflanzen vertilgen, mithilfe von *Enzyme*n zur Glucose aufgespalten. Da Glucose lebensnotwendig ist, kann sie im dringenden Bedarfsfall von jedem Organismus aus anderen Stoffwechselprodukten selbst hergestellt werden. Isoliert man Glucose, so wie man diesen Zucker im Handel als Traubenzucker kaufen kann bzw. als Traubensüße oder Dextrose in Lebensmitteln verarbeitet ist, so wirkt er im Organismus schädlich, ja geradezu zerstörerisch. Die sonst mit uns im Einklang lebenden Pilze und Bakterien (***Symbionten***) mutieren regelrecht zu gefährlichen ***pathogen*****en** Keimen, vermehren sich unkontrolliert und verursachen die verschiedensten Stoffwechselerkrankungen. Das muss nicht sofort geschehen, das kann Wochen, mitunter sogar Jahre dauern. Je nach Aufnahmemenge, je nach Gesundheitszustand, je nach Stoffwechseltyp.

Zweifachzucker (Disaccharid)

Zweifachzucker besteht aus zwei ***Einfachzucker***arten, die miteinander chemisch gebunden sind. Der bekannteste Zweifachzucker ist Saccharose, auch Haushaltszucker genannt. Saccharose hat einen Glyx von 70 und besteht aus einem Molekül

Fructose und einem Molekül Glucose. In unserem Körper wird dieses ***Disaccharid*** in die einzelnen Bestandteile Glucose und Fructose aufgespalten und getrennt verstoffwechselt.

Saccharose kommt in sehr vielen Früchten und auch im Honig vor. Die isolierte Form, wie man sie im Handel bekommt, ist kaum ungefährlicher als die entsprechenden vorher beschriebenen ***Einfachzucker***arten.

Mehrfachzucker (Polysaccharid)

Das bekannteste Polysaccharid ist Stärke. Stärkehaltige Früchte sind z.B. die Kartoffel, Getreide, Reis, Mais und Hülsenfrüchte. Polysaccharide sind langkettige, teilweise aus mehreren Zuckerarten bestehende Moleküle, die während der Verdauung über einen längeren Prozess in Monosaccharide abgebaut werden. Man merkt das beim langen Kauen von Getreidekörnern. Anfangs schmeckt man das Aroma des Korns, später wird der Geschmack immer süßer, weil die ***Enzyme*** im Speichel bereits beginnen, die Stärke in einfachere Zuckermoleküle umzuwandeln. Weitere Polysaccharide kennt man als Cellulose, Pektin oder Chitin.

Glucoside

Glucoside sind sogenannt Zuckeralkohole. Hierbei sind Zucker und Alkohol eine chemische Verbindung eingegangen, die süß schmeckt, aber nicht als Zucker verstoffwechselt wird, also auch den Körper nicht mit einer Insulinantwort belastet und keine Fettspeicher entstehen lässt. Das wäre doch der ideale Süßstoff, denkt man sich. Ja, bis zu einem gewissen Maß schon.

Man findet Glucoside in den verschiedensten Pflanzen, z.B. Birke, Mais, Steviapflanze u.v.m. Diese Glucoside werden technisch isoliert und als weißes Pulver angeboten. Erythrit, Xylit, Sorbit, Isomalt und Steviaglucoside sind solche Zuckeralkohole. Sie werden heute immer öfter in Lebensmitteln, Kaugummis, Bonbons und Zahnpasten verarbeitet. Der häufigste beworbene Nutzen ist, dass sie keine Karies verursachen, ja sogar verhindern helfen. Die Kariesbakterien lieben das süß schmeckende Glucosid fast genauso wie Zucker. Allerdings verhungern die Bakterien dadurch regelrecht, weil deren Stoffwechsel keine Glucose daraus herstellen kann.

Das für den Menschen verträglichste Glucosid ist Xylitol, da es unser Organismus wie auch das Erythrit selbst herstellt und ihm somit bekannt ist. In der Leber fallen beim täglichen Kohlenhydratstoffwechsel bis zu 15 Gramm Xylitol an. Außerdem befindet sich Xylitol natürlicherweise in vielen Früchten. In großen Mengen genossen, man spricht von etwa 30 Gramm pro Tag, kann eine abführende Wirkung entstehen. Manche Leute reagieren früher darauf, manche später. Der Grund der abführenden Wirkung besteht darin, weil das in der Dünndarmwand befindliche Glucose-Transporteiweiß GLUT-2 vom Glucosid belegt wird und somit kaum noch Glucose aus der Nahrung ins Blut transportiert werden kann. Die Glucose gelangt dann in den Dickdarm und wird dort von den Darmbakterien verstoffwechselt. Diese bilden vermehrt Gase und Säuren als Stoffwechselendprodukte, was wiederum vermehrt zur Darmentleerung führt.

Mit diesen Glucosiden kann man tollen Kuchen und andere Süßspeisen herstellen, die sogar für Diabetiker zu genießen sind. Sie lösen sich schwerer auf als Haushaltszucker und wirken endotherm. Das bedeutet, dass der Lösevorgang sehr viel Energie verbraucht und die Lösung um einige Grad abkühlt. Doch Vorsicht, Hefeteig geht bei der Verwendung von Glucosiden nicht auf, weil die Hefepilze zerstört werden! Achtung: Keine Tiere mit Glucosid gesüßten Produkten füttern! Es gibt Tiere, die es nicht vertragen und sogar sterben können. Bitte vorher kundig machen.

Künstliche Süßstoffe

Diese chemisch hergestellten Süßmacher haben eigentlich nichts in unserem Organismus verloren. Sie richten mehr Schaden bei der Verstoffwechselung an, als dass sie Gutes tun. Es sind immerhin Chemikalien, die nichts mit der Natur gemeinsam haben. Süßstoffe haben zwar eine hohe Süßkraft, reichern unseren Darm aber mit sauren Stoffwechselnebenprodukten an, sodass es bei der Verwendung von einigen Süßstoffen längerfristig zu Krebs, Parkinson, Herzrhythmusstörungen u. a. kommen kann.

Der Vorteil ist auch nicht zu verachten, denn sie sind, so wie die Glucoside, nicht insulinabhängig und lassen primär auch keine Fettspeicherkrankheiten entstehen. Sekundär allerdings schon, wenn man Nahrungsmittel damit süßt, die aus ***Auszugsmehlen*** hergestellt sind, oder wenn man mehr an Kalorien zu sich nimmt als man verbraucht. Außerdem lassen sie indirekt den Blutzuckerspiegel durch Erhöhung der Insulinausschüttung sinken, was ein verstärktes Hungergefühl auslöst und eine Gewichtszunahme provoziert.

Süßungsmittel Nr. 1 der MP-Ernährung

Während die meisten Zuckerarten entweder eine starke Insulinantwort erzeugen oder eine Verfettung verursachen und die alternativen Zuckeralkohole einem hohen technischen Aufwand unterliegen, isoliert und nicht zu 100 % darmverträglich sind, gibt es außer dem nährstoffreichen Kokosblütenzucker mit einem Glyx von nur 35 die noch deutlich gesündere Yacón-Wurzel-Süße mit einem Glyx von lediglich 1!

Kokosblütenzucker besteht zu fast 95 % aus dem ***Disaccharid*** Saccharose, also einem Zweifachzucker, der wie der normale Haushaltszucker aus einem Molekül Glucose und einem Molekül Fructose besteht. Der Zucker in der Yacón-Wurzel ist jedoch ganz anders gestrickt. Er besteht aus Fructooligosacchariden und dem Ballaststoff Inulin. Das sind langkettige **Zucker*polymere***, die nicht über die Dünndarmschleimhaut direkt ins Blut gehen (dafür sind diese Moleküle zu groß), sondern werden unverstoffwechselt bzw. teilverstoffwechselt weiter in den Dickdarm transportiert und dienen dort den guten Dickdarmbakterien ***präbiotisch*** als Nahrungsquelle. Da dieser ***Polymer***zucker nicht ins Blut geht, gibt es weder eine Insulinantwort noch eine Fettbildung durch die Leber. Dadurch ist diese Zuckerart allen anderen vorzuziehen. Er ist gesundheitsfördernd, sogar für Diabetiker und Übergewichtige. Außer den genannten ***polymeren*** Zuckerarten enthält die Yacón-Wurzel Eisen, Magnesium, Kalium, Kalzium, Natrium, Phosphor, Vitamine B1, B2, C und ***Antioxidantien***. Die Yacón-Wurzel-Süße gibt es als Sirup oder als lösliches Wurzel-Pulver.

Da eine Überzahl an ***Firmicuten***-Bakterien mitverantwortlich sind für das Übergewicht von Menschen, die häufig kohlenhydratreiche Nahrungsmittel essen, gilt die Yacón-Knolle als Mittel gegen Fettleibigkeit. Denn die ***Bacteroides***, die neben den ***Firmicuten*** in unserem Dickdarm leben, lieben die in der Knolle enthaltenen Ballaststoffe und vermehren sich bei regelmäßigem Konsum hervorragend und reduzieren die Anzahl der ***Firmicuten***. Vorausgesetzt der Konsum einfacher Kohlenhydrate und von ballaststofffreiem Fleisch reduziert sich, wie es die MP-Ernährung vorgibt. So verdrängen die ***Bacteroides***-Bakterien die dickmachenden ***Firmicuten***-Bakterien und gewinnen wieder an Herrschaft. Bei übergewichtigen Menschen wurde festgestellt, dass unter anderem das Bakterium Akkermansia muciniphila deutlich reduziert vorkommt. Bei ***Morbus-Crohn***-Patienten ist es das Faecalibacterium prausnutzii, das vermindert vorkommt. Schuld an dem reduzierten Vorkommen sind vorwiegend die Fehlernährung, Antibiotikaeinnahmen und ein zu hohes Stressaufkommen. Diese Gründe sind entscheidend dafür, welche Darmbakterien sich ausbilden und welche sich reduzieren. Die guten Darmbakterien liefern uns nützliche Stoffwechselprodukte, die schlechten belasten uns mit Stoffwechselgiften, die uns krank machen. Essen wir Industriezucker, kommt dieser gar nicht bis zum Dickdarm vor, da dieser bereits im Dünndarm resorbiert wird und die Dickdarmbakterien nicht ernähren kann. Aber trotzdem richtet er Schaden im Dickdarm an, weil der Zucker beim Verstoffwechseln sehr viele Vitalstoffe benötigt, die dem Gewebe und der Dickdarmschleimhaut entzogen werden. Somit entsteht ein saures Milieu, was die guten Bakterien vertreibt und ***pathogenen*** Keimen Platz macht, Entzündungen und Krankheiten sind die Folge. Es wurde herausgefunden, dass schon bei einer Antibiotikum-Kur, die bereits kleine Kinder erhalten, die mütterlich vermachten Darmbakterien für immer unwiederbringlich vernichtet werden. Die Darmbakterien, die sich nach dieser Kur allmählich wieder ansiedeln, entsprechen nicht der gleichen Zusammensetzung, wie man sie als Säugling von der Mutter durch Geburt und Stillen bekommen hat. Kein Wunder also, wenn so viele Kinder an Hautirritationen, Bronchitis, Mandel- und Mittelohrentzündung leiden. Die Darmflora ist ruiniert, ein Wiederaufbau der Darmflora wird in der Regel nicht verordnet und die zucker- bzw. weißmehllastige Industrienahrung tut ihr Übriges.

Trotz eines glykämischen Indexes von ca. 55-60 möchte ich noch als gesunden Süßmacher den Manuka-Honig erwähnen. Er ist eine Ausnahmeerscheinung unter den Honigen. Der einzige Honig, der keine Karies begünstigt, sondern diese auch verhindern kann! Außerdem dient er als natürliches Antibiotikum ohne Nebenwirkungen und ist reich an Vitalstoffen. Der Inhaltsstoff Methylglyoxal (MGO) macht ihn so besonders. Kein anderer Honig hat einen solch hohen Gehalt an MGO. Dieses Produkt entsteht aus einer Zuckerart namens Dihydroxyaceton, die sich in hohem Maße im Blütennektar des Manuka-Strauches befindet. Durch enzymatischen Abbau von Dihydroxyaceton im Bienenspeichel und anschließender Lufttrocknung an den Bienenwaben entsteht dieser antibiotisch wirkende Stoff. Ein großer Vorteil von Methylglyoxal ist seine Eigenschaft, durch Hitze (z. B. beim Kochen oder Backen) nicht zerstört zu werden. Allerdings gilt auch bei Manuka-Honig wie bei allen anderen Honigsorten: Ein Erhitzen zerstört ***Enzyme*** und Vitalstoffe, was die gesundheitlichen Vorteile schwinden lässt.

Auszugsmehle

Getreide gibt es schon seit einigen Millionen Jahren. Der Mensch hat es vor etwa 20000 Jahren als essbare Ährenfrucht entdeckt und angebaut. Es fing mit der Gerste an. Das haben Ausgrabungen in Ägypten bewiesen. Vor etwa 10000 Jahren wurde dann in Europa das Einkorn und Emmer kultiviert. Später entdeckten die Menschen, dass das gemahlene Korn bekömmlicher ist und sich daraus Fladenbrote herstellen ließen. Das Brot war geboren. Man konnte die Körner des Sommers lagern und im Winter daraus nahrhaftes Brot herstellen. Ein Segen für die Menschheit im europäischen kalten Winter, wo es zu der Zeit kaum pflanzliche Nahrung gab. Die damaligen Menschen haben das Korn kurz vor der Verarbeitung vermahlen, sodass alle Vitalstoffe erhalten blieben, was sie ja nicht wussten. Allerdings gab es bei den Menschen vor etwa 2000 Jahren auch schon ernährungsbedingte Stoffwechselerkrankungen, wie Ausgrabungen bewiesen. Das war allerdings nur bei der reichen Bevölkerungsschicht der Fall. Diese wussten nämlich schon, wie man das weiße Mehl von den anderen gesunden Bestandteilen aussieben konnte. Diese leckeren Weißmehlprodukte waren auch nur den Reichen vorbehalten. Erst mit der Industrialisierung im 19. Jahrhundert, genauer gesagt 1873, wurde das erste industrielle ***Auszugsmehl*** in einer Pariser Dampfmühle produziert.

Was ist ***Auszugsmehl***? Und warum hat man das hergestellt? ***Auszugsmehle*** werden hergestellt, indem der Keimling und die Randschichten des Korns bei der Vermahlung entfernt werden. Dadurch gehen etwa 75 % aller Vitalstoffe verloren, die der Mensch eigentlich zur Verstoffwechselung des Mehls benötigt, doch es macht den Teig bei der Herstellung von Gebäck geschmeidiger und luftiger. Das Mehl hat eine längere Haltbarkeit, weil der ölhaltige Kern fehlt, der dem Menschen essenzielle ungesättigte und gesättigte Fettsäuren schenken würde. Diese Abfälle aus der Mehlherstellung (Keimling und Randschichten) mit ihren wertvollen Inhaltsstoffen wurden dann zu Tierfutter verarbeitet. Die Tiere wurden mehr und die Menschen weniger mit Vitalstoffen versorgt. Das neue Mehl gefiel den Bäckern und den Verbrauchern. Wegen der hohen Nachfrage wurde es zum Blockbuster und die ganze Welt backt nun damit. Geht man heute in eine normale Bäckerei, so findet man dort zu etwa 95 % nur Produkte aus Auszugsmehlen. Mittlerweile werden die Auszugsmehle sogar noch mit industriell hergestellten Zusatzstoffen aufgepeppt, damit die Backqualität verbessert wird und diese möglichst gleichbleibend ist. Der Verbraucher wurde anspruchsvoll und verwöhnt.

Diese Zusatzstoffe sind: ***Enzyme***, die durch gentechnisch veränderte Mikroorganismen hergestellt werden, ***Bromate*** (krebserregend, in vielen Ländern verboten) oder ***Bromat***ersatzstoffe, ***Ascorbinsäure*** (Oxidationsmittel), Vitamine, Mineralstoffe, ***Emulgatoren***, Trennmittel, Diacethyl-Weinsäureester usw. Da viele der Zusatzstoffe nach dem Backen nicht mehr nachweisbar sind, unterstehen diese nicht der Deklarationspflicht. Außerdem ist das unverpackte Brot beim Bäcker grundsätzlich von der Deklarationspflicht befreit. Im Grunde wollen die Verbraucher diese Zusatzstoffe nicht. Aber was man nicht weiß, macht einen nicht heiß. Der Großteil der Verbraucher denkt, dass man beim Bäcker noch gute Backwaren bekommt. Leider ist dem in der Regel nicht so. Selbst der kleine Landbäcker backt mittlerweile mit Fertigbackmischungen. Die Brote erhalten dann auch noch „gesunde" Namen wie z.B. Fitnessbrot, Kraftkornbrot, Omega-3-Brot, Dreikornbrot usw. Diese Brote sind keine Vollkornbrote! ***Metabolisch*** gesehen sind diese Backerzeugnisse ein Desaster für unseren Stoffwechsel und für unsere mikrobiellen ***Symbionten***, die in uns leben und unsere Gesundheit unterstützen sollen. Viele Bäckereiverkäuferinnen wissen nicht einmal den Unterschied zwischen Vollkornbrot und Nicht-Vollkornbrot. Das weiß ich aus eigener Erfahrung und aus Medienberichten.

In vielen Ländern der Erde gibt es fast keine Vollkornprodukte. Man denke an den Pizzateig und die Pasta aus Italien, die Fladenbrote aus der Türkei, das Toastbrot aus den USA, die weißen Brötchen aus England, der weiße, geschälte Reis aus Fernost usw. Da ***Auszugsmehle*** mit der Wirkung auf unseren Stoffwechsel (***Metabolismus***) von ***isoliertem Zucker*** vergleichbar sind, gehe ich nicht mehr näher darauf ein. Hierzu lesen Sie das Thema „Zucker".

Nur eines möchte ich an dieser Stelle noch einmal erwähnen: Unsere Kinder werden mit Süßem und mit Weißmehlprodukten geradezu gemästet. Hierzu zählen: Brezeln, Berliner, Kaffeestückchen, Kekse, weiße Brötchen, Pizza, Döner, Baguette, Kakao, Süßgetränke, Süßigkeiten aller Art u. v. m. In unseren Kindern wird der Grundstein für Alterskrankheiten, Stoffwechselerkrankungen und ***Autoimmunkrankheiten*** gesetzt.

Stellen Sie sich mal vor, ein Erwachsener mit 80 kg Gewicht würde das Vierfache von den Süßigkeiten, Weißmehlprodukten und Süßgetränken zu sich nehmen, wie ein sechsjähriges Kind. Da dieses Kind etwa ¼ an Masse besitzt wie der Erwachsene, ist die vierfache Menge für den Erwachsenen realistisch. Denn nimmt ein 20 kg schweres Kind 10 g Zucker zu sich, muss ein 80 kg schwerer Erwachsener 40 g Zucker zu sich nehmen, um den gleichen Zuckergehalt pro kg Körpergewicht zu bekommen. Der Erwachsene, egal welchen Alters, würde rasant zunehmen und schnell Stoffwechselerkrankungen bekommen. Viele Kinder auch. Und noch mal zur Erinnerung: ***Isolierter Zucker*** und ***Auszugsmehl***-Produkte sind langfristig gesundheitsschädlich! Deswegen schützt unsere Kinder vor der nicht anerkannten und nicht diagnostizierbaren, aber allgegenwärtigen ZUCKERSUCHT!

Glucosesirup – der Feind des Darmes

Glucosesirup ist ein industriell hergestelltes ***Lektin***, das aus großindustriell angebautem Mais oder Weizen hergestellt wird. Er wird zum Süßen und Verdicken von wiederum industriell gefertigten Speisen und Getränken verwendet.

Lektine sind spezielle Eiweiß-/Zuckerverbindungen, sogenannte Glykoproteine, die viele Pflanzen zum Schutz vor Fressfeinden als „natürliches Pflanzenschutzmittel" benutzen. Für uns giftige Lektine aus z. B. Bohnen werden beim Kochen zerstört. Hitzeunempfindlich sind die Lektine aus Mais, Weizen, Avocado, Bananen, Karotten u. a. Da aber Mais und Weizen billig zu produzieren und dazu noch reichhaltig an Lektinen sind (hochgezüchtet!), werden diese beiden Sämereien benutzt, um Glucosesirup herzustellen. Bei der Herstellung wird Hitze benötigt, was aber diesen Lektinen nichts ausmacht. Weil die Körner dieser beiden Pflanzen auch zu Kraftfutter verarbeitet werden, befinden sich hohe Konzentrationen dieser Lektine auch in den entsprechenden Tierprodukten.

Die Toleranzgrenze unseres Organismus für die Aufnahme von Lektinen beträgt etwa 300 mg pro Tag. Allein durch die gesunde MP-Ernährung kann die Toleranzgrenze schon erreicht werden. Da können Sie sich vorstellen, wie hoch die Menge an Lektinen pro Tag sein muss, wenn man industriell hergestellte Nahrungsmittel verzehrt. Allen voran Bonbons, Fruchtgummis, viele weitere Süßigkeiten, Konfitüren, Speiseeis, Fruchtjoghurts, Fertiggerichte, Limonaden u. v. m. Im Nu haben Sie damit einige Gramm zu sich genommen.

Wie schädigt der Glucosesirup unseren Körper? Unser Dünndarm besteht aus drei wichtigen inneren Schichten. Die obere Schicht ist die der freundlichen Bakterien, die mit uns in Symbiose leben. Die mittlere Schicht ist die Schleimschicht, auch Mucopolysaccharid-Schicht bezeichnet, die einen hohen Gehalt an ***polymerem*** Zucker besitzt. Die untere Schicht sind die Darmwandzellen, die sogenannten Endothelzellen. Durch diese werden die Nährstoffe aus dem Darm ins Blut transferiert. Die Glykoproteine des Glucosesirups setzen sich auf der Zellmembran der mit Mucopolysacchariden überzogenen Darmzottenspitzen. Sie legen somit die Abwehrzone der Darmschleimhaut lahm und können sogar in die Endothelzellen eindringen und deren Stoffwechsel schädigen. Selbst durch zelluläre Lücken oder mit dem Abbau von abgestorbenen ***Epithelzellen*** gelangen die Glykoproteine ins Blut. Bei Menschen mit durch Fehlernährung geschädigter Darmschleimhaut dringen die Glykoproteine noch viel leichter ins Blut. Geschätzte 90 % der Bevölkerung in den Industrienationen haben eine geschädigte Darmschleimhaut. Die meisten, ohne es zu wissen.

Durch ein Überangebot an Glucosesirup, so wie es in der heutigen Industrienahrung vorherrscht, entsteht eine hohe Sterberate der Darm-Endothelzellen an den für den Stoffwechsel wichtigen Darmzotten. Da nicht schnell genug neue Endothelzellen entstehen können, schwindet die Resorptionsleistung des Darmes, ***pathogene*** Bakterien und Pilze lassen sich an der Stelle der geschädigten Schleimhaut nieder und dadurch werden entzündungsfördernde ***Toxine*** frei, die zusammen mit den Glykoproteinen ins Blut gelangen. Die Toxine belasten das Immunsystem und das Wohlbefinden. Gegen die Glykoproteine stellt das Immunsystem Antikörper her und geht dagegen vor, als ob es ein Fremdkörper wäre. Das belastet das Wohlbefinden noch mehr. Nimmt die Flut nicht ab, so können nicht alle Immunkomplexe vom Organismus abgebaut werden. Diese werden dann in weniger durchblutete Areale des Körpers eingelagert. Diese sind Sehnen, Bänder, Gelenke, Knorpel und Fettgewebe. Sind diese Areale auch überlastet, kann es zu allergischen Überreaktionen kommen. Selbst von außen oder über die Nahrung aufgenommene harmlose Eiweiße wie z. B.

Pollen, Milbenkot oder Proteine aus Früchten und Samen können dann wegen ihrer ähnlichen Molekülstruktur zu allergischen Reaktionen führen.

Die Krankheit „Glykoproteinsyndrom“ umfasst die bekannten Krankheiten: Allergien, Asthma, Neurodermitis, rheumatische Erkrankungen und ***Autoimmunerkrankungen***. Folge- bzw. Parallelerkrankungen des Glykoproteinsyndroms können sein: ***Gastritis***, Herzrhythmusstörungen, ***Fibromyalgie, Gärungsstuhl, Gingivitis, Parodontitis, Morbus Bechterew, Morbus Still, Collagenosen*** und einige mehr. Um einen durch Glykoproteine geschädigten Darm, was übrigens in der Regel nicht wehtut, wieder zu heilen, bedarf es jahrelanger disziplinierter Ernährungsumstellung auf die MP-Ernährung. Eine zusätzliche Einnahme von Darmpflegeprodukten kann die Reparaturzeit etwas verkürzen.

Ein Irrglaube ist, dass man mit der Einnahme von Darmbakterien in Verbindung mit der unverändert durchgeführten Industrieernährung den Darm pflegt und das Immunsystem stärkt. Eine ***Dyssymbiose*** durch ***pathogene*** Keime an der geschädigten Darmwand kann man durch ***Substitution*** von guten Darmbakterien nicht reparieren. Dafür stimmt das Milieu an dieser Stelle nicht. Sollte man sich dazu entscheiden, eine ***Dyssymbiose*** der Darmflora beseitigen zu wollen, würde ich zu allererst eine Darmreinigung durchführen, um einen Teil der unerwünschten Keime hinauszubefördern und anschließend eine Darmschleimhaut-Aufbaukur zusammen mit einer vorwiegend ***präbiotisch*****en** Ernährung durchführen. Eine Umstellung auf die MP-Ernährung wäre die Konsequenz während und nach dem Wiederaufbau der Darmschleimhaut. Hochwertige Darmbakterienpräparate mit enthaltenen ***Präbiotika*** einzunehmen, würde ich fortführend empfehlen. Dieses Prozedere ist auch nach einer Antibiotikaeinnahme notwendig!

Außer der genannten Darmflorawiederaufforstung ist

Citrosept Grapefruitkern***extrakt*** zur Vernichtung ***pathogener*** Keime empfehlenswert. Chlorella- und Spirulina-Algen sind für die Zufuhr wichtiger Spurenelemente und für die Adsorption von ***Toxinen*** der vernichteten ***pathogenen*** Keime ratsam. Regelmäßig frisches Bio-Sauerkraut oder auch Bio-Sauerkrautsaft dienen als ***Präbiotikum*** und ***Probiotikum*** zugleich, außerdem hält es den Darm fit und sauber. Frischsauerkraut ist ***pasteurisiertem*** Sauerkraut auf jeden Fall vorzuziehen, da es lebende Kulturen und wichtige Verdauungs***enzyme*** enthält.

Die beschriebenen Krankheiten, die mit dem Glykoproteinsyndrom einhergehen, werden, sofern erkannt, von der Allgemeinmedizin nur symptomatisch behandelt. Die Ursache wird meist nicht erkannt, geschweige denn therapiert.

Gesunder Dünndarm

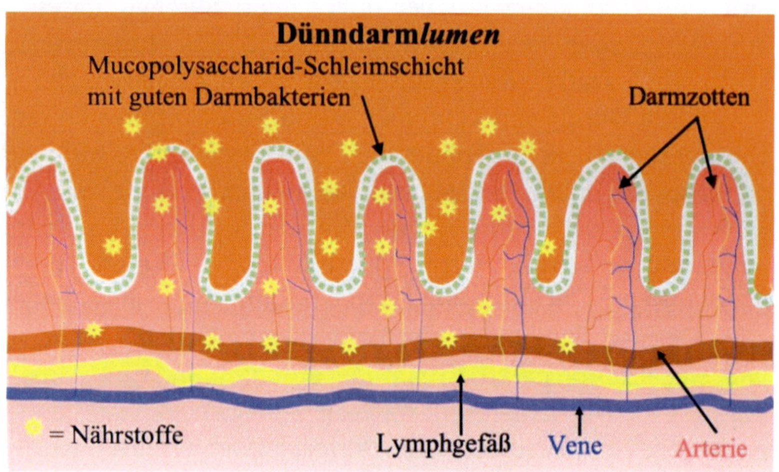

Sehr gute Nährstoffaufnahme

Bild 10

Dünndarm mit Glykoproteinsyndrom

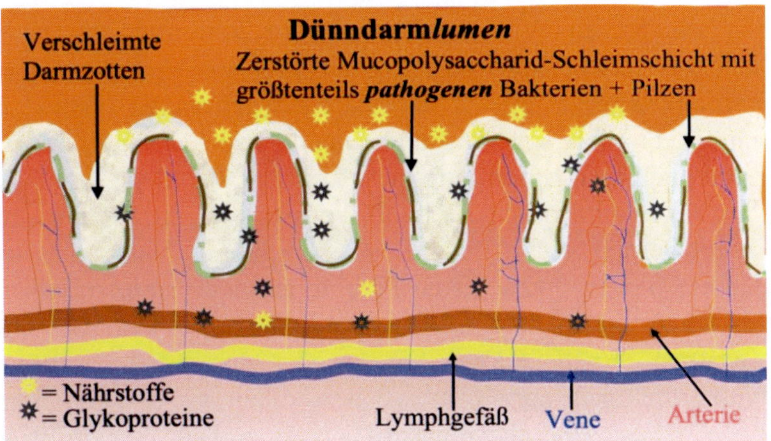

sehr schlechte Nährstoffaufnahme

Bild 11

Gefährliche Früchtchen

Wissen Sie eigentlich noch, wie eine Karotte mit ihren natürlichen Bitterstoffen wirklich schmeckt? Wissen Sie, dass ein nicht gezüchteter Apfel, der wild gewachsen ist, kaum süß schmeckt? Viele Früchte sind heutzutage so gezüchtet, dass sie keine wichtigen Bitterstoffe mehr besitzen, damit sie lecker süß schmecken und damit sie groß, kernlos und ertragreich sind. Dafür werden sogar deren Gene manipuliert. Durch die stets immer „besser" gezüchteten Früchte erlangen sie ***metabolisch*** gesehen immer mehr den Status von ***isoliertem Zucker***.

Kennen Sie die Sweet Ananas oder die süßen, kernfreien Wassermelonen und Trauben, den süßen Golden-Delicious-Apfel? Diese sind alle für den Gaumen und für den Profit gezüchtet worden. Zur Gesunderhaltung tragen diese wenig bei, im Gegenteil. Da meint man, man isst leckere, gesunde Früchte. Wieder nichts. Fast alles, was der Mensch in die Hand nimmt und versucht zu verbessern, wirkt sich negativ auf die Natur und den ***Metabolismus*** aus. Vermeiden Sie kernlose Früchte und versuchen Sie urheimische Früchte zu bekommen.

Beispiel: Den Weizen gab es ursprünglich in der Natur nicht. Er stammt von Einkorn und Emmer ab. Einkorn und Emmer besitzen einen Schatz an gesunden Nährstoffen. Weizen hingegen hat nicht mehr viel der ursprünglichen Nährstoffe. Warum wird denn überall Weizenkeimöl in der Kosmetik verwendet, wenn das Öl aus Einkornkeimen gehaltvoller ist? Ganz einfach: Das Einkorn wird kaum angebaut, da es nicht so ertragreich ist. Mit Einkorn wird kein Rohstoffhandel an den Finanzmärkten betrieben. Damit kann man also kein Geld verdienen. Ein sich gesund ernährender Organismus wird nicht krank.

Genauso verhält es sich mit den Früchten der Natur. Seit der Industrialisierung verwenden die Menschen chemische Pflanzenschutzmittel und Kunstdünger, um die Ernteausfälle ihrer

Züchtungen gering zu halten. Warum werden denn Züchtungen immer anfälliger gegen Schädlinge, Pilze & Co.? Durch die Züchtungen werden die sekundären Pflanzenstoffe und die VEMBAS der Pflanzen reduziert, damit sie besser aussehen, besser schmecken und ertragreicher sind. Weil ihnen aber die VEMBAS und die natürliche Abwehr (die sekundären Pflanzenstoffe) fehlen, werden sie anfällig und krank, genauso wie wir Menschen. Die VEMBAS sind für jedes Lebewesen lebenswichtig. Außerdem machen den Pflanzen die Monokulturen zu schaffen. Monokulturen laugen den Boden aus und verhindern ein symbiotisches Miteinander mit anderen Pflanzen und Bodenorganismen. Dadurch muss man regelmäßig düngen. Die meisten Düngersorten sind großtechnisch hergestellte Kunstdünger, haben nichts gemeinsam mit den natürlich im Boden vorkommenden Nährstoffen und geben den Wurzeln nicht die benötigten Symbionten zum Nährstoffaustausch. Das ist so, als wenn der Mensch sich nur von Weißbrot und Wasser ernähren und sozial isoliert aufwachsen würde. Und um die Vitalstoffe zu erhalten, würde er industriell hergestellte Vitamin- und Mineralstoffpräparate zu sich nehmen. Natürlich gewachsene Pflanzen wachsen meist zusammen mit anderen Arten. Jede Art gibt dem Boden etwas zurück, was eine andere Pflanzenart nutzen kann. Dieses gegenseitige Geben und Nehmen stärkt die Pflanzen und macht sie resistent gegen pathogene Keime.

Uns Menschen verabreicht man Medikamente und Nahrungsergänzungsmittel, um den Verlust an VEMBAS auszugleichen. Den Pflanzen verabreicht man Kunstdünger und chemische Pflanzenschutzmittel. Das Fatale dabei ist, dass wir damit wiederum uns selbst schaden, indem wir das Zeug essen und unser Grundwasser vergiften, welches wir wiederum zum Gießen unserer so geliebten Feldfrüchte verwenden. Guten Appetit!

Genmanipulierte Früchte sind gefährlich. Neuen Langzeitstudien zufolge sind diese Früchte sogar längerfristig krebsfördernd bzw. gesundheitsschädlich. Selbst Missbildungen nach mehreren Generationen in Tierversuchen sind belegt. Natürlich hält die Gen-Lobby dagegen. Weswegen wohl? Geld, Geld und nochmals Geld. Die Rücksicht auf Gesundheit bleibt auf der Strecke. Es wurde sogar belegt, dass der Pestizideinsatz bei genmanipulierten Früchten gestiegen ist, anstatt zu fallen, wie eigentlich zu vermuten war. Das Einzige, was eingespart wurde, ist der Einsatz an Insektiziden, weil die Pflanzen nun durch die Genmanipulation ein Gift gegen Insekten produzieren, was für den Menschen nicht unbedenklich ist.

Und wenn Sie jetzt denken: „Ich kaufe ja keine Gen-Produkte", haben Sie sich womöglich geirrt. Die meisten zugesetzten Aromen in Produkten aus konventionellem Anbau stammen von genmanipulierten Bakterien und Pilzen! Diese sind nicht als solche deklarationspflichtig. Konventionelles Geflügel, selbst Zuchtfische und Schweine werden meistens mit genmanipuliertem Futter gefüttert. Was zu guter Letzt wieder in unserem Organismus landet. Auch Saatgut wird mittels giftigem, erbgutschädigendem Ethylmethansulfonat (EMS) so manipuliert, dass Früchte mit optimierten Eigenschaften wachsen. Das EMS beschädigt die Gene des Saatgutes. Beim Keimen repariert die Pflanze das beschädigte Erbgut, dabei entstehen Mutationen. Hat diese mutierte Pflanze bessere Eigenschaften als die Ursprungsform, wird von dieser Pflanze das Saatgut weiterverwendet. Dieses Saatgut nennt sich dann CMS-Hybrid-Saatgut. Pflanzt man es in Bioerde und wächst die Pflanze unter Bio-Bedingungen auf, so hat man eine Frucht aus Bioanbau. Sie sehen, die Industrie ist mit allen Wassern gewaschen. Für Bioverbände wie z.B. Bioland, Demeter oder Naturland verstößt diese Vorgehensweise gegen deren Philosophie und wird deshalb bei ihren Produkten verboten.

Eiweiße und die Eiweißspeicherkrankheiten

Eiweiße bestehen aus Aminosäuren, welche die Bausteine des Lebens sind. Für unseren Stoffwechsel werden 20 Aminosäuren benötigt. Einige stellt unser Organismus selbst her, einige müssen wir mit der Nahrung zuführen. Im Fleisch der Tiere sind alle Aminosäuren für unseren Organismus in leicht verfügbarer Form vorhanden. Unser Stoffwechsel hat hier leichtes Spiel und braucht kaum etwas zu tun, um die Eiweiße zu spalten und aufnahmebereit zu machen. Ein erwachsener Mensch benötigt pro Tag etwa 80 Gramm Eiweiße. Je nach Stoffwechsellage mehr oder weniger. Alles, was mehr aufgenommen wird, speichert unser Organismus in Form von ***Kollagen***polstern erst einmal ***subkutan*** (im Unterhautfettgewebe) ab, um es für eiweißarme Zeiten zur Verfügung zu haben. Wird mehr tierisches Eiweiß aufgenommen, als dort gespeichert werden kann, lagert es sich dann auf der ***Basalmembran*** der Arterien-***Kapillare*** ab. Das bedeutet, der Nährstoffstrom zu den zu versorgenden Zellen und der Stoffwechselabfall von den Zellen kann durch die dicker gewordene ***Basalmembran*** nur noch eingeschränkt fließen. Es kann sich bereits ein leichter Bluthochdruck einstellen. Das ***Interstitium***, also das Gewebe, das als Transportweg aller Stoffwechselvorgänge zwischen ***Kapillaren*** und Zellverbänden liegt, verschlackt und verstopft. Krankheiten wie häufige Infekte, ***Autoimmunerkrankungen***, rheumatische Erkrankungen, Haut- bzw. Schleimhauterkrankungen und viele mehr werden zum Lebensbegleiter. Ist die ***Basalmembran*** auch mit gespeichertem Eiweiß überfüllt, beginnt sich die Kapillar-Innenwand mit ***Kollagen***polstern zu belegen. Das ist der Beginn von ***Arteriosklerose***, Diabetes Typ 2 und Infarktrisiko mit den dazugehörigen Begleitkrankheiten. Die Innenwand-***Kollagen***polster dienen wiederum ***pathogenen*** Pilzen, die sich durch eine Fehlernährung auch im Blut befinden können, als Nährboden.

Diese Pilze scheiden saure Stoffwechselgifte ab, die zu Entzündungen der Arterienwände und verstärkt zu ***Arteriosklerose*** führen können. Außerdem führt der übermäßige Konsum von tierischem Eiweiß zu vermehrter ***Harnstoff***- und Harnsäurebildung. Daraus folgen mittel- und langfristig Gelenkschäden, Nierenschäden, Leberschäden, Übersäuerung, Krebs, Schlaganfall, Herzinfarkt. Eine Ausnahme sind die pflanzlichen Eiweiße. Die Aminosäuren sind in den Pflanzen anders zusammengesetzt und kurzkettiger. Vor allen Dingen sind die pflanzlichen Eiweiße schwefelärmer und belasten den Organismus nicht so sehr mit ***Harnstoff***, welcher Ammoniak freisetzt. Außerdem bilden pflanzliche Eiweiße kaum Harnsäure und andere Stoffwechselsäuren, die für viele Stoffwechselkrankheiten verantwortlich sind. Unser Körper muss aus den vielen Eiweißfragmenten der Pflanzen seine benötigten Eiweiße selbst zusammenbauen. Zeit zum Speichern bleibt da kaum, da bereits nach ca. drei Stunden das nicht weiter brauchbare Eiweiß weiter zerlegt und dem Energiestoffwechsel zugeführt wird.

Warum die Schulmediziner immer noch gelehrt bekommen, dass Kohlenhydrate und Fette im Körper gespeichert werden können und Eiweiße nicht, entzieht sich meiner Kenntnis. Es ist bereits seit mehreren Jahrzehnten bewiesen, dass Eiweiße ***subkutan*** und in den Arterien gespeichert werden. Nicht umsonst nennt man Krankheiten, die damit in Zusammenhang stehen „Eiweiß-Speicherkrankheiten".

Warum wird Eiweiß in den Arterien abgelagert und nicht in den Venen? Der Grund liegt in der Versorgung der Endabnehmer, die am Ende der feinen Arterien***kapillaren*** auf Sauerstoff und Nährstoffe warten. Bei Nährstoffdefizit werden zuerst die Speichereiweiße zu den Verbrauchern abgebaut, damit diese schnell versorgt werden können. In den Venen werden nur Kohlendioxyd und Abfallstoffe abtransportiert, da werden keine Nährstoffe gebraucht. Die einzige Ausnahme ist die ***Pfortader***, die vom Darm zur Leber führt. Hier werden nicht nur Abfallstoffe transportiert, sondern auch die Nährstoffe aus dem Darm.

Dass der Mensch tierische Eiweiße benötigt, stimmt nicht. Erstens ist der Mensch von Natur aus kein fleischfressendes Raubtier, dafür ist unser Gebiss nicht vorgesehen. Und zweitens kann man den Bedarf an allen essenziellen Aminosäuren durch eine gut gemischte pflanzliche Kost decken. Zum Beispiel enthält die Süßlupinenfrucht alle 20 Aminosäuren, die der Mensch braucht. Also, einfach öfter mal Lupinenmehl in Kuchen, Pizza, Brot, Pfannkuchen usw. verarbeiten. Ein Anteil von ca. 10 bis 20 % des eigentlich zu verwendenden Mehls reichen aus. Dadurch wird der Teig luftiger und weicher. Anstatt Eiweißdrinks aus der Dose zu konsumieren (das betrifft eher die Bodybuilder), kann man auch Lupinenmehl in das Getränk seiner Wahl einrühren und trinken. Das ist ein gesunder Drink ohne Aromen, Säuerungsmittel, Maltodextrin, Zucker und was sonst noch alles für unnötiges Zeug in den Eiweißdrinks verarbeitet wird. Ähnlich aminosäurenreich ist das Hanfmehl oder das Sojamehl. Die in den Eiweißdrinks noch zugesetzten Vitamine lassen sich leicht durch genügend frisches Obst und Gemüse ersetzen. Außerdem sind die in den Früchten enthaltenen Vitamine und Mineralien viel besser für unseren Stoffwechsel bioverfügbar als die in den Fertigdrinks. Der beste Eiweißdrink besteht aus einem selbst hergestellten Fruchtsmoothie mit etwas ***artesischem*** Quellwasser verdünnt und darin etwa 2-3 Esslöffel Lupinenmehl eingerührt. Wer es mag, kann das Ganze zusätzlich noch mit 50 ml Bio Aloe-Vera-Saft und etwas Leinöl aufwerten.

Eiweißspeicherkrankheiten sind z. B. Bluthochdruck, ***Arteriosklerose***, rheumatische Erkrankungen, häufige Muskelkrämpfe und Muskelschmerzen, ***Autoimmunerkrankungen***, Diabetes Typ 2, Krebs, Herzrhythmusstörungen, Angina pectoris und einige weitere Krankheiten. Auch eine häufige Infektanfälligkeit, die eine Immunschwäche ist, zähle ich zu den Eiweißspeicherkrankheiten, da durch den verminderten Stoff- und Abfallaustausch auch die Abwehrzellen leiden.

Bakterielle und Virenerkrankungen lösen auch Eiweißspeicherkrankheiten aus. Da diese ***pathogenen*** Erreger aus Eiweißen bestehen, entstehen bei der Vernichtung durch unsere weißen Blutkörperchen sehr viele Eiweißfragmente, die verstoffwechselt werden müssen. Bei einem gesunden Menschen können bei einem Infekt lokale Muskelschmerzen oder Gelenkschmerzen auftreten. Bei einem Menschen mit einer bereits unbemerkt bestehenden Eiweißspeicherkrankheit, können die Beschwerden schwerwiegender auftreten oder es können sogar Gehirnhaut- oder Herzmuskelentzündungen entstehen. Akut verlaufende Invasionen sind meist für lokale Eiweißspeicherkrankheiten verantwortlich, die vom Organismus reguliert werden. Verbleiben jedoch Bakterien oder Viren unbemerkt länger anwesend, können Sie im ganzen Körper eine Eiweißspeicherkrankheit und/oder eine Übersäuerung auslösen. Ein gutes Beispiel ist die Windpockenkrankheit, die meist im Kindesalter auftritt. Das Virus verbleibt meist über Jahrzehnte im Körper und kann im weiteren Verlauf des Lebens Gürtelrose oder andere Krankheiten wie Pfeiffersches Drüsenfieber, Genitalherpes, Eppstein-Barr-Erkrankung usw. auslösen.

Auch ich litt an einer zwei Jahre währenden bakteriellen Infektion durch Borrelien-Bakterien. Durch die Eiweißfragmente, die ständig durch die Vernichtung durch das Immunsystem freigesetzt wurden und durch die Ausscheidungs***toxine*** der Bakterien wurden das Gewebe, die Lymphe und die Gefäße so überlastet, dass eine Eiweißspeicherkrankheit auftrat, die im weiteren Verlauf das Gewebe übersäuerte. Muskelschmerzen, ***Myalgien*** und Sehstörungen sowie Herzrhythmusstörungen waren mein ständiger Begleiter. Außerdem hatten sich harmlose Candida-albicans-Bakterien durch die lokale Übersäuerung im Beckenbereich ausgebreitet und sich als Candida Genitalis gezeigt.

Wie kann man bestehende Eiweißspeicherkrankheiten lindern bzw. heilen? Die erfolgreichsten Therapien sind der vollständige Verzicht auf tierische Eiweiße und der ***Aderlass***. Bei schweren Erkrankungen sollte sogar in Beobachtung durch einen Therapeuten für eine gewisse Zeit ganz auf Eiweiß verzichtet werden. Auch eine mehrere Tage dauernde Nulldiät mit Zuführung von stillem Wasser, Kräutertees, frisch gepressten Säften und Vitalstoffen als Nahrungsergänzung ist dabei sehr hilfreich. Aber Vorsicht! Ist man stark übereiweißt, kann es beim Fasten zu Gichtanfällen kommen. Das gibt sich in der Regel nach kurzer Zeit wieder, wenn das Eiweiß dezimiert wurde bzw. eine tiereiweißfreie Ernährung folgt.

Bei Bluthochdruck, hohem ***Hämoglobin*****wert**, hohem ***Hämatokrit***wert oder bei Bestehen irgendeiner Eiweißspeicherkrankheit ist ein ***Aderlass*** zustandsverbessernd. Entweder man geht, je nach Alter, vierteljährlich bis halbjährlich zur Blutspende oder man lässt regelmäßig bei einem Therapeuten einen ***Aderlass*** durchführen. Die entnommenen Mengen Blut können wöchentlich 100 ml oder monatlich 500 ml betragen. Sprechen Sie mit Ihrem Therapeuten oder Arzt darüber, ob weniger oder mehr für Sie geeignet ist. Das kann je nach Alter und Gesundheitszustand verschieden sein.

Frauen, die monatlich ihre Menstruation haben, haben es da leichter, sie verlieren regelmäßig Blut, was die Situation von Natur aus schon entspannt. Eiweißspeicherkranke Frauen, die sich nach den Wechseljahren befinden und keine Menstruation mehr haben, erkranken meist erst dann z. B. an Diabetes. Männer, die nicht regelmäßig einen Aderlass bekommen, können daran viel früher erkranken.

Bei Rauchern gelangt das Atemgift Kohlenmonoxid ins Blut. Dieses CO wird von den roten Blutkörperchen (***Erythrozyten***) aufgenommen und behindert so die Sauerstoffaufnahme. Das merken die Erys und es wird vermehrt ***Hämoglobin*** gebildet. Dadurch werden die Erys dicker und unbeweglicher, sie passen nicht mehr so gut durch die engen ***Kapillaren***, es kommt zu einem weiteren Sauerstoffengpass. Den Körperzellen einiger Regionen bleibt nichts anderes übrig, als den ***anaeroben*** Stoffwechsel (ohne Sauerstoff) zu beginnen. Hierdurch werden gespeicherte Fette in wasserlösliche ***Ketone*** umgewandelt, die im Urin festzustellen sind. Wegen des Sauerstoff- und Insulinmangels der Muskelzellen kann der Blutzucker nicht mehr zu ***Glykogen*** aufgebaut werden, dadurch entstehen lokale ***Azidosen***, die Muskelrheuma auslösen können und beim Herz für den Angina-pectoris-Anfall verantwortlich sind. Denn beim sauerstofflosen (***anaeroben***) Glucosestoffwechsel entsteht als Abspaltprodukt Milchsäure. Auch Krebs ist eine Auswirkung des ***anaeroben*** Stoffwechsels mit Lokal***azidose***n.

Was ist so besonders am ***Aderlass***? Sind die ***Kapillaren*** für Nährstoffe und Sauerstoff nur noch schwer durchlässig, sammeln sich die Nährstoffe im Blut an. Das Blut wird dicker. Da die Zellen kaum noch Sauerstoff bekommen, melden diese Sauerstoffarmut, daraufhin werden vermehrt rote Blutkörperchen mit mehr ***Hämoglobin*** gebildet. Das Blut wird noch dicker. Durch das dicke Blut, die schwere Durchlässigkeit der ***Kapillar***wände und evtl. noch Ablagerungen auf den Arterienwänden steigt der Blutdruck. Ein ***Aderlass*** mit anschließender Flüssigkeitszufuhr lässt das Blut wieder dünner werden mit positiven Nebeneffekten.

In den folgenden Grafiken möchte ich zeigen, wie sich zu viel tierisches Eiweiß in den ***Kapillaren*** und im Gewebe verhält und wie es sich auf den Gesundheitszustand auswirkt.

Gesundes Milieu

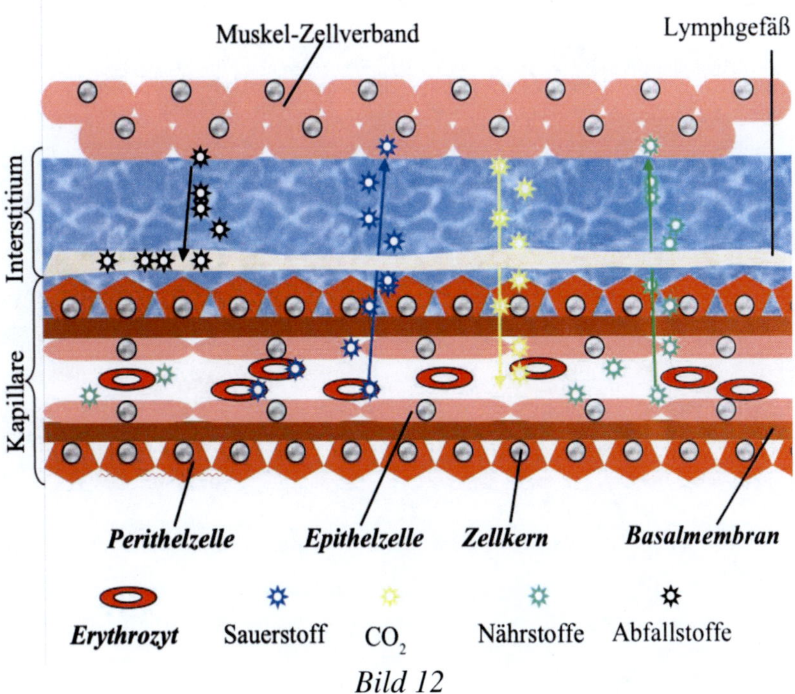

Bild 12

Die ***Erythrozyten*** sind frei beweglich. Sauerstoff und Nährstoffe können ungehindert durch die für diese Molekülgröße durchlässige ***Basalmembran*** hindurch, gelangen weiter durch das schlackenfreie ***Interstitium*** bis zu den Muskelzellen vor. Dort werden sie aufgenommen und verstoffwechselt.

Im Gegenzug geben die Muskelzellen Abfallstoffe und Kohlendioxyd ab, welche durch das ***Interstitium*** in Lymph***kapillaren*** bzw. zurück in das Blutgefäßsystem wandern.

Eiweißspeicherkrankes Milieu

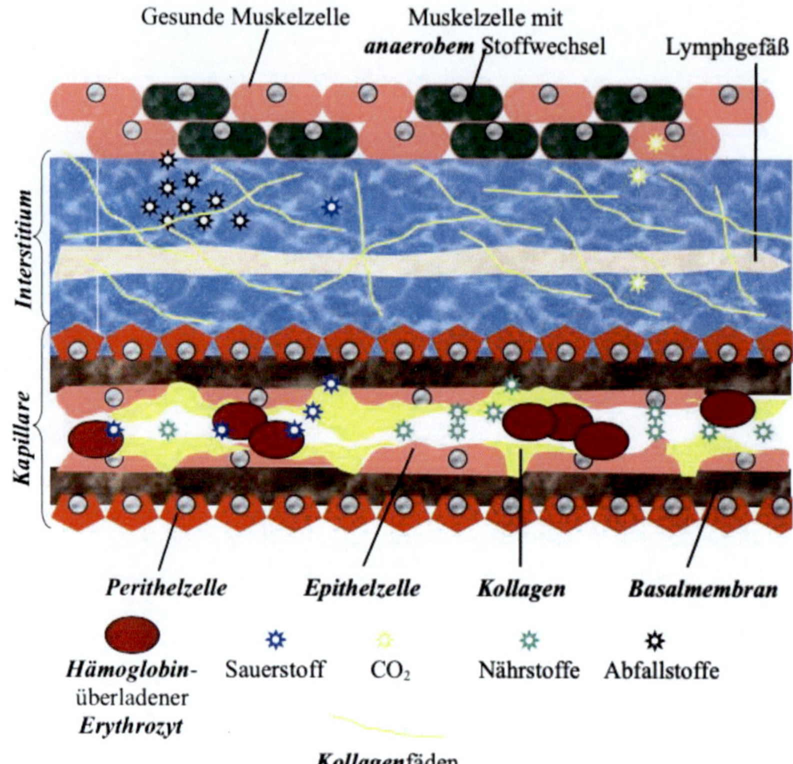

Bild 13

Nachdem das Eiweiß den ***subkutanen*** Speicher (im Unterhautfettgewebe) nahezu belegt hat – noch kein krankhafter Zustand –, beginnt das zu viel aufgenommene Eiweiß sich im ***Interstitium*** (Zwischenzellgewebe) in Form von ***Kollagen*** abzulagern. Bei vielen Leuten kann man das an der Stirn erkennen. Ich nenne diesen Zustand „Fettstirn". Man kann eine deutlich dickere Haut an dieser Stelle erkennen, die beim

Faltenschlagen eher wulstige Falten ergeben. Durch das dicker gewordene und mit ***Kollagen*** durchzogene ***Interstitium*** haben es die Nähr- und Abfallstoffe schwerer durchzukommen. Ist das ***Interstitium*** noch durch Schlacken und Säuren ungesunder Ernährung zusätzlich belastet, so ist kaum noch ein Durchkommen möglich.

Hat die Speicherkapazität des ***Interstitiums*** auch seine Grenze erreicht, wird das Eiweiß wiederum als ***Kollagen*** auf der ***Basalmembran*** der ***Kapillaren*** abgespeichert. Nun werden die ***Basalmembran***en dicker und ein Nährstoffaustausch kann nun kaum noch stattfinden. Der Nährstoffgehalt im Blut steigt und der Nährstoffgehalt in den Zellen verebbt. Da die Zellen Sauerstoffdefizite melden, werden mehr ***Erythrozyten*** mit mehr ***Hämoglobin*** gebildet, die mehr Sauerstoff transportieren können. Dadurch wird das Blut dicker, der ***Hämatokrit***wert im Blut steigt, die Nährstoffdichte und der Blutdruck steigen. Am Ende wird das Eiweiß dann auf den ***Kapillar***-Innenwänden gespeichert. Dadurch verengt sich der ***Kapillar***querschnitt, es kommt zu Entzündungen und schließlich zu ***Kapillar***infarkten.

Kapillarinfarkte spürt man oftmals nicht, da sie in Regionen passieren, wo keine lebenswichtigen Funktionen stattfinden. Der Körper reagiert bei solchen Infarkten mit einem Bypass, der neu angelegt wird. Das bedeutet, es wird eine neue ***Kapillare*** um den Infarkt herum gebildet, welche die Nährstoffversorgung des betroffenen Gebietes wiederherstellt. Befindet sich der ***Kapillar***infarkt im Herzmuskel, ist das dann ein Angina-pectoris-Anfall. Im Gehirn kann er zu Gedächtnisstörungen und Störungen der motorischen Fähigkeiten führen.

Sind Muskelzellen von einem Sauerstoffdefizit betroffen, so können sie kein Glykogen zur Energiegewinnung mehr umsetzen. Die Zellen beginnen mit dem ***anaeroben*** (sauerstofflosen) Stoffwechsel. Bei diesem Not- bzw. Gärungsstoffwechsel werden gespeicherte Fette in wasserlösliche Fettsäuren, Milchsäure und ***Ketone*** umgewandelt, um als Energieträger für die bedürftigen Zellen im Körper zur Verfügung zu stehen. Weil aber bedingt durch die verdickten und verschlackten Gewebsschichten kaum Stoffe durchkommen, wird das Gewebe und die Muskeln durch die Fettsäuren und die Milchsäure weiter übersäuert. Rheumatische Beschwerden in Muskeln, Gelenken und Knochen sind die Folge der Übersäuerung.

Beim Muskelkater ist der Vorgang ähnlich. Aufgrund einer hohen Muskelbeanspruchung wird viel Sauerstoff und Zucker in den Muskeln benötigt. Da meist der Sauerstoff und der Zucker nicht ausreichen, wird teilweise auf den ***anaeroben*** Stoffwechsel umgestellt und es entsteht, wie bereits erwähnt, unter anderem Milchsäure. Diese Säuren machen die Muskeln spröde und es entstehen Mikrofaserrisse. Die Übersäuerung und die Mikrofaserrisse zusammen ergeben den Muskelkater. Aus Erfahrung kann ich berichten, dass ich früher, vor der Umstellung auf die MP-Ernährung, relativ leicht nach einer anstrengenden Tätigkeit einen Muskelkater bekam. Mittlerweile erleide ich kaum noch einen Muskelkater, weil meine Eiweißspeicher nahezu leer sind und ich nicht mehr an einer ernährungsbedingten Übersäuerung leide.

Bei Menschen mit Diabetes Typ 2 sind meist wasserlösliche ***Ketone*** im Urin feststellbar. Der Diabetes Typ 2 ist nicht, wie man so oft sagt, eine reine „Zuckerkrankheit", sondern eher eine Eiweißspeicher- und Fettspeicherkrankheit. Die dadurch entsteht, weil die Zuckermoleküle kaum mehr durch die verdickten und eiweißbelegten ***Basalmembranen*** transportiert werden können und somit der Blutzuckergehalt steigt. Auch hormonelle Störungen, Gendefekte und andere Ursachen können eine Diabetes-Erkrankung provozieren. Das ist aber nur die Minderheit.

Zu viel tierische Eiweiße und die Wirkung auf den Organismus

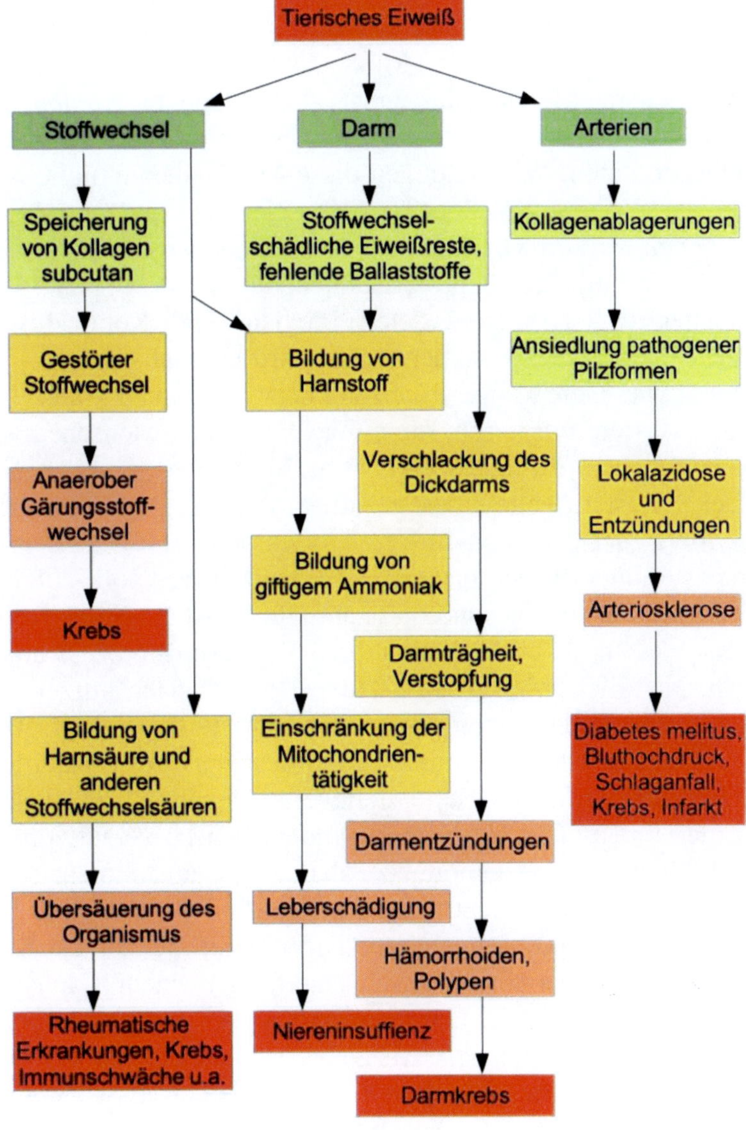

Bild 14

Fleisch – Ein totes Stück Leben

Die Züchtung von Fleisch hat heutzutage großindustrielle Maßstäbe erreicht, die unserer Umwelt und der Gesundheit zu schaffen machen. Bei der Massenhaltung von Tieren ist die Krankheitsrate hoch. Massenhaft Medikamente werden den Tieren verabreicht, die mit unserem geliebten Fleisch auf den Teller kommen. Wir benötigen diese Medikamente nicht, nehmen sie aber mit ein. Entsprechende Nebenwirkungen inklusive, denen wir keine Schuld beimessen, wenn wir krank werden. Die Umwelt, die mit den Medikamentenrückständen behafteten Fäkalien der Tiere und deren Methan- und Kohlendioxid-Emissionen zurechtkommen muss, wird ebenfalls krank. Umwelt krank, Tiere krank, Pflanzen krank, Menschen krank! Um diese Massen an Fleisch, die einige Milliarden Menschen vertilgen möchten, zu lagern und haltbar zu machen, gibt es einige Tricks. Es wird getrocknet, gefroren, gekocht, geräuchert, ***fermentiert*** oder gepökelt. In Urzeiten wurde es roh gegessen, so wie es Raubtiere auch machen. Frisches, warmes, rohes Fleisch ist für ***Carnivoren*** gesund und nahrhaft. Es ist ein Stück lebendiges Fleisch, da es noch nicht dem Verwesungsprozess unterliegt. Natürlicherweise beginnt totes Fleisch nach kurzer Zeit mit dem Verwesungsprozess. Das heißt, Bakterien zersetzen die Eiweißbausteine (Aminosäuren) des Fleisches. Dabei entstehen die Zerfallsprodukte Cadaverin und Putrescin, welche für den üblen Geruch bei verwesendem Fleisch verantwortlich sind. Beide Amine gehören zu den biogenen Aminen, wozu auch unsere körpereigenen nützlichen Amine ***Histamin***, Dopamin und Serotonin gehören, nur um die bekanntesten zu nennen. Je länger totes Fleisch lagert, desto mehr Cadaverin und Putrescin entstehen. Irgendwann ist es dann so viel, dass wir Menschen es riechen. Erst jetzt ist die Schwelle erreicht, bei der wir das Fleisch nicht mehr essen wollen. Essen wir das Fleisch aber vor der Geruchsbildung, weil wir denken, es sei noch genießbar, nehmen wir bereits eine relativ große Menge dieser Amine auf. Ein Tier, z. B. ein Hund, nimmt den Verwesungsgeruch wesentlich früher wahr. Geringe Mengen biogener Amine werden durch das ***Enzym*** Diaminoxydase (DAO) abgebaut, wobei als Abbauprodukt giftiges Ammoniak entsteht, welches in der Leber zu Harnstoff umgewandelt und ausgeschieden wird. Diese geringen Mengen stellen keine Gefahr für den Organismus dar. Ist die Menge biogener Amine zu groß oder besteht eine verringerte DAO-Enzymaktivität, können sich schnell Vergiftungserscheinungen zeigen. Diese können sein: Übelkeit, Kopfschmerzen, Erbrechen, Durchfall, Migräneanfälle, Hautekzeme u. a. Reicht das im Darm gebildete DAO nicht aus, kann sich die Darmschleimhaut entzünden und beschädigt werden, was das Immunsystem schwächt und die Nährstoffresorption beeinträchtigt. Ein zu häufiger Konsum von Fleisch bzw. Wurstwaren oder Fisch kann also gesundheitsschädlich sein, auch für die Blutgruppe 0! Weiter zu erwähnen ist: Fleisch enthält keinerlei Ballaststoffe, die den Darm pflegen und als Lebensgrundlage der Dickdarmbakterien dienen könnte. ***Carnivoren*** haben daher eine andere Zusammensetzung von Darmbakterien als ***Herbivoren*** oder ***Omnivoren***. Der Mensch zählt zu den Omnivoren, wobei dessen Kost, ob pflanzlichen oder tierischen Ursprungs, möglichst frisch sein soll. Der menschliche Darm benötigt eine ausreichende Menge an Ballaststoffen, um eine gesunde Darmflora zu erhalten.

Auch Pflanzen enthalten Putrescin und Cadaverin. Je stärker sie ***fermentiert*** sind, desto mehr dieser biogenen Amine enthalten sie. Beispiele hierfür sind Sauerkraut und ***fermentierte*** Sojaprodukte sowie Wein. Menschen mit geschädigter Darmschleimhaut oder schlechter DAO-***Enzym***aktivität reagieren mit allergischen oder toxischen Symptomen auf diese biogenen Amine und sollten sie deshalb meiden. Allergiker sind besonders empfindlich gegenüber biogenen Aminen, da der Organismus viel DAO zum Verarbeiten der ***Histamine*** benötigt, die bei einer Allergie auftreten. Denn je mehr DAO für die Histaminbewältigung verbraucht wird, desto weniger steht es für das Putrescin und Cadaverin zur Verfügung und kann gesundheitliche Probleme bereiten.

Hier noch mal zusammengefasst:

- Fleisch enthält keine Ballaststoffe.
- Zu hoher Fleischkonsum kann die Dickdarmflora schädigen.
- Gepökelte Fleischwaren schaden der Gesundheit (krebserregend, schädigt die Darmflora).
- Zu hoher Fleischkonsum kann Gelenkerkrankungen auslösen (Gicht, ***Arthritis***), besonders stark in Verbindung mit Alkohol.
- Zu hoher Fleischkonsum kann Eiweißspeichererkrankungen hervorrufen, allen voran die ***Arteriosklerose***.
- Ein zu hoher Fleischkonsum versauert das Gewebe mit allen Folgeerkrankungen.

Die MP-Ernährung

Die Bezeichnung MP-Ernährung habe ich abgeleitet von dem Begriff ***metabolisch-pleomorphistisch*** korrekte Ernährung. ***Metabolisch*** korrekt ist alles, was dem Stoffwechsel nicht schadet und diesen nahezu zu 100 % am Laufen hält. ***Pleomorphistisch*** korrekt ist alles, was unseren ***Symbionten*** nicht schadet, diese am Leben hält und sie nicht zu einer ***pathogenen***, also krank machenden Daseinsform zwingt. Wenn also der Stoffwechsel und unsere ***Symbionten*** im Reinen sind, gibt es auch keine darauf basierenden Krankheiten.

Die Anzahl derer, die sich vegetarisch oder gar vegan ernähren, nimmt stetig zu. Das ist für die Umwelt und für die Gesundheit mit Sicherheit eine positive Entwicklung. Wer sich vegetarisch ernährt, darf laut Definition auch tierische Eiweiße wie z.B. Milchprodukte, Eier und Fisch sowie zuckerhaltige und weißmehlhaltige Produkte essen. Wer sich vegan ernährt, soll sich laut Definition nicht von Produkten ernähren, die von Tieren und aus Tieren hergestellt worden sind. Aber zuckerhaltige und weißmehlhaltige Produkte sind auch hier erlaubt. Es gibt bereits Veganer und Vegetarier, wenn auch selten, die an genau den Stoffwechselerkrankungen und Alterserkrankungen leiden wie die „Normalesser". Der Grund liegt in der falschen Ernährung.

Folgenden Fall möchte ich schildern: Ein Normalesser wird aus Überzeugung Vegetarier. Er isst jeden Morgen sein helles Weizenbrötchen mit Margarine und Nuss-Nugat-Creme drauf, dazu ein Buttercroissant. Als Getränk nimmt er ein Glas Kuhmilch zu sich. Mittags isst er meistens Pasta aus Hartweizengrieß und eine Sauce dazu. Abends gibt es Mischbrot aus ***Auszugsmehlen*** mit Käse aus Kuhmilch, dazu einen Tomatensalat mit Zwiebeln. Als Durstlöscher verwendet er Cola, Limonaden und Bier. Alle Produkte stammen aus einem konventionellen

Supermarkt bzw. Discounter. Vor dem Fernseher genießt er vegetarische Gummibärchen, Schokolade oder Chips. Es dauert nicht lange, bis er erhöhte Blutfettwerte bekommt, Sodbrennen, das ***Leaky-Gut-Syndrom***, rheumatische Beschwerden und andere Krankheiten. Was macht er falsch? Er ist doch Vegetarier!

Er isst kaum frisches Obst und Gemüse, er ernährt sich vorwiegend aus industriell verarbeiteten, toten und belasteten Produkten. Gibt man dem Körper kein Leben, wird der Körper nicht lange leben. Sein Stoffwechsel bekommt nicht genügend Vitalstoffe (VEMBAS), um alle Vorgänge im Körper optimal versorgen zu können. Seine ***Symbionten*** mutieren durch die Fehlernährung in ***pathogene*** Keime, die saure Stoffwechselprodukte und Gifte ausscheiden. Seinen Zellen wird allmählich regelrecht das Licht durch fehlende ***Biophotonen*** ausgeschaltet. Durch diese fortschreitende Milieuveränderung ins Negative können sich Krankheiten ausbreiten.

Was ist nun die richtige MP-Ernährung?

- Kein oder kaum Fleisch essen (Blutgruppen A, B und AB). Wenn, dann nur Biofleisch nach der Blutgruppentabelle in diesem Buch und höchstens 1x pro Monat, aber keine Kohlenhydrate zusammen mit dem Fleisch essen!
- Max. 1x pro Woche Biofleisch (nur Blutgruppe 0) gemäß der Blutgruppentabelle in diesem Buch. Wenn, dann keine Kohlenhydrate zusammen mit dem Fleisch essen!
- Keine Produkte essen, die ***isolierten Zucker*** enthalten. Auch Bio-Rohrohrzucker besteht aus isoliertem Zucker!
- Keine Produkte essen, die ***Auszugsmehle*** enthalten.
- Keine technisch veränderte Milch trinken. Wenn Milch, dann nur gelegentlich Rohmilch von Tieren, die kein

A1-beta-Kasein haben wie z. B. Ziege, Pferd, Schaf, nur bestimmte Rinderarten, z. B. das Guernsey-Rind (Blutgruppen A, B, AB). Die Blutgruppe 0 besser keine Milch konsumieren (siehe Kapitel „Gesundheitsschädliche Milch“).

- Keine Produkte aus Kuhmilch mit ***A1-beta-Kasein*** konsumieren.
- ***Fermentierte*** oder mit Bakterienkulturen versehene Milchprodukte anderer Tiere können in Maßen verzehrt werden, solange sie nicht gezuckert sind (nur Blutgruppe A, B und AB).
- Eier und Eierprodukte nur wenig verzehren. Wenn, dann sollten die Eier aus biodynamischer Tierhaltung sein.
- 1-2x pro Woche Fisch oder Schalentiere aus biodynamischer Aquakultur oder Wildfang (möglichst nicht geräuchert). Fischarten gemäß Blutgruppentabelle. Wer Lust hat, kann auch Insekten (z. B. Mehlwürmer, Heuschrecken etc.) essen.
- Überwiegend frisches Obst und Gemüse essen, darf auch blanchiert sein (gemäß Blutgruppentabelle).
- Viel rohe oder blanchierte chlorophyllhaltige Pflanzenkost (gemäß Blutgruppentabelle) verzehren.
- Rohe Sprossen sind sehr zu empfehlen. Sie sind kohlenhydratarm und enthalten VEMBAS in Hülle und Fülle.
- Wenn Nudeln, dann glutenfreie Bio-Nudeln, z. B. Vollkornreisnudeln, Linsennudeln, Hanfnudeln o. Ä., Buchweizennudeln nur Blutgruppe A und 0
- Wenn Reis, dann möglichst Vollkornreis.
- Wenn Brot, dann nur Bio-Keimbrote oder glutenfreie Bio-Brote. Bei Keimbroten wird das darmschleimhautbelastende Gluten bereits teilweise durch den Keimprozess aufgebraucht und gesundheitsfördernde Vitalstoffe

haben sich gebildet. Sie wirken sich ***basisch*** auf den Stoffwechsel aus.

- Menschen mit den Blutgruppen A oder AB können auch glutenhaltige Vollkornbrote in Maßen verzehren, sie sollten aber keinen Weizen enthalten.
- Als Brotaufstriche gibt es Pesto, Gemüse- und Fruchtaufstriche, frische Avocado als Margarine- bzw. Butterersatz, Nussmuse mit Yacon-Sirup und etwas reinem Kakaopulver vermischt dienen als Nuss-Nugat-Creme-Ersatz, darunter kann man natives Kokosöl streichen als Buttererersatz und vieles mehr. Man kann sich Brotaufstriche auch selbst frisch mixen. Es gibt sogar Marmelade, die mit Xylit oder Erythrit gesüßt ist. Oder man macht sich seine eigene Marmelade ohne Industriezucker, z. B. mit Yacón-Sirup, Xylit oder Erythrit.
- Ein nicht belastendes Frühstück besteht aus leicht gekochtem glutenfreiem Müsli (Porridge) mit frischen blanchierten Früchten darin (siehe Rezepte am Ende des Buches) und einem warmen Tee dazu (Blutgruppentabelle beachten).
- Als Süßungsmittel kann man Yacón-Sirup, Xylit, Erythrit, Stevia-Glykoside, Kokosblütenzucker oder Manuka-Honig nehmen, aber nur, wenn es nicht anders schmeckt. Das natürlichste und gesündeste Süßungsmittel für den Organismus ist die Yacón-Wurzel, was für mich die Nr. 1 der Süßungsmittel ist. Sie gibt es in Form von Pulver oder als Sirup (Näheres dazu im Kapitel „Süßungsmittel Nr. 1 der MP-Ernährung“).
- Kein Tafelsalz oder Siedesalz zum Würzen benutzen! Wenn Salz, dann unbehandeltes Steinsalz, z. B. Himalayasalz. Meersalz ist wegen der Verschmutzung der Meere die zweite Wahl.
- Zum Kaltverzehr nur kaltgepresste Bio-Öle verwenden,

keine ***desodorierten*** oder ***raffinierten*** Öle benutzen.

- Zum Backen und Kochen keine ***desodorierten*** oder ***raffinierten*** Öle benutzen, auch keine Öle mit hohem ungesättigten Fettsäureanteil. Hier bitte nur kaltgepresstes Kokosöl, rotes Palmöl oder Ghee verwenden, sonst bilden sich gefährliche ***Transfettsäuren***, die den Stoffwechsel einschränken können → Krebsgefahr (Blutgruppentabelle beachten).
- Zum Trinken nur mineralarmes Quellwasser aus ***artesischen*** Quellen verwenden. Auch Tee nur daraus herstellen. Zum Kochen, besonders wenn aus dem Sud die Soße hergestellt wird, nur dieses Quellwasser verwenden. Was ist mit Rotwein? Das darin enthaltene Ethanol ist ein Stoffwechselgift. Frisch gepresster roter Traubensaft ist da schon eine bessere und auch lebendige Vitalstoffquelle. Wer trotzdem Rotwein genießen möchte, sollte nicht mehr als 1 Glas pro Woche konsumieren.
- Möglichst viel mit frischen Kräutern arbeiten (Blutgruppentabelle beachten).
- Regelmäßig Algen verzehren, aber Vorsicht: Meerwasseralgen enthalten viel Jod. Deshalb genau die angegebene Tageshöchstmenge beachten. Bei Schilddrüsenerkrankungen vorher den behandelnden Arzt fragen.

Ernährt man sich nach dieser Anleitung, dann müsste es auch mit der Gesundheit klappen, vorausgesetzt, man bleibt sein Leben lang diszipliniert dabei und hat sonst keine schädlichen Süchte oder arbeitet mit Schadstoffen. Ein gewisses Maß an sportlicher Betätigung unterstützt das Ganze um ein Vielfaches.

Die meisten Leute sagen zu solch einer Ernährungsumstellung: „Dann kann ich ja gar nichts mehr essen, was mir schmeckt“ oder: „Das ist mir zu umständlich.“ Was ich auch oft höre, ist der Satz: „Wenn ich esse, dann möchte ich genießen, und das könnte ich dann nicht mehr." Das sind alles nur Ausreden, weil man im ersten Augenblick Scheu vor dem „Neuen" hat und man befürchtet, eingeschränkt leben zu müssen. Wer möchte denn schon gerne eingeschränkt leben?

Dazu möchte ich Folgendes schreiben: Die Ernährungsform, die wir gewohnt sind, musste auch erst angeeignet und gelernt werden. Da wir sie gewohnt sind und der Lebensmittelmarkt sich danach größtenteils ausgerichtet hat, fällt es uns recht leicht damit umzugehen. Die Zuckersucht, unter der über 90 % der Bevölkerung genussleidet, tut ihr Übriges dazu. Diese Menschen befinden sich gefangen in der Ernährungsmatrix und merken es nicht. Sie können es mir glauben: Hat man den Umstieg verstanden, durchgeführt und behält ihn auch bei, weil man vor hat, gesund alt zu werden und auch noch länger das Leben zu genießen, gewöhnt man sich schnell an die neue Ernährungsweise. Auch diese Art zu essen kann man genießen und variationsreich gestalten. Übrigens: Der natürliche Geschmacksinn kehrt wieder zurück, den man als „Normalesser" nicht mehr hat.

Die MP-Ernährungsstufen

Von Ernährungspyramiden gibt es mittlerweile einige abweichende Formen. Die aktuellste, die ich kenne, ist die von der Deutschen Gesellschaft für Ernährung (DGE) entwickelte 3D-Version der Ernährungspyramide. Alle Varianten, die ich bereits gesehen habe, auch die genannte 3D-Version der DGE, enthalten gesundheitsschädliche Produkte, auch wenn sie im Bereich der Pyramidenspitze oder mittig angesiedelt sind. Sie haben meiner Meinung nach nichts in einem Ernährungskonzept verloren. Zu diesen Produkten gehören: Süßigkeiten, Kuchen, weiße Auszugsmehlbrötchen, gepökelte Wurstwaren, raffinierte Fette und Öle, Kuhmilch, Cola und Limonaden usw.

Eine Ernährungspyramide sollte die Produkte enthalten, die der Mensch unbedenklich und ohne langfristige Gesundheitsgefährdung zu sich nehmen kann. Im Grunde kann man es als visuelle Gesundheitsberatung betrachten. Als Berater würde ich meinen Kunden niemals solche Produkte empfehlen.

Deshalb habe ich die MP-Ernährungsstufen ausgearbeitet. Die Stufen enthalten die von mir empfohlenen Lebensmittel in abgestufter Darstellung. Je kleiner die Stufe, desto weniger sollte man davon essen. Zum Käse und zum Joghurt in der obersten Stufe ist zu sagen, dass es sich um keine Kuhmilchprodukte handelt, sondern um ungezuckerte Ziegen- oder Schafsmilchprodukte.

Tierische Eiweiße

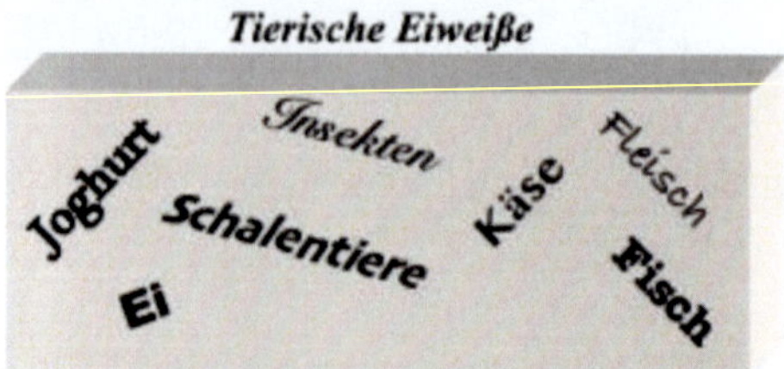

Vollkorn-Getreideprodukte am Besten gekeimt (kein Weizen!)

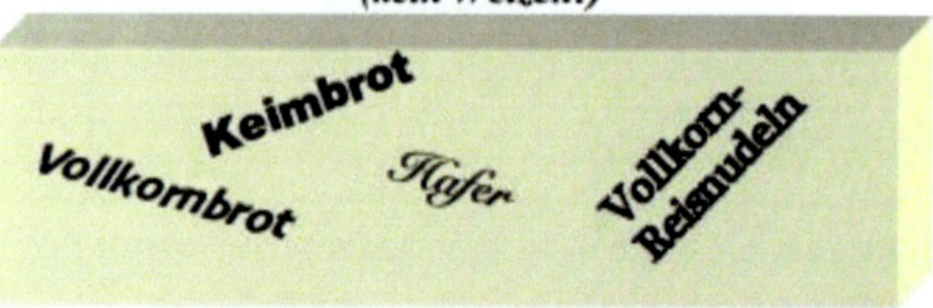

Glutenfreie Sämereien, Nüsse und Produkte daraus

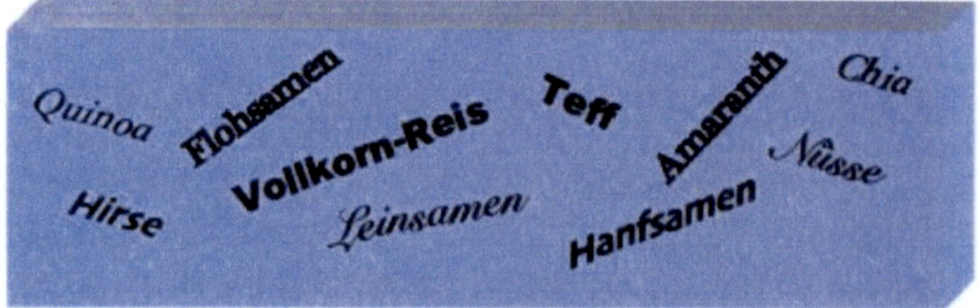

Frische Pflanzenkost

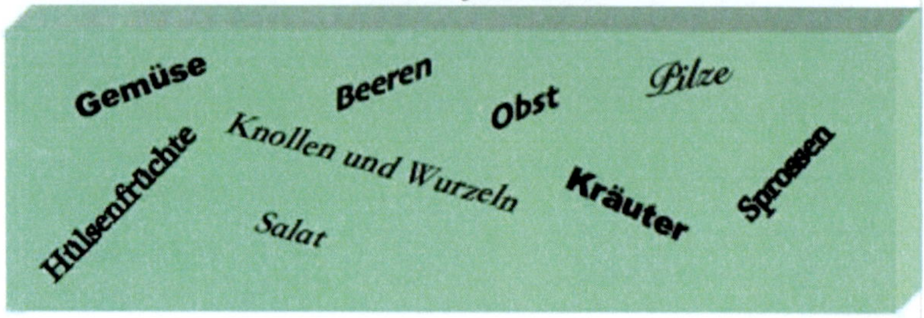

Bild 15

Ist Bio gleich Bio?

Es gibt immer noch viele Leute, die absichtlich keine Bio-Produkte kaufen, weil sie negative Vorurteile haben oder einfach nicht zu dieser Einkäuferschicht gehören wollen. Bio klingt irgendwie so „grün“ und das bin ich nicht, denken viele. Aber Bio bedeutet mehr als nur alternativ. Es bedeutet „Back to the roots“, also zurück zum Ursprung. Denn diese Art der Ernährung bringt uns ein Stück weit näher an das, wie wir unsere Nahrung anbauen und züchten sollten, um eine artgerechtere Lebensgemeinschaft mit unserer „Beute“ zu pflegen.

Der biodynamische Anbau und die biodynamische Tierzucht sind das Beste, Unbelastetste, Gehaltvollste und Natürlichste, was die moderne Marktwirtschaft zu bieten hat. Viele lehnen auch Bio ab, weil sie über die Medien ab und an von Skandalen in der Biobranche erfahren. Erstens gibt es mehr Skandale in der konventionellen Agrarwirtschaft als in der Biobranche und zweitens existiert ein ewiger Machtkampf zwischen der Lobby einerseits und der Lobby andererseits. Die Leidtragenden sind meist die Betriebe der schwächeren Biobranche und die Verbraucher werden verunsichert. Mitunter, weil sie sehr leicht beeinflussbar sind und alles auf die gesamte Branche übertragen, was in den Medien aufgeputscht dargestellt wird. Ja, die Verbraucher lassen sich sogar durch Medienaussagen von der einen zur anderen Seite hinüberziehen und umgekehrt. Warum gibt es Skandale in der Lebensmittelbranche? Hier geht es immer ums Geld und um Machtspielchen. Immer auf Kosten der Verbraucher und deren Gesundheit.

Ob bio oder konventionell: Um Geld bei der Herstellung und Produktion zu sparen, werden die gesetzlichen Grenzwerte für enthaltene Gefahrstoffe und Zusatzstoffe möglichst eingehalten, allerdings eher am oberen Grenzbereich. Daher ergibt sich schon klar ein Vorteil für die Biobranche, da die Grenzwerte hier deutlich niedriger vorgeschrieben sind. Somit hat man eine Garantie, dass Bio-Produkte in der Regel deutlich geringer belastet sind als konventionelle Produkte. Eine Belastung der Nahrungsmittel geht einher mit einer stetigen Vergiftung unseres Organismus. Auch wenn ein Skandal in der Biobranche herumgeht, sollte man sich durch Einzelfälle nicht entmutigen lassen, weiterhin Bio zu kaufen. Solche Einzelfälle findet man meist in den unter Preisdruck stehenden Betrieben, die an die großen Supermarktketten liefern müssen. Hier geht es um jeden Cent. Und weil es hier um jeden Cent geht, ist bei diesen Bioprodukten ein gesundes Maß an Misstrauen angesagt. Größtenteils vertrauen kann man bei Bio-Lebensmitteln nur der Ware aus Bioverbänden, z. B. Demeter, Bioland, Naturland usw. Hier sind die Regeln extrem streng und hier wird biodynamisch gewirtschaftet. Derjenige, der seinen Betrieb hiernach ausrichtet, macht es aus Überzeugung und aus Achtung vor dem Leben und nicht aus Profitgier. Die Bioverbandsware findet man deshalb auch kaum bei Supermarktketten, sondern fast nur in Reformhäusern und Bioläden. Dass diese Ware teurer ist als konventionelle Massenware oder Biomassenware sollte jedem einleuchten. Wenn man im Bioladen für 50 Euro Verbandsware kauft, bekommt man für Bioware aus dem Discounter das Doppelte bis Vierfache an Ware. Man sollte hier selbst je nach Budget entscheiden, was man sich erlauben kann oder nicht. Ich persönlich lebe nach dem Motto: „Man ist, was man isst, und deshalb nur das Beste." Ich spare lieber an anderen materiellen Dingen und dafür gönne ich mir beim Essen nur die beste Qualität, denn mein Körper soll keine Müllhalde mehr werden, so wie es mal war. Aber eines sollte jedem klar sein: Auch Bio- oder Bioverbandsware kann krank machen! Diese Ware ist zwar weniger belastet oder gar unbelastet, trotzdem können bei falscher Ernährung Eiweißspeicher-Krankheiten oder Krankheiten durch Übersäuerung entstehen. Deshalb ist die MP-Ernährung grundsätzlich ganz entscheidend.

Hier ein Beispiel, wie in der Nahrungsmittelindustrie gemauschelt wird: In einem konventionellen Betrieb für Schweinefleisch liegt der tägliche Höchstgrenzwert eines definierten Antibiotikums bei 1000 mg. Da bekannt ist, dass dieses Antibiotikum nicht für alle Keime abtötend wirkt, werden fünf weitere Antibiotika mit jeweils einer Tagesmaximaldosis von 800 mg verabreicht. Alles zusammen ergibt das eine Gesamtmenge von 5000 mg Antibiotikum pro Tag. Würde man diese Mischung als einen Antibiotika-Komplex verkaufen, wäre die Tageshöchstdosis weit überschritten. Diese Gesetzeslücke wird natürlich voll ausgenutzt und wird vom Gesetzgeber auch so geduldet. Zusätzlich bekommt das Schwein noch viele weitere Medikamente, um möglichst krankheitsfrei (ich verwende hier mit Absicht nicht das Wort „gesund“) das Stalldasein bis zur Schlachtung zu überstehen. Außerdem wird das Schwein mit nicht artgerechtem Futter gefüttert, in welches organische Industrieabfälle gemischt werden, um damit auch noch Geld zu verdienen.

Bis das Schwein geschlachtet wird, hat sich in seinem Fleisch, in den Organen, eigentlich in jeder Zelle ein Sammelsurium von Medikamentenrückständen und Giften eingelagert, sodass meiner Meinung nach dieses Schwein eigentlich in die Sondermüllverbrennung gehört und nicht auf den Esstisch. Dieses Beispiel dient stellvertretend auch für alle anderen Masttiere und auch für unsere pflanzlichen Nahrungsmittel.

Auch die Fische aus Wildfang sind mittlerweile mehr oder weniger stark durch Plastikteilchen, Gifte und Schwermetalle belastet, besonders Raubfische wie z. B. Thunfisch oder Hai.

Deshalb lautet mein Fazit: Wenn man sich Nahrungsmittel kauft, dann möglichst aus biodynamischer Wirtschaft oder aus Wildfang, das gilt auch für Fleisch und Fisch. Denn es gibt nichts Wertvolleres als einen gesunden Organismus.

Krank sein und leiden ist „out“, gesund und fit sein ist „in“. Der bekannte Fernseh- und Sternekoch Vincent Klink sagte mal in einer Fernsehsendung (hier ging es um Hühnersuppe kochen): „Wer kein Geld hat, um sich ein Bio-Huhn für die Suppe zu kaufen, soll die Suppe lieber ohne Huhn kochen!“

Die folgende Tabelle soll verdeutlichen, dass Bioware nicht unbelastet, aber auf jeden Fall der konventionellen Ware vorzuziehen ist.

Die Index-Werte beziehen sich auf die Stärke der Belastung durch Schadstoffe industriellen Ursprungs und Anzahl der auf dem Lebensmittelmarkt befindlichen Produkte. Als Referenzwert gilt der Leitindex 100 bei grundsätzlicher Belastung und Vorkommen dieser Belastung in 100 % aller Waren.

Wie man erkennen kann, ist sogar biodynamisch hergestellte Ware belastet, auch wenn diese nicht mit chemischen Pestiziden oder Medikamenten wie z. B. Antibiotika behandelt werden.

Der Grund der Belastung liegt an der Umweltbelastung durch z. B. Luftverschmutzung und Grundwasserverseuchung sowie durch Kreuzkontamination.

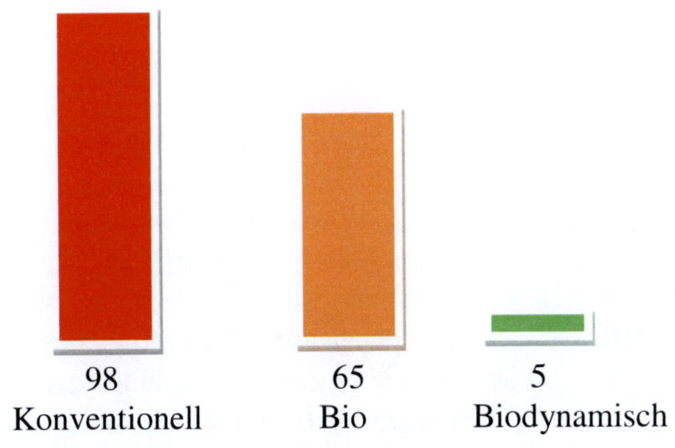

Bild 16

Die in der Tabelle dargestellten Werte sind Schätzwerte. Diese Schätzwerte wurden aus Informationen aus dem Internet und aus den Medien zusammengefasst.

Das richtige Wasser

Ohne Wasser geht im Organismus nichts. Es ist das Transportmittel für alle Stoffwechselprodukte, Abfallstoffe und Vitalstoffe und befindet sich in jeder Zelle unseres Körpers. Damit alles optimal abläuft, ist ein Wasser von hoher Güte und Reinheit sehr wichtig. Unser Organismus reichert das Wasser, das wir trinken, mit ***Natriumchlorid***-Salz an, bis zu einer Konzentration von 0,9 %. Das entspricht dem Salzgehalt des Urmeeres, aus dem wir ursprünglich stammen, so meint man. Mit diesem Salzgehalt wird der ***osmotische Druck*** vor und nach den Zellwänden geregelt, um die Nährstoffe nur durch den Druckunterschied zu transportieren.

Durch Schadstoffbelastung, Säureausscheidungen von ***pathogenen*** Pilzen, Übersäuerung des Gewebes, der Lymphe und der Zellzwischenräume usw. wird der ***osmotische Druckunterschied*** verändert. Dadurch klappt dann der Stoffaustausch der Zellen nicht mehr richtig. Durch diese Veränderung, deren Ursache in der Zivilisationsernährung und in der Umweltbelastung liegen, entstehen die meisten unserer Erkrankungen. Leider wird in der zivilisierten Welt viel getrunken, was nicht artgerecht ist und unserem Stoffwechsel und unseren ***Symbionten*** regelrecht Schaden zufügt, ohne dass wir es anfangs merken bzw. wenn wir es merken, bringen wir es damit nicht in Verbindung. Wir lassen uns dann Medikamente verschreiben, die das spürbar Unangenehme beseitigen, was eigentlich ein Warnsignal des Körpers ist.

Was trinken fast alle Lebewesen auf der Welt? Wasser! Es gibt kein Lebewesen auf Erden, das Limonade, Kaffee, Bier, Alkohol oder andere hergestellte Getränke trinkt, außer der Mensch. Haben wir denn einen anderen, ganz unempfindlicheren Stoffwechsel als andere Lebewesen, weil wir uns so viel erlauben? Gewiss hat jedes Lebewesen seinen eigenen Stoffwechsel, aber im Grunde funktionieren wir alle ähnlich.

Als gutes Beispiel möchte ich unsere vierbeinigen „Freunde", die Hunde und die Pferde, erwähnen. Von allen Seiten bekommt man zu hören, dass man ihnen keinen Kuchen geben darf, keine Schokolade, kein Dies und kein Das, weil sie sonst krank werden können. Da unsere Haustiere unsere Lieblinge sind, bemühen wir uns, das alles möglichst einzuhalten, bis auf so manche Ausnahmen, die es halt immer „gut meinen" wollen.

Was ist Kohlensäure? Es ist eine Verbindung aus dem Abfallgas des Stoffwechsels, nämlich CO_2 (Kohlendioxid) und Wasser. Das, was unser Körper nicht benötigt, wird ausgeschieden, so auch das CO_2. Aber mit der Kohlensäure im Wasser nehmen wir das, was unser Körper nicht benötigt, wieder auf und schaden somit unserem Stoffwechsel. Ein stetiges Zuführen von Kohlensäure trägt dazu bei, dass unser Organismus allmählich versauert und somit seine Funktion nicht mehr korrekt ausführen kann. Denn Säure senkt den ***pH-Wert*** und der muss mit ***basischen*** Mineralien wieder auf Niveau gebracht werden. Der Körper bedient sich hierbei von den verstoffwechselten Nährstoffen, die über die Darmschleimhaut in den Kreislauf gebracht werden, oder aus Mineralspeichern wie Knochen, Muskeln oder Organen.

Ein beliebtes Wasser ist das Leitungswasser. Es ist günstig, braucht nicht geschleppt zu werden und man kann es bei Bedarf selbst mit Kohlensäure versetzen. Es wird sogar propagiert, dass Deutschland eines der saubersten Leitungswasser hat. Das stimmt! Aber sauber ist nicht rein!

Was ist eigentlich Leitungswasser und woher kommt es? Leitungswasser wird aus Grundwasser und Oberflächenwasser gewonnen. Dieses Wasser wird dann im Wasserwerk so aufbereitet, damit es der Trinkwasserqualität entspricht.

Was ist Grundwasser? Im Boden existiert eine fast wasserundurchlässige Schicht. Das Wasser, das durch den Regen in den Boden sickert, sammelt sich einige Meter unter der Oberfläche auf dieser undurchlässigen Schicht. Hier kann das Wasser mit einer Pumpe herausgefördert werden. Manche Leute haben in ihrem Garten einen Brunnen gebohrt, aus dem sie dieses Grundwasser zur Bewässerung des Gartens nutzen. Heutzutage ist das Grundwasser regelrecht vergiftet. Grund dafür sind die in den Boden eindringenden Pestizide der Landwirtschaft, gelöste Teilchen aus Abgas-, Feinstaub- und Bremsstaub-Emissionen der Autos, durch den Regen niedergeschlagene Industrie-Emissionen, undichte unterirdische Rohrleitungen usw. Die Grundwasserschicht ist das flüssige Abbild unserer Industriegesellschaft.

Was ist Oberflächenwasser? Das Oberflächenwasser ist alles, was sich sichtbar an der Oberfläche befindet wie z. B. Seen, Bäche, Flüsse. Diese sind verschieden belastet, je nachdem, wie schnell das Wasser ausgetauscht wird bzw. wie gut das Biotop in Takt ist, um sich selbst zu reinigen.

Um diese Wasser nach deutscher Reinheitsverordnung trinkbar zu machen, müssen sie technisch aufbereitet werden. Dies geschieht über Sedimentfiltersysteme, Aktivkohlefiltersysteme und Flockungsmittel aus der chemischen Industrie. Zugesetzt werden auch Mittel zum Rohrleitungsschutz. Wenn man sich überlegt, was mit dem Wasser alles geschieht, bis es aus dem Wasserhahn kommt, erscheint mir als logische Schlussfolgerung nur eins: Dieses Wasser ist tot und hat keine sinnvolle Molekülstruktur mehr, die unserem Stoffwechsel und unseren ***Symbionten*** positiv dienen könnte. Nur Wasser mit einer geordneten Molekülstruktur kann die nötigen Informationen bei der Zellkommunikation weiterleiten und somit Blockaden im feinstofflichen Informationsaustausch verhindern. Viele Leute halten das für spirituellen Hokuspokus. So wie aus dem Geschichtsunterricht bekannt, haben die Menschen früher behauptet, die Erde sei eine Scheibe. Und jeder, der behauptet hatte, sie wäre eine Kugel, wurde bestraft.

Hier habe ich ein Bild von unserem Leitungswasser, wenn es

mehrfach abgedampft, wieder Wasser zugeführt und wieder abgedampft wurde. Anders ausgedrückt wurden hier die gelösten Stoffe aufkonzentriert, die dann teilweise durch die sogenannte Fällung ausgefallen und somit sichtbar geworden sind.

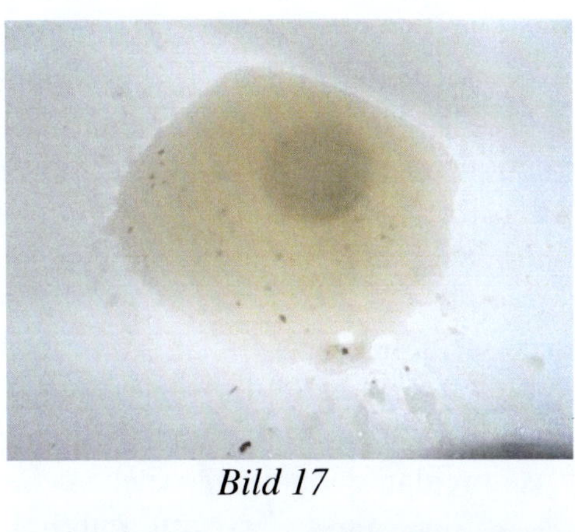

Bild 17

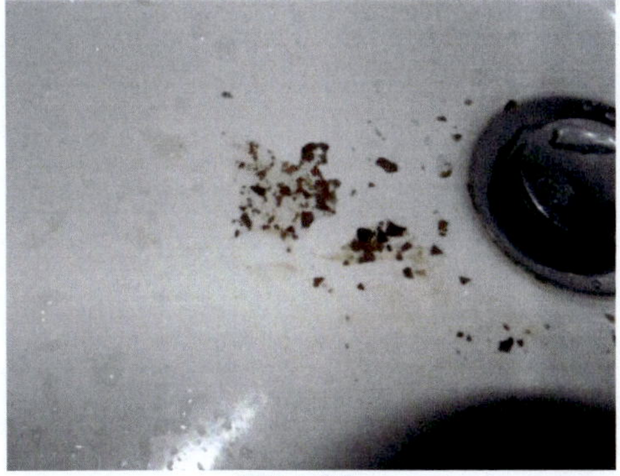

Bild 18

Im oberen Bild zu erkennen ist die Braunfärbung des ehemals klaren Leitungswassers. Die dunklen Flecken darin sind im unteren Bild noch mal gesammelt zu sehen. Es ist ausgefallener Feststoff, der aus den verschiedensten Stoffen besteht, unter anderem Kalk, Magnesiumsalze, Eisenoxid, Kupferverbindungen und vielen anderen giftigen und ungiftigen Bestandteilen.

Jeder, der Leitungswasser zu sich nimmt, nimmt auch diesen hier gezeigten „Dreck“ mit auf. Dass der nicht gesund sein kann, sollte jedem klar sein.

Zum Glück hat Frau Dr. Karin Lenger endlich bewiesen, dass die Homöopathie wirkt und dieses über Messungen mit Tesla-Spulen bestätigt. Diese Wirkweise funktioniert nämlich über die Weitergabe von feinstofflichen Informationen des Wirkstoffes per Lichtwellenfrequenzen (Photonen) über das Wasser, das die Informationen speichert und dann an die Zellen des Organismus weitergibt. Somit werden die Blockaden, die zur Krankheit führen, aufgehoben und der Heilungsprozess kann in Gang gebracht werden.

Wasser ist also ein hervorragender Speicher von Lichtfrequenzen auf molekularer Ebene. Jetzt kann man sich vorstellen, wenn verschmutztes Wasser aufbereitet wird, wie viele technische Schritte es durchlaufen und mit welchen chemischen Stoffen behandelt werden muss. Es wird durch kilometerlange Rohre gepumpt. Am Ende hat es keine geordnete Struktur mehr und somit kann es für unseren Organismus kein gesundes Wasser mehr sein.

Deutschland hat das am stärksten kontrollierte Trinkwasser, sagt man. Es mag ja stark kontrolliert sein, aber wenn etwas kontrolliert wird, heißt es nur, dass die Grenzwerte der Schadstoffe nicht überschritten werden. Da wir wissen, dass homöopathische Mengen nicht nachweisbar sind, aber nach den neuesten Beweisen von Frau Dr. Lenger aber wirksam sind, ist somit auch der Beweis erbracht, dass die kleinsten Reste von den bereits erwähnten Emissionen und Pestiziden, die ins Grundwasser gelangen, dem ***Metabolismus*** und dem ***Pleomorphismus*** schaden. Und diese befinden sich nun mal im Leitungswasser.

Vergleichen Sie mal den Feststoffrückstand von Leitungswasser, der sich z. B. im Dampfbügeleisen oder in Wasserkochern usw. ansammelt. Dieser Rückstand ist grau bis braun und sieht nicht gesund aus, das ist er auch nicht! Das alles ist im Leitungswasser gelöst. Trinken wir das, so muss unser Organismus diesen „Dreck“ beseitigen. Manche Stoffe, z. B. Schwermetallverbindungen, lagern sich teilweise im Nervensystem ab und richten dort ihren Schaden an oder lassen ***Autoimmunerkrankungen*** entstehen. Ein gefährliches Metall, welches sich im Leitungswasser befindet und von den Wasserwerken meistens zugesetzt wird, ist das Aluminium. Dieses Leichtmetall befindet sich als chemische Verbindung im Flockungsmittel. Das Flockungsmittel kommt zwar nicht durch unsere Leitungen, jedoch ein schwindend geringer Teil von Aluminiumsalzen aus diesem Flockungsmittel. Diese sind verantwortlich für einige ***Autoimmunerkrankungen*** des Gehirns und des Nervensystems.

Im Kindergarten meiner damals fünfjährigen Tochter stand ein 60-Liter-Aquarium. Das Wasser war trüb geworden und die Fische begannen zu sterben. Als ich bei einer Erzieherin nachfragte, was denn mit dem Aquarium los sei, antwortete sie, dass sie schon das Becken und den Filter gereinigt und auch schon einen Teilwasserwechsel durchgeführt habe, aber alles half nichts. Ich erinnerte mich an eine angeblich wahre Geschichte von einem Mann, der einen umgekippten See gerettet hatte, indem er ein wenig „lebendiges Wasser“ in den See kippte. Ich brachte am nächsten Tag fünf Liter ***artesisches*** Quellwasser mit einer besonders geringen Mineralisierung mit und tauschte diese Menge Wasser aus. Zuerst sah man kaum eine Änderung der Wassertrübung. Einen Tag später rief mich die Erzieherin glücklich an und berichtete, dass das Wasser wieder klar sei. Es sind dann auch keine Fische mehr gestorben. Durch dieses Beispiel wird ersichtlich, dass Wasser nicht gleich Wasser ist.

Zum Trinken, Kochen und Teekochen benutze ich nur äußerst mineralarmes ***artesisches*** Quellwasser. Dieses kann besonders gut die Inhaltsstoffe aufnehmen, der Geschmack wird nicht beeinträchtigt und das Teehäutchen entsteht nicht. Viele Leute benutzen zu Hause Wasserfiltersysteme mit Kartuschen, um das Leitungswasser weich zu bekommen, damit der Tee kein Häutchen bekommt und dass der Kaffee und der Tee besser schmecken sollen. Ich habe früher auch so etwas benutzt, allerdings mit dem Wasserkocher kombiniert. Mittlerweile habe ich den Kartuschenfilter entfernt und benutze ihn nur noch zum Heißmachen des Quellwassers. Manche Kritiker bemängeln diese Kartuschensysteme wegen entstehender Keime und Bakterien. Beim Kartuschensystem mit kombiniertem Wasserkocher jedoch werden diese Bakterien beim Erhitzen getötet und sind nicht mehr ***pathogen***. Allerdings bleiben die meisten im Leitungswasser befindlichen Schadstoffe auch im gefilterten Wasser enthalten, es sei denn, Sie haben einen Aktivkohlefilter integriert. Trotzdem bleibt die innere Struktur des gefilterten Leitungswassers zerstört und hat keinen positiven Einfluss mehr auf das Zellwasser und somit auf die Zellkommunikation.

Öle

Als ich Kind war, gab es bei uns zu Hause nur eine Ölsorte. Das war das billigste Öl aus dem Discounter, in einer beim Zusammendrücken knisternden Plastikflasche. Es war Sonnenblumenöl. Damit wurden Salate angemacht, Fleisch und Gemüse angebraten und Kuchen gebacken. So wird das heute in vielen Haushalten immer noch gemacht, obwohl die Ölauswahl riesengroß ist.

Jedes Öl hat eine andere Zusammensetzung der Fettsäuren. Fettsäuren sind für unseren Stoffwechsel lebensnotwendig. Wir brauchen einfach und mehrfach ungesättigte Fettsäuren sowie gesättigte Fettsäuren. Ob gesättigt oder ungesättigt, das hängt von der Molekülstruktur (Anzahl der Doppelbindungen zwischen den Atomen) der jeweiligen Fettsäure ab. Je gesättigter (weniger Doppelbindungen) die Fettsäure ist, desto unempfindlicher ist sie gegen Hitze, Licht und Oxidation. Je mehr Doppelbindungen die Fettsäure hat, also je ungesättigter, desto empfindlicher ist sie. Weil sie so empfindlich sind, schützen mehrfach ungesättigte Fettsäuren die Zellen bzw. deren Zellorganellen vor deren Verfall und vor sogenannten freien Radikalen, was einerseits den verjüngenden Effekt ausmacht und andererseits uns vor Krebs schützt.

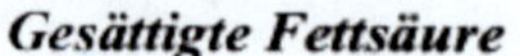

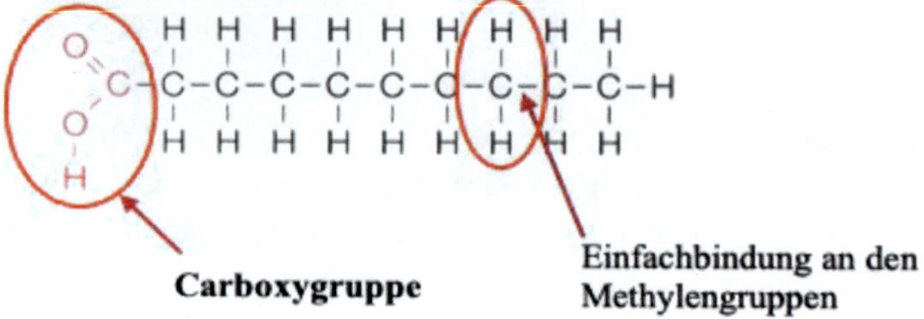

Einfach ungesättigte Fettsäure

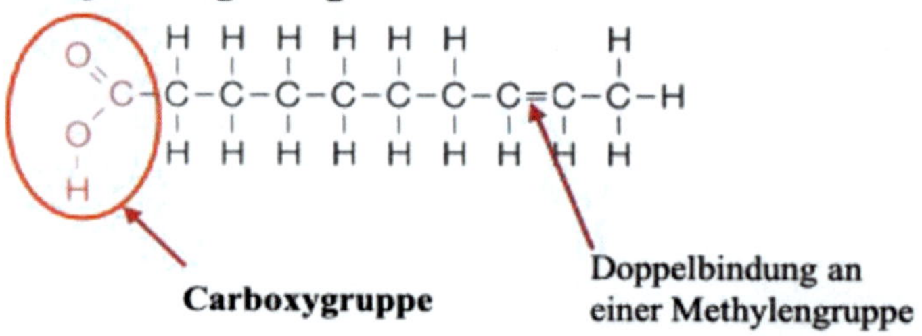

Mehrfach ungesättigte Fettsäure

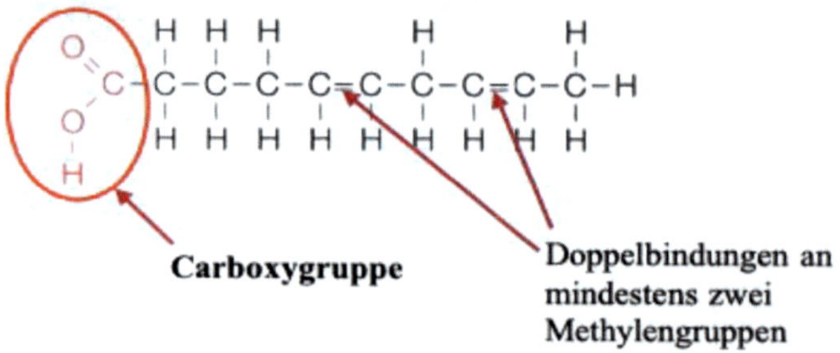

Bild 19

Da Öle nicht die einzigen ***Antioxidantien*** sind, die man zu sich nehmen kann, bilden diese nur ein einziges Puzzleteil des Ganzen. Nicht nur ungesättigte Fettsäuren, auch gesättigte Fettsäuren braucht der Mensch. Sie dienen vorwiegend folgender Funktionen: zur Kalzium- und Magnesium-Aufnahme, Schutz der ***Omega-Fettsäuren***, Herzschutz, für ein funktionierendes Atmungssystem, stärkt die Immunabwehr u. a. Allgemein dienen Öle bzw. Fette auch dem Transport der fettlöslichen Vitamine A, D, E und K, dem Aufbau der Zellwände, als Baustein von Botenstoffen u. a.

Die besten Öle sind „lebendige Öle“. Lebendig sind sie nur, wenn sie direkt und kalt gepresst wurden und ohne Zusätze direkt in ein licht- und sauerstoffgeschütztes Glasgefäß abgefüllt sind. Nur so kann das Öl all seine gesundheitsfördernden Eigenschaften an den Konsumenten weitergeben. Oft werden die Konsumenten regelrecht geblendet, indem der Hersteller sein denaturiertes Öl in Braunglasflaschen abfüllt. Damit suggeriert er dem Käufer, er würde hier ein gesundes und besonderes Öl kaufen, was im Endeffekt aber nicht besser ist als das wesentlich billigere Öl in der hellen Plastikflasche aus dem Discounter.

Der Markt bietet so viele Öle an, dass es für den Laien kaum überschaubar ist, für was denn die alle gut sein sollen. Die meisten Leute greifen deshalb zu den altbekannten Sorten: Sonnenblumenöl, Rapsöl und Olivenöl. Ich möchte hier die wichtigsten Ölsorten und deren Unterschiede für den täglichen Gebrauch nennen, die für unseren Stoffwechsel unbedenklich sind oder sogar krankhafte Veränderungen im Stoffwechsel verbessern können.

Öle zum Kochen und Backen

Zum Kochen und Backen kann ich nur folgende Öle bzw. Fette empfehlen:

- **Natives Kokosöl** (3 % mehrfach ungesättigte Fettsäuren [MUF], bis ca. 195 °C erhitzbar). Bildet kaum Transfettsäuren beim Erhitzen und behält seine gesundheitsfördernden Eigenschaften weitestgehend.
- **Ghee** (4,6 % MUF, bis ca. 205 °C),
- **Natives rotes Palmöl** (10 % MUF, bis ca. 220 °C),
- **Natives Olivenöl** (10 % MUF, 130 °C bis 180 °C, je nach Sorte),
- **Natives Rapsöl** (27 % MUF, bis ca. 130 °C!)
- **Natives Erdnussöl** (32 % MUF, bis ca. 160-200 °C)

Meine Induktions-Herdplatten lassen sich von 1 bis 9 regeln. Ich habe mit einem speziellen Thermometer die Temperatur des Öls bei Stufe 7 gemessen. Es wurde bis auf 180 °C erhitzt. Das möchte ich hier erwähnen, damit Sie sehen, zu was Ihre Herdplatten fähig sind. Aber denken Sie daran: Bei Wasser funktioniert das nicht. Da kann man aufdrehen so viel man will, mehr als 100 °C geht da nicht, da das die Siedetemperatur des Wassers ist.

Eine Grundregel besagt: Je geringer der Anteil an ungesättigten Fettsäuren, desto höher ist das Öl erhitzbar und desto weniger gefährliche ***Transfettsäuren*** entstehen. Es gibt auch noch sogenannte High-Oleic-Öle. Das sind eigentlich nicht so hoch erhitzbare Öle, die durch spezielle Züchtung der Rohstoffpflanze einen höheren Gehalt an gesättigten Fettsäuren besitzen und somit weniger anfällig gegen Oxidation und deswegen hoch erhitzbar gemacht worden sind. Ich persönlich bin nicht so der Freund von solchen Züchtungen. High-Oleic-Öl gibt es übrigens auch im Bioladen als z. B. Bratöl. Alle anderen Öle sind weniger oder gar ungeeignet zum Erhitzen. Die Bratöle sind auf jeden Fall den ***raffinierten*** Ölen vorzuziehen. Raffinierte Öle haben in der Regel einen Rauchpunkt von über 200 °C, sind geschmacksneutral und kann man für die heiße Küche verwenden.

Was bedeutet raffiniert überhaupt?

Bei der konventionellen Raffination wird vorab das Öl aus der Pflanze bzw. aus dem Samen extrahiert, um eine möglichst hohe Ausbeute zu erhalten. Hierbei werden nicht selten organische Lösungsmittel benutzt, die später wieder entfernt werden. Liegt das so gewonnene Rohöl vor, wird das gesunde, für den Stoffwechsel wichtige Lecithin durch Wasser***extraktion*** mithilfe von Wärme dem Öl entzogen. Danach entfernt man bei der sogenannten Entschleimung die Proteine und die Kohlenhydrate durch Zugabe von Phosphorsäure. Nach der Filtration wird entsäuert. Jetzt kommt Natronlauge hinein. Diese neutralisiert die Säuren, dann wird sie wieder abgetrennt. Damit das Öl schön hell aussieht, werden jetzt die pflanzlichen Farbstoffe, wie die für unseren Organismus wichtigen Carotinoide und Chlorophyll, unter Hitze und Vakuum mit Aktivkohle entfernt. Zum Schluss werden noch die Geschmacksstoffe entfernt. Das geschieht per Desodorierung, das ist eine Wasserdampfdestillation unter Vakuum und kann bis zu 6 Stunden dauern.

So, … dieses Öl nennt man nun Sonnenblumenöl, Rapsöl, Pflanzenöl, Salatöl, Maiskeimöl, Weizenkeimöl u. v. m. Diese Qualität wird angeboten für billiges und für teures Geld. Je nachdem, von welcher Marke es ist und in welcher Flasche es drinsteckt. Aus diesem raffinierten Öl wird auch unsere Margarine hergestellt, die eigentlich nach nichts schmecken würde, wenn da nicht Aromen und Carotinoide zugesetzt würden, damit die Margarine nach etwas schmeckt und noch angenehm aussieht. Man haucht also dem Öl das Leben aus und versucht ihm mittels „Organverpflanzung“ wieder etwas Leben einzuhauchen. Das ist aber leider nur Kosmetik! Unser Organismus lässt sich nicht, so wie unsere Augen und unser Geschmackssinn, täuschen. Stellen Sie sich einfach vor, jemand schüttet von Zeit zu Zeit immer wieder etwas Sand in ein Getriebe. Irgendwann macht es das Getriebe nicht mehr mit. So ergeht es unserem Körper. Aber wenn wir etwas merken, dann ist der Schaden bereits viele Jahre alt und bedarf einer intensiven Reparatur, die man nur mit Verstand, ohne Schweinehund und ggf. mit heiltherapeutischer Hilfe wieder regulieren kann. Solch eine Regulierung kann sich je nach Schwere des Krankheitszustandes über mehrere Jahre hinziehen.

Ein Beispiel möchte ich zu diesem Thema hier noch nennen, das mir die Haare zu Berge stehen lässt. Geht man heute auf öffentliche Veranstaltungen wie z.B. Jahrmärkte, Messen, Bauernmärkte usw., so findet man immer wieder Stände, die Frittiertes verkaufen. Die Betreiber möchten natürlich möglichst viel an ihrer Ware verdienen. Deshalb wird das günstigste Frittierfett gekauft, das man bekommen kann. Wenn man dieses Fett genau unter die Lupe nimmt, so ist das nichts Besseres als Maschinenöl aus pflanzlichem Ursprung. Normalerweise müsste das Gefahrensymbol „Gesundheitsschädlich“ drauf. Dazu kommt noch, dass dieses Öl dauerhaft auf hoher Temperatur gehalten wird und somit der Anteil von stark oxidierten, krebserregenden ***Transfettsäuren*** stetig steigt. Mit diesem Öl kann unser Organismus nichts Sinnvolles anstellen. Er muss es sogar als giftigen Sondermüll versuchen, mit möglichst geringem Schaden zu entsorgen. Was längerfristig aber nicht gelingt. Deshalb mein Tipp: Finger weg von frittierten Produkten an Verkaufsständen und wenn sie noch so verlockend und lecker sein sollten. Das sollte es Ihrem Körper wert sein.

Öle für die kalte Küche

Da kann man recht flexibel sein. Am besten, man probiert im Bioladen oder Reformhaus die verschiedenen Öle aus. Dort ist die Auswahl an kaltgepressten Ölen mit einem hohen Gehalt an mehrfach ungesättigten Fettsäuren recht groß. Die Top-Öle sind hier: Arganöl, Leinöl, Leindotteröl, Hanföl, Olivenöl, Weizenkeimöl u. a. Auf jeden Fall sollte man für die kalte Küche keine ***raffinierten*** oder ***desodorierten*** Öle benutzen. Diese sind technisch verändert und enthalten in der Regel gefährliche ***Transfettsäuren*** und Nebenkomponenten, in wenn auch nur homöopathischer Dosierung, die dem Stoffwechsel und der inneren Ordnung schaden.

Geht man heute in ein Restaurant und isst dort einen Salat, so ist dieser in der Regel mit billigem ***raffinierten*** Sonnenblumen- oder Pflanzenöl angemacht. Je billiger, desto größer ist die resultierende Gewinnspanne. Ein weiterer Grund für die Verwendung dieser Öle in der Gastronomie ist die Geschmacksneutralität. Denn Öle mit Eigengeschmack sind nicht jedermanns Sache. Aber gerade der unverfälschte Eigengeschmack und die Ölfarbe machen den hohen Nährwert des entsprechenden Öls aus.

Die richtigen Öle verhindern das, was die falschen Öle in unserem Körper anstellen. Denn die richtigen Öle verhindern ein Altern der Zellen, sie wirken als ***Antioxidans***, verhindern ***Arteriosklerose*** und Herzinfarkt. Erst dann läuft's wie „geschmiert".

Ein wichtiger Gegenspieler der in größeren Mengen ungesunden und entzündungsfördernden ***Omega-6-Fettsäuren***, so wie wir sie mit der industriellen Ernährungsweise aufnehmen, ist die ***Omega-3-Fettsäure***. Die entzündungshemmende ***Omega-3-Fettsäure*** ist im industriellen Speiseplan kaum noch vertreten, was sich an vielen Krankheiten, bei denen Entzündungen mit von der Partie sind, widerspiegelt.

Omega 6-Fettsäuren sind meist in ***raffinierten*** Ölen, Fertiggerichten und frittierten Waren enthalten. Sie erkennen bereits, dass dies alles industriell veränderte Produkte sind. Auch in natürlichen Lebensmitteln ist Omega 6 enthalten. Wenn wir uns aber gemäß der MP-Ernährung ernähren würden, macht dieser geringe Anteil dem Stoffwechsel nichts aus bzw. wird durch natürliche Gegenspieler wieder ausgeglichen. Auch die entzündungsfördernden Stoffwechselprodukte der Omega-6-Fettsäuren, die ***Prostaglandine der Serie 2*** und die ***Leukotriene der Serie 4*** (siehe nachfolgende Grafik) sind lebensnotwendig, denn sie fördern bei Infektionen die Entzündung der betroffenen Stelle, um diese zu heilen. Die Prostaglandine der Serie 1 und 3 hingegen machen die Entzündung nach dem Heilungsprozess wieder rückgängig. In den zwei folgenden Grafiken wird dargestellt, wie die Verstoffwechselung der ***Omega-6-Fettsäure*** „Linolsäure“ und der ***Omega-3-Fettsäure*** „Alpha-Linolensäure“ funktionieren.

In Worten erklärt ist das so: Die ***Omega-6-Fettsäuren*** werden durch verschiedene ***Enzyme*** am Ende in das ungefährliche und entzündungshemmende Prostaglandin 1 umgewandelt, aber auch entzündungsfördernde Arachidonsäure entsteht, die jedoch größtenteils durch das entzündungshemmende Prostaglandin 1 ausgeglichen wird. Durch die industriell verarbeiteten Nahrungsmittel, frittierten Produkte und Stress wird das ***Enzym*** Delta-6-Desaturase durch den Verbrauch wichtiger Vitalstoffe in seiner Arbeit gehemmt und es kann kein entzündungshemmendes Prostaglandin 1 hergestellt werden. So gewinnt die Arachidonsäure die Überhand und der Weg für Krankheiten wird bereitet. Durch einen hohen Konsum von Fleisch und anderen tierischen Produkten entsteht wiederum vermehrt Arachidonsäure, die das Prozedere weiter verstärkt. Es ist keine Kunst, ***Omega-6-Fettsäuren*** aufzunehmen, jedoch ist es eine Kunst, genug ***Omega-3-Fettsäuren*** zu konsumieren! Beide müssen konsumiert werden, denn sie sind essenziell. Omega 3 wesentlich mehr als Omega 6! In der normalen Industrieernährung ist das Verhältnis krankmachend umgekehrt. Ein Zuviel von Omega 3 schadet nicht, aber ein Zuviel an Omega 6 schon. Ein permanent hoher Insulinspiegel, wie es beim häufigen Verzehr von zucker- und weißmehlhaltigen Produkten der Fall ist, lässt auch die Menge an entzündungsfördernder Arachidonsäure steigen. Nur wenn genügend ***Omega-3-Fettsäure*** zur Verfügung steht, verbraucht diese für deren Verstoffwechselung das ***Enzym*** Delta-5-Desaturase, welches die Bildung der Arachidonsäure im Omega-6-Stoffwechsel vorantreibt.

Unsere Muttermilch enthält bereits die für den Säugling wichtige Dihomo-Gamma-Linolensäure und ***Omega-3-Fettsäuren***, um Prostaglandine in ihrem optimalen Verhältnis zur Verfügung zu stellen. Außerdem enthält sie ***DHA***, um eine optimale Gehirnentwicklung zu gewährleisten. Deshalb sollte man sein Baby so lange stillen wie möglich. Muttermilch schützt vor vielen Krankheiten.

Wie Sie in der folgenden Omega-3-Grafik erkennen können, sind hier kaum rote Felder zu sehen. Das hängt daran, dass dieser Stoffwechselprozess rundum gesund verläuft. Selbst eine hohe Zufuhr von ***Omega-3-Fettsäuren*** ist für niemanden schädlich. Bei Menschen mit hohem ***Triglycerid-Wert*** im Blut ist Omega 3 sogar dazu in der Lage, diesen Wert zu senken. Da können selbst die vielen ärztlich verschriebenen Statine vergleichsweise nicht mithalten!

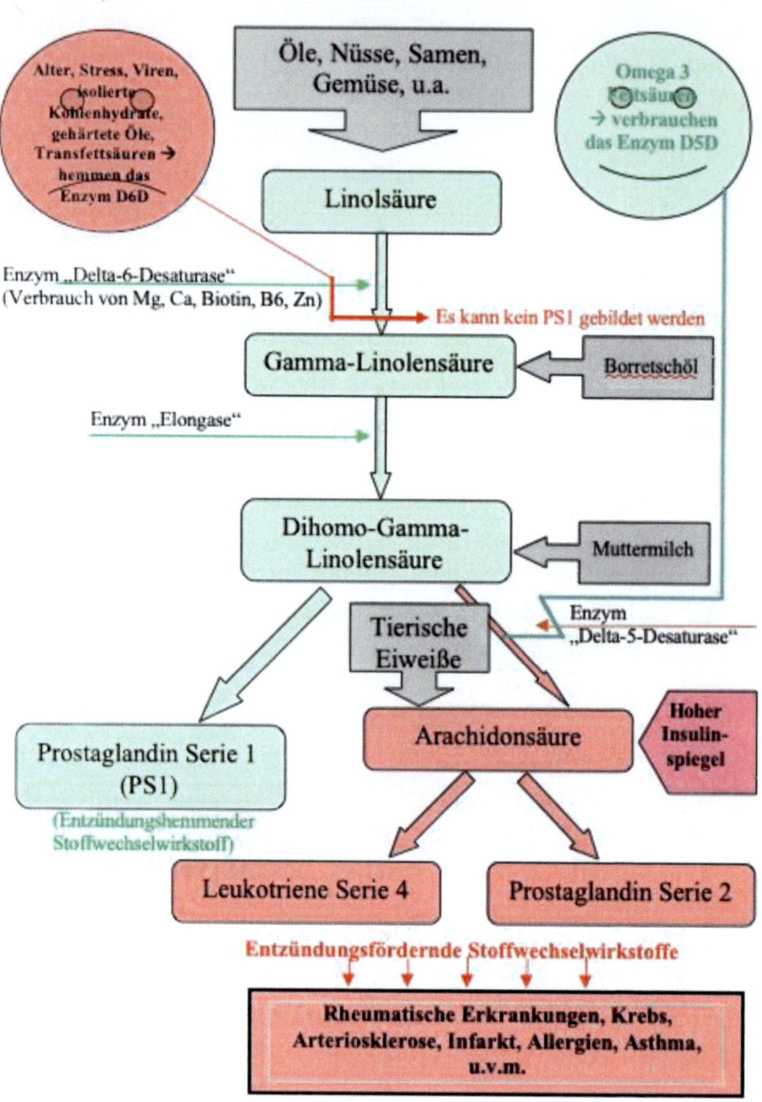
OMEGA 6
Öle, Nüsse, Samen, Gemüse, u.a.
Alter, Stress, Viren, isolierte Kohlenhydrate, gehärtete Öle, Transfettsäuren → hemmen das Enzym D6D
Omega 3 Fettsäuren → verbrauchen das Enzym D5D
Linolsäure
Enzym „Delta-6-Desaturase“ (Verbrauch von Mg, Ca, Biotin, B6, Zn)
Es kann kein PS1 gebildet werden
Gamma-Linolensäure
Borretschöl
Enzym „Elongase“
Dihomo-Gamma-Linolensäure
Muttermilch
Tierische Eiweiße
Enzym „Delta-5-Desaturase“
Prostaglandin Serie 1 (PS1)
(Entzündungshemmender Stoffwechselwirkstoff)
Arachidonsäure
Hoher Insulin-spiegel
Leukotriene Serie 4
Prostaglandin Serie 2
Entzündungsfördernde Stoffwechselwirkstoffe
Rheumatische Erkrankungen, Krebs, Arteriosklerose, Infarkt, Allergien, Asthma, u.v.m.

Bild 20

OMEGA 3

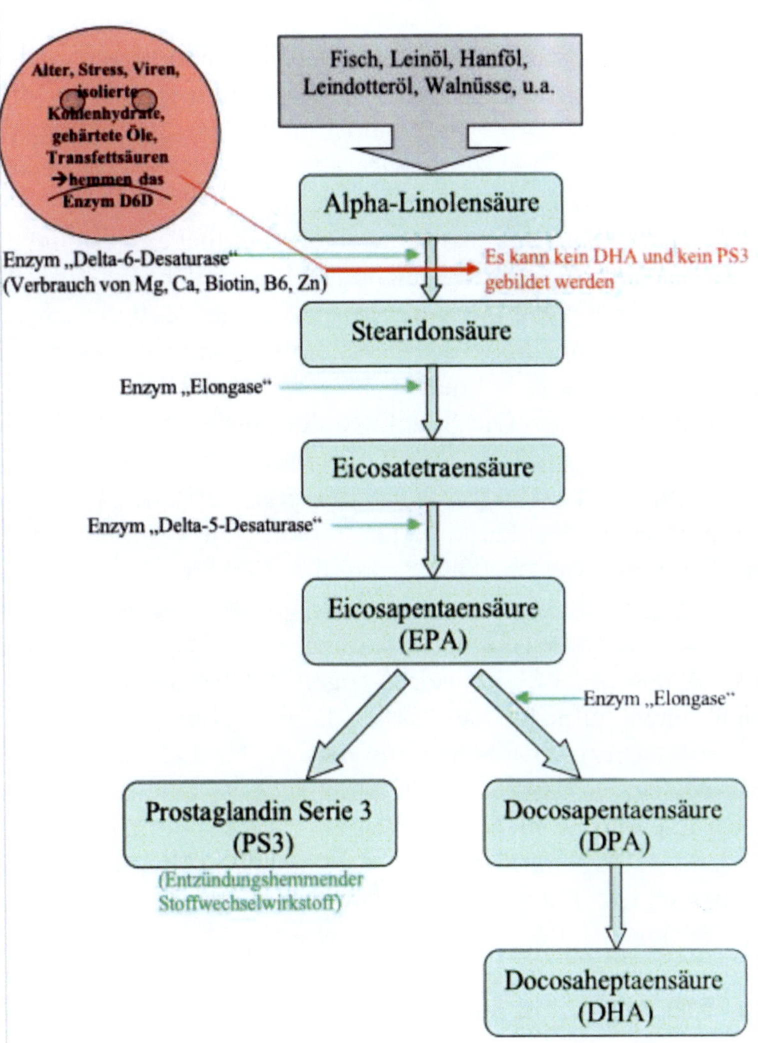

Bild 21

Gesundheitsschädliche Milch

Die meisten Leute wundern sich über die Aussage, welche die Überschrift dieses Kapitels trägt. Warum soll denn Milch gesundheitsschädlich sein, wo doch in den Medien immer wieder darüber berichtet wird, wie gesund Milch ist und dass sie alles enthält, was der Körper braucht?

Nun, jedes Säugetier hat seine eigene optimal eingestellte und mit allen Nährstoffen angereicherte Muttermilch. Es gibt keine andere Milch, außer die speziesspezifische Muttermilch, die der entsprechende Säugling in vollem Umfang verträgt und die ihm alles gibt, was er braucht. Jede Milchsorte hat eine andere Zusammensetzung. Die Säuglinge der entsprechenden Spezies erhalten somit auch die Stoffe, die für eine top Immunabwehr sorgen und den Darm mit den ersten artspezifischen Bakterienkulturen ausstattet. Diese helfen, die nötigen Verdauungs***enzyme*** zur Verfügung zu stellen, um die Milcheiweiße zu spalten, damit die Aminosäuren für den Organismus verwertbar sind. Die ***Enzym***tätigkeit nimmt allerdings im Laufe des Lebens ab, sodass manche Milcheiweiße, sogenannte Kaseine, im Darm nicht mehr aufgespalten werden können. Bei uns Menschen beginnt der Enzymabbau ca. ab dem dritten Lebensjahr. Auch das ***Enzym*** Laktase, das den Milchzucker Laktose aufspaltet, stellt irgendwann seine Tätigkeit ein. Das nennt man heutzutage Laktoseintoleranz und wird als Krankheit deklariert, was gar keine ist. Die Laktoseintoleranz ist ein Hinweis vom Körper, der besagt: „Hallo, ich bin kein Säugling mehr, lass bitte die Milchprodukte weg, ich habe kein Enzym mehr zum Verdauen.“ Das ist ganz im Sinne der Natur, denn irgendwann hört der Nachwuchs mit dem Säugen auf und stellt auf feste Nahrung um. Dann produziert die Mutter keine Milch mehr und deshalb braucht das Kind auch keine entsprechenden Enzyme mehr. Aber schlau, wie der Mensch ist, entwickelt er laktosefreie Milch.

Juhu, denken die meisten, jetzt kann ich wieder Milchprodukte zu mir nehmen. Die Natur auszutricksen, hilft nicht lange, denn die nächsten Beschwerden warten schon. In Notzeiten hat aber der Mensch die Nahrungsquelle Kuhmilch entdeckt und schätzen gelernt. Mittlerweile ist Milch zu einem lukrativen Massenprodukt geworden, deren Bestandteile in vielen anderen Produkten verarbeitet werden und eigentlich täglich auf unserem Speiseplan steht. Durch die Massenhaltung und -zucht hat sich leider die Zusammensetzung der Milch in den meisten Industriestaaten zugunsten der schädlichen A1-Kaseine verändert. A1-Kuhmilch sowie technisch veränderte Milch auch anderer Säugetiere ist keine artgerechte Ernährung. Sie gehört nicht auf unseren regelmäßigen Speiseplan und … sie kann uns krank machen! Dies trifft für geschätzte 97% der auf dem deutschen Markt befindlichen Milch zu. Für Menschen-Säuglinge ist nur die Muttermilch eine artgerechte Ernährung.

Tierische Eiweiße, wie das Alpha-S1-Kasein in der sogenannten A1-Milch, können Allergien und ***Autoimmunkrankheiten*** verursachen und verschlacken den Darm. Die Schlacken verkleben die Darmzotten, lagern sich in den Falten und Nischen des Dünndarmes ab. Dort zersetzt sich die klebrige Masse nur sehr langsam. Dadurch werden Giftstoffe gebildet, die den Verdauungstrakt und die Bauchspeicheldrüse schwächen. Zusätzlich kommt es im Dünndarm zur vermehrten Schleimbildung, was die Nährstoffaufnahme stark einschränkt, außerdem kommt es vermehrt zu Schleimbildung in den Atemwegen, wo sich ***pathogene*** Erreger einnisten und vermehren können. Dadurch entstehen häufige Erkältungen, Allergien und Asthma. Es bilden sich anfangs nicht spürbare Entzündungen im Dünndarm, es kommt zur Darmträgheit, Darmverformung, ***Leaky-Gut-Syndrom***, häufiges Pressen beim Stuhlgang fördert dann ***Hämorrhoiden***. Längerfristig können Darmpolypen oder Darmkrebs entstehen. Schlacken sind auch Brutstätten ***pathogener*** Keime, die Krankheiten verstärken.

Die gesündeste Milch, auch wenn sie nichts für unseren Organismus ist, ist die frische A2-Rohmilch direkt aus dem Euter bzw. der Zitze, egal von welchem Tier. Zur A2-Milch gibt es gegen Ende dieses Kapitels mehr Informationen. Sobald die Milch technisch verändert wird, steigt die potenzielle Gefahr, davon krank zu werden. Ultrahocherhitzte Milch, ***pasteurisierte*** Milch, entfettete Milch, sterilisierte Milch, laktosefreie Milch, getrocknetes Milchpulver usw. All diesen Milchsorten werden, wenn auch nicht absichtlich, Vitalstoffe entzogen bzw. sie werden zerstört. Zum Verstoffwechseln der Milch müssen deshalb diverse Vitalstoffe vom Körper zur Verfügung gestellt werden, die diesem dann wiederum fehlen. Allen voran das Kalzium, was allerdings kaum unter der Milchverarbeitung leidet! Ja, Sie lesen richtig, Kalzium. Die Milch übersäuert den Organismus regelrecht beim Verstoffwechseln, sodass der Körper zusätzliches, zu dem in der Milch befindlichen, Kalzium z. B. aus den Knochen zur Verfügung stellen muss, um Puffersalze zum Senken des ***pH-Wertes*** in den Körperflüssigkeiten zu bilden. Das ist der Beginn von Osteoporose im Alter, die mit steigendem Milchkonsum in den Industrieländern in direktem Zusammenhang steht. Außerdem ist das Kalzium in der Kuhmilch unter anderem auch wegen des recht hohen Phosphorgehaltes für unseren Organismus nur wenig bioverfügbar. Phosphor blockiert die Kalziumaufnahme und regt die Nebenschilddrüse an, das Parathormon zu bilden, was Kalzium aus den Knochen entnimmt.

Das Kalzium in der Rohmilch ist hingegen besser bioverfügbar und macht somit weniger Probleme beim Verstoffwechseln. Bei der technischen Verarbeitung der Rohmilch zu H-Milch & Co. wird das Kalzium so verändert, dass es kaum noch für den Organismus verwertbar ist. Außerdem ist die Rohmilch enzymreich, was sie zu einem lebendigen Nahrungsmittel macht. H-Milch ist tot, da sie enzymfrei ist. Aus all diesen Gründen gehen auch die Übersäuerung und die potenzielle Osteoporosegefahr bei längerfristigem Milchverzehr hervor. Es wird von der Milchlobby behauptet, dass sich die Menge an Vitalstoffen in der Milch durch die Wärmebehandlung um max. 10 bis 30 % verringert und die Milch trotzdem ein gesundes Lebensmittel bleibt. Die Labore messen allerdings nur die jeweilige Vitalstoffmasse. Es wird aber nicht erkannt, dass sich die Vitalstoffe durch die technische Behandlung beim Haltbarmachen der Milch auf molekularer Ebene in ihrer Struktur verändern, sodass sie für den menschlichen Stoffwechsel nur noch schwer bioverfügbar sind und außerdem die wichtigen Enzyme zerstört werden.

Wie sieht es mit Joghurt, Käse, Kefir und ähnlichen Milchprodukten aus? Man behauptet, dass Joghurt, Kefir, Quark oder ähnliche verarbeitete Milchprodukte, teilweise auch ***probiotisch*** beworbene Joghurtzubereitungen, die Verdauung fördern und die Abwehrkräfte stärken. Dass diese Produkte die Abwehrkräfte stärken sollen, ist ein Werbemärchen! Das Gegenteil ist der Fall. Nämlich das enthaltene Alpha-S1-Kasein verklebt die Darmzotten und verhindert eher eine Immunstärkung. Die verdauungsfördernde Wirkung der Milchprodukte kommt dadurch zustande, weil fehlendes Laktase-***Enzym*** die enthaltene Laktose nicht komplett aufspalten kann und somit die Laktose in den Dickdarm gelangt und dort für eine leicht abführende Wirkung sorgt. Im Prinzip ist das eine Laktoseintoleranz im kleinen Stil.

Aber Joghurts enthalten doch ***probiotische*** Kulturen, die dem Darm helfen sollen? Jein, Joghurts und ***probiotische*** Drinks enthalten diverse probiotische Bakterienstämme. Leider überleben davon fast keine die aggressive Magensäure. Deswegen werden bei medizinischer Notwendigkeit die Darmbakterien in magensäureresistenten Kapseln verpackt, damit die Bakterien unbeschadet in den Darm kommen. Natürlich ist die Chance bei probiotischen Drinks wegen einer evtl. größeren Bakterienzahl größer, dass Bakterien den Darm erreichen. Das ist aber eben nur eine Chance. Eine vorsorgliche ***Substitution*** mit Darmbakterien in magensäureresistenten Kapseln ist den Milchprodukten auf jeden Fall vorzuziehen. Um sicherzugehen, kann man sich über eine Stuhlprobe einen Bakterienbesiedlungsstatus des Darmes in speziellen Laboratorien machen lassen (zu erfahren beim Arzt oder Heilpraktiker). Dabei erfährt man, welche Bakterien fehlen, welche zu viel oder zu wenig sind und ob eine Fehlbesiedlung vorhanden ist. Auch ein Pilzstatus wird angeboten. Ich habe das 2013 machen lassen und habe damals etwa 200 Euro dafür gezahlt. Privat Versicherte erhalten bei entsprechendem Tarif die Kosten hierfür zurück.

Was positiv zu erwähnen ist: Milchprodukte mit Bakterienstämmen sind leichter verdaulich als ohne. Das liegt einfach daran, dass die vorhandene Laktose bereits durch die Bakterien vorverdaut bzw. abgebaut wurde und dadurch für den Darm besser bekömmlich ist. Aus L+ machen die Bakterien fast ein L-Produkt. Aber nur fast. Die Bekömmlichkeit hat also nichts mit der direkten Einwirkung der Bakterien auf den Darm zu tun, sondern mit dem Abbau des Milchzuckers durch die Bakterien während der Reifung bzw. im Produktgefäß.

Und was ist mit Käse? Dass der Konsum von tierischen Eiweißen im Zusammenhang mit vielen Darmkrankheiten steht, ist längst kein Geheimnis mehr. Auch Käse ist tierisches Eiweiß, allerdings in konzentrierter Form. Denn bei der Käseherstellung gerinnt das in der Milch enthaltene Eiweiß durch ***Fermentation*** und wird abgeschöpft, um daraus mittels Pilzen und Bakterien Käse herzustellen. Vom Gesamteiweißgehalt des Kuhkäses sind etwa 50 bis 80 % schwer oder kaum verdauliches Alpha-S1-Kasein enthalten.

Zusammengefasst gilt für A1-Milch und technisch veränderte Milch:

- Milch und Milchprodukte übersäuern den Organismus.
- Milch und Milchprodukte können zu Allergien führen.
- Milch und Milchprodukte können ein ***Leaky-Gut-Syndrom*** hervorrufen.
- Milch und Milchprodukte verschlechtern die Darmflora.
- Milch und Milchprodukte schwächen die Immunabwehr.
- Milch und Milchprodukte können zu Osteoporose führen.
- Milcheiweiße verkleben die Darmzotten.
- Milch und Milchprodukte führen zu einem schlechteren Transport von Vitalstoffen zu den Zellen.

Eine Umstellung auf Rohmilchprodukte kann die oben genannten Auswirkungen bzw. Symptome umkehren bzw. gar nicht entstehen lassen. Aber Vorsicht: Rohmilch ist nicht gleich Rohmilch!

Die meisten europäischen und amerikanischen Zuchtrinder liefern in deren Milch das A1-Beta-Kasein! Dieses Kasein hat an Position 67 seiner Eiweißkette ein ***Histamin***-Molekül, somit kann dieses Kasein enzymatisch aufgespalten werden. Das A2-Beta-Kasein hingegen hat an dieser Stelle die Aminosäure Prolin. Das verhindert eine enzymatische Aufspaltung an dieser Stelle. Nach dem Konsum der A1-Milch entsteht bei der Verstoffwechselung durch enzymatische Aufspaltung ein Opiat namens Beta-Casomorphin-7 (BCM7). Dieser Morphinkomplex schränkt aufgrund der Andockung an die Opioidrezeptoren der Nerven im Verdauungstrakt diesen ein und kann sogar zu Verstopfungen führen. Es gilt auch als Risikofaktor für den plötzlichen Kindstod bei Babys und Kleinkindern, da BCM7 Einfluss auf das Nervensystem sowie das Immunsystem hat. Außerdem ist es verantwortlich für Allergien und Asthma sowie Diabetes Typ 1. Es wurde festgestellt, dass Kinder mit Diabetes Typ 1 erhöhte Antikörper gegen das Alpha-S1-Kasein aufweisen. Besonders die Kinder, die viel Milch trinken und bestimmte Enzyme in sich tragen, wie z. B. das Enzym Dipeptidylpeptidase 4, sind vom Diabetes Typ 1 betroffen. Weiter fördert es Entzündungsreaktionen im Körper, die verschiedentlich, je nach Stoffwechseltyp, ausfallen können. Durch Ultrahocherhitzung, Sterilisation und Homogenisierung wird die schädliche Wirkung des BCM7 auf den Organismus deutlich verstärkt. Die H-Milch, die man im Supermarkt bekommt, ist fast ausschließlich A1-Milch mit einem Gehalt an Alpha-S1-Kasein von ca. 40 bis 45 % im Gesamtkasein, wobei ich dieses Getränk nicht mehr als „Milch" bezeichnen würde. In meinen Augen ist das ein weißes, totes, gesundheitsschädliches Getränk mit kuhmilchähnlichem Geschmack.

Warum denn nicht A2-Milch vermarkten, wenn die A1-Milch so schlimm ist? Hierzu müsste man nahezu den kompletten Bestand der Rinder Europas vernichten und diese gegen Rinder der A2-Milch spendenden Rassen ersetzen. Das kostet sehr viel Geld und bedeutet einen riesigen Aufwand. Man könnte allerdings die Rinder nach und nach ersetzen, das wäre billiger und der Aufwand wäre klein. Würde man das aber tun, hätten vielleicht deutlich weniger Patienten die bereits erwähnten Erkrankungen. Da würden eventuell die Pharmakonzerne weniger Umsatz machen?! Hier ist die Politik gefordert. Im Moment jedenfalls (Stand 2019) will man noch nichts davon wissen. Übrigens, in Afrika und Teilen Asiens werden vorwiegend Rinderrassen gehalten, die A2-Milch geben. In Neuseeland wurde bereits umgestellt!

Milch anderer Tiere, wie Ziege, Schaf, Yak oder Büffel, hat das Problem nicht, sie geben vorwiegend A2-Milch ab. Forscher sollen festgestellt haben, dass beim Genuss von A2-Milch bei einer bestehenden Laktoseintoleranz keine Beschwerden auftreten sollen. Es scheint also, als ob durch die Aufspaltung des Alpha-S1-Kaseins das Enzym Laktase zum Aufspalten des Milchzuckers Laktose blockiert wird und es deswegen zur Unverträglichkeit der A1-Milch kommt.

Warum gibt es A1- und A2-Milch überhaupt? Es war wohl eine Ernährungsumstellung oder eine Zuchtmutation, welche eine Genveränderung hervorrief. So wie bei uns Menschen eine Änderung der Ernährungsgewohnheiten, bedingt durch Klimaänderung und Völkerwanderung, Blutgruppenänderungen hervorgerufen hat.

Sauer macht nicht lustig! Die Körperentsäuerung

Wie bereits erwähnt, gibt es Nahrungsmittel und Getränke, die sich ***basisch*** verstoffwechseln und es gibt welche, die sich sauer verstoffwechseln. Hierbei beträgt das optimale Verhältnis 2/3 ***Basisches*** zu 1/3 Saures. Nicht alles, was ***basisch*** (*pH* 7-14) bzw. was sauer ist (*pH* 0-7), verstoffwechselt sich auch dementsprechend. Eine Zitrone z. B. mit einem sauren ***pH-Wert*** von ca. 1 verstoffwechselt sich basisch! Im Internet finden Sie Tabellen mit basischen und sauer verstoffwechselbaren Nahrungsmitteln. Chemische Medikamente verstoffwechseln sich immer sauer. So können Sie sich vorstellen, dass ein alter, kranker Mensch, der bereits durch seine vergangene Lebensweise übersäuert ist, durch schulmedizinische Behandlung mit Medikamenten weiter versauert wird und eigentlich durch diese praktizierte Symptomunterdrückung mehr krank gemacht wird als vorher. Mit dieser Symptomunterdrückung wird dem Patienten suggeriert, dass ihm geholfen wird und es ihm dadurch besser gehen soll. Was meist nur ein akuter Zustand ist.

Je mehr ein Lebensmittel industriell verarbeitet ist, desto mehr wird es sauer verstoffwechselt. In der Schulmedizin wird eine Körperübersäuerung im Gewebebereich als Krankheitsursache kleingeredet und nicht akzeptiert. Es sei denn, der Körper ist bereits so stark versauert, dass der Blut-***pH-Wert*** messbar verringert ist. Dann spricht man von ***Azidose***. Umgekehrt spricht man bei einem zu alkalischen (***basischen***) Zustand des Blutes von Alkalose. Der pH-Sollwert des Zellwassers und des Blutplasmas liegt zwischen 7,35 und 7,45. Beide schulmedizinisch anerkannten Krankheiten können auch von organischen oder psychischen Störungen herrühren und sollten ernst genommen werden. Eine ärztliche Behandlung ist hier auf jeden Fall angeraten.

Im Normalfall werden entstehende Säuren und Basen vom

körpereigenen Puffersystem ausgeglichen. Ein Zuviel an Säuren wird durch Hydrogenkarbonat oder andere ***basische*** Mineralstoffkomplexe neutralisiert. Das bei der Entsäuerung mittels Neutralisationsreaktionen entstehende Kohlendioxyd-Gas wird über die Lungen abgeatmet.

Die häufigste Ursache der meisten Leiden und Erkrankungen, dazu zählt auch eine einfache Erkältung, ist die ***metabolische Azidose***. Sie betrifft schätzungsweise 90 % der Bevölkerung in den Industrienationen. Die ***metabolische Azidose*** ist eine Bindegewebsversauerung mit Schlackenbildung. Äußerlich deutlich zu sehen bei der Orangenhaut, an Altersflecken, Warzen, Pickeln, Karies, Fettleibigkeit u. v. m. Die überwiegende Ernährung in den Industriestaaten besteht aus säurebildenden, industriell verarbeiteten bzw. industriell hergestellten Nahrungsmitteln. Diese sind mit Chemikalien belastet (E-Nummern), außerdem sind meist industriell gefertigte Vitamine und Spurenelemente zugesetzt, die den Organismus zusätzlich mit Säuren belasten und ihm wichtige Vitalstoffe entziehen. Chemische Medikamente, isolierte Zuckerarten, industrielles Kochsalz, Auszugsmehle und Dauerstress tun ihr Übriges. Die Evolution ist leider nicht in der Lage, innerhalb von einem Jahrhundert den menschlichen Stoffwechsel auf Industrienahrung und Dauerstress umzustellen! Unser Organismus ist nicht darauf eingestellt und er wird krank, wenn wir uns nicht so ernähren, wie er es seit den letzten paar Tausend Jahren gewohnt ist.

Ein Zuviel an Säuren wird vom Stoffwechsel normalerweise neutralisiert und ausgeschieden. In der heutigen Welt schafft es unser Körper nicht, die Flut an Säuren zu eliminieren. Um diese Mengen an Säuren zu neutralisieren, greift unser Stoffwechsel auf körpereigenes Gewebe zu, in dem die ***basischen*** Mineralien gespeichert sind und macht diese spröde, hart und unflexibel. Es entstehen Muskelkrämpfe bzw. -verspannungen,

Osteoporose, Bandscheibenschäden, Hörverlust, Sehverlust und mehr. Die Zellen verarmen an Vitalstoffen, Krankheiten kehren ein und werden, je älter man wird, immer schlimmer. In jungen Jahren sündigt man bewusst, um dabei zu sein, um cool zu sein. Man will ja sein Leben genießen. Ab 40 beginnen dann die ersten Wehwehchen und man lässt sich vom Arzt behandeln. Bei dem einen dauert es 20 Jahre, bis dann die schweren und chronischen Krankheiten kommen, bei dem anderen dauert es nur fünf Jahre. Ist es dann so weit, klagt man! Wieso eigentlich? Es sollte zur Erziehung zu Hause sowie im Kindergarten bzw. in der Schule gehören, die Ernährung möglichst artgerecht durchzuführen und die Industrienahrung ein für alle Mal aus dem Ernährungsplan zu streichen. Das, was die jungen Leute sich aneignen, nenne ich „Ernährungszeitvertreib".

Wie bekommt man die Säuren und Schlacken aus jahrzehntelanger Fehlernährung wieder los? Um den Körper zu entsäuern bzw. ihn von den entstandenen Schäden in Organen und Geweben zu sanieren, bedarf es etwa 10 bis 20 % des Lebensalters bei konsequenter Durchführung einer überwiegend ***basischen*** Ernährung, wie es die MP-Ernährung vorsieht. Außerdem sollte der Organismus entschlackt und entkeimt werden, um eine weitere durch pathogene Keime verursachte Versauerung zu vermeiden.

- Tägliche Einnahme von Citrosept (Kapseln oder Tropfen). Dieser besondere Grapefruitkernextrakt dient der natürlichen Vernichtung ***pathogener*** Schimmel- und Hefepilzkeime. Außerdem wirkt es antibakteriell. *(Laut Gesetz darf dieses Mittel nur noch als Reinigungsmittel vertrieben werden.)*
- Tägliche Einnahme von Para-Rizol-Tropfen für ca. 6 Monate. Diese wirken antibakteriell und antiviral.
- Täglich ca. 1 Liter ***basischen*** Kräutertee aus ***artesischem*** Quellwasser, das kaum mineralisiert ist, z.B.

Lauretana. Zusätzlich mindestens 1 Liter dieses stillen ***artesischen*** Quellwassers pur.

- Von Oktober bis März tägliche Einnahme von Vitamin D3+K2-Tropfen, sofern Sie nicht einer Sonnenbestrahlung in südlichen Breitengraden ausgesetzt sind.
- Tägliche Einnahme von starken ***Antioxidantien*** wie z. B. Amlabeeren-Extrakt, Krillöl-Kapseln, Astaxanthin, Grüntee (z. B. Matcha), Blaubeeren u. v. m. Bitte keine Vitaminpräparate aus dem Discounter oder aus der Werbung kaufen. Selbst die meisten aus der Apotheke sind industriellen Ursprungs und haben nicht die Wirkung, die sie haben sollten. Vermeiden Sie reine Ascorbinsäure und Vitamin B12 als Cyanocobalamin, stattdessen wählen Sie Acerola-Muttersaft als Vitamin-C-Spender, und wenn Sie Vitamin B12 einnehmen wollen, dann in Form von Methylcobalamin.
- Zusätzliche Einnahme ***basischer*** Mineralien aus Sango-Korallen.
- Badezusatz „Meine Base" von Jentschura bei jedem Baden hinzufügen.
- 1x jährlich eine Leberreinigung nach Hulda Clark durchführen (siehe im entsprechenden Kapitel in diesem Buch).
- 1x jährlich eine ***Colon-Hydro-Therapie*** bei einem dafür routinierten Heilpraktiker durchführen lassen.
- 1x jährlich eine Nieren-Leber-Lymphe-Stärkungs- und Entgiftungskur durchführen (siehe im entsprechenden Kapitel in diesem Buch).
- Tägliche Einnahme von Chlorella- und Spirulina-Algen-Tabletten.
  Chlorella bindet die ausgeschwemmten Giftstoffe im Darm und transportiert sie nach draußen. Spirulina enthält ein Sammelsurium von gesundheitsfördernden, ***organisch gebundenen*** Spurenelementen sowie Minera-

lien und ist reich an Chlorophyll. Außerdem wirkt Spirulina ***basisch***, was einer Übersäuerung zusätzlich entgegenwirkt.

- Machen Sie regelmäßig Ausdauersport. Sollte dies gesundheitlich nicht möglich sein, gehen Sie regelmäßig saunieren.

Sollten Sie das alles zusammen mit der MP-Ernährung so beherzigen, dürfte Ihr Körper nach den 10 bis 20 % Ihres Lebensalters wieder „sauber“ sein und Krankheiten sollten der Vergangenheit angehören. Sollten Sie Brillenträger sein, weil Sie in die Ferne nicht mehr klar sehen können, aber als Kind konnten Sie es, dann werden Sie spätestens danach staunen!

Warum haben so viele Menschen Magenprobleme? Die Übersäuerung des Organismus ist daran schuld! Genannt: Metabolische ***Azidose***. Falsche Ernährung und/oder Stress versauern den Organismus, dadurch müssen die Belegzellen des Magens mehr Hydrogenkarbonat bilden. Da die Herstellung von Hydrogenkarbonat aber mit der Produktion von Salzsäure in direkter Verbindung steht, wird bei metabolischer ***Azidose*** vermehrt Magensäure gebildet. Vorausgesetzt, das ***Interstitium*** zwischen Belegzellen und ***Kapillar***gefäßen ist noch durchlässig. Durch ein übersäuertes oder durch die Eiweißspeicherkrankheit belastetes ***Interstitium*** wird die schützende Schleimhautschicht des Magens nicht mehr richtig mit Vitalstoffen versorgt. Kohlendioxid und Chlor-Ionen aus dem Blut können nicht mehr für die Salzsäure- bzw. Hydrogenkarbonatbildung herangezogen werden, dadurch fehlt einerseits Salzsäure im Magen. Hier können sich pathogene Keime einnisten. Die Aufspaltung der Nahrung ist eingeschränkt, was zur Bildung von Fäulnisgasen und für saures Aufstoßen und Sodbrennen sorgen kann, bis hin zu ***Refluxösophagitis***, Magenschleimhautentzündung oder zu Magengeschwüren. Andererseits kann kein

Hydrogenkarbonat mehr gebildet werden, was den ***pH-Wert*** des Organismus regelt. Jetzt müssen ***basische*** Mineralien aus Geweben und Knochen herangezogen werden, was Muskel-, Gelenk- und Knochenprobleme nach sich ziehen kann. Durch die verminderte Magensäure verbleibt die Nahrung länger im Magen, da sie nicht richtig zersetzt werden kann. Dadurch kann es ebenfalls, wie bei zu viel Magensäure, zu saurem Aufstoßen und Sodbrennen kommen. Schulmedizinisch gesehen wird Sodbrennen immer mit säurebindenden Medikamenten oder Säureblockern behandelt, gleich, ob zu viel oder zu wenig Magensäure vorhanden ist. Im Falle von zu wenig Magensäure ist dieses Vorgehen kontraproduktiv bzw. falsch.

Wieso schlägt eigentlich Stress auf den Magen? Die säureproduzierenden Belegzellen des Magens werden unter anderem durch den ***Neurotransmitter*** „Acetylcholin" angeregt. Stress reizt die im ***Intestinaltrakt*** befindlichen Nerven. Diese schütten bei Erregung vermehrt Acetylcholin aus, welches wiederum die Belegzellen anregt, Magensäure zu produzieren. Zufälligerweise ist das Acetylcholin auch für die Ausschüttung des Hormons Glucocorticoid zuständig, das bei Stress die Herzfrequenz erhöht, weshalb eigentlich in diesem Fall das Acetylcholin benötigt wird. Die Schulmedizin verabreicht für akute Übersäuerungsbeschwerden des Magens ***Antazida*** und für chronische Beschwerden ***Protonenpumpenhemmer***. Die Nebenwirkungen beider sind nicht zu unterschätzen! Verdauungsbeschwerden, ***Azidose***, Bakterien- oder Pilzbefall bis hin zu Krebs können die Folgen sein. Dabei müsste man nur die Lebensweise ändern.

In den nachfolgenden Zeichnungen möchte ich das Ganze etwas näherbringen, wobei ein gewisses biochemisches Verständnis von Vorteil ist.

Magen

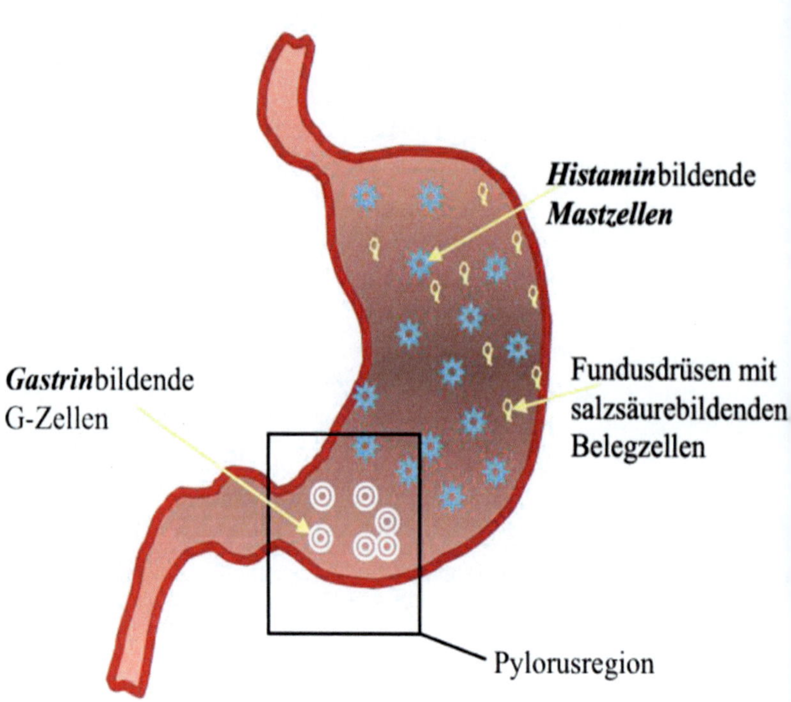

Bild 22

Belegzelle des Magens

Durch Acetylcholin, ***Gastrin*** und ***Histamin*** wird die Belegzelle angeregt, H+-Ionen zur Salzsäureherstellung auszuschütten.

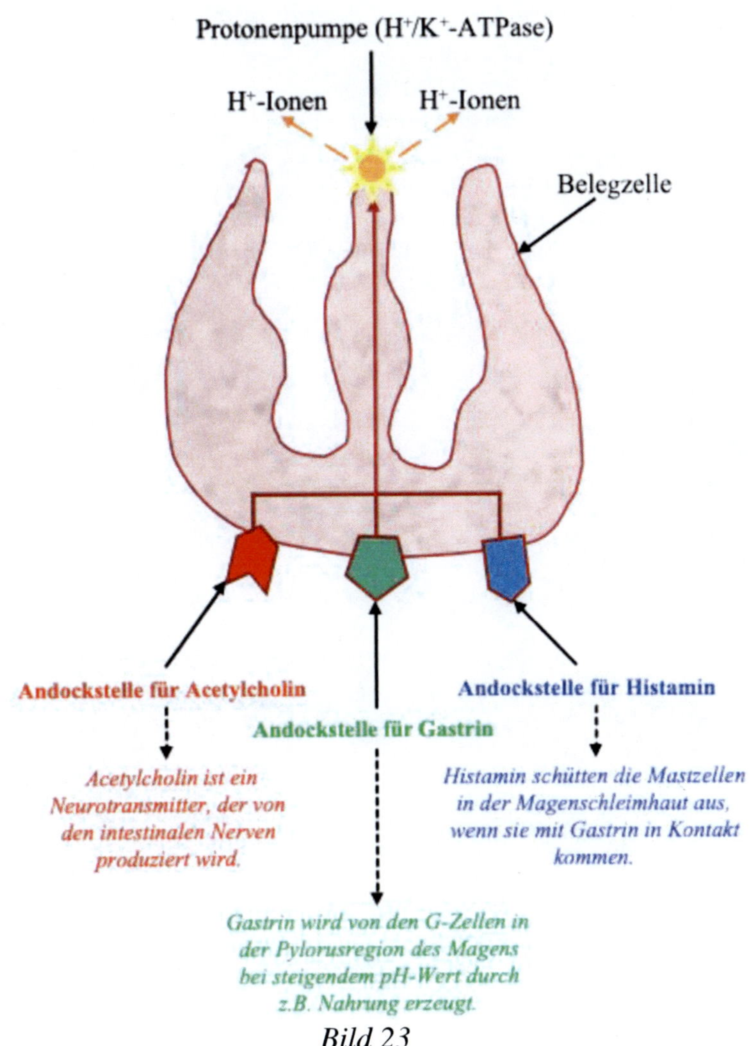

Bild 23

Phase 1 der Salzsäureherstellung

In der Belegzelle befinden sich Kaliumionen (K+) und Wasser (H_2O) sowie das ***Enzym*** Carboanhydrase (CA). Über das Blut gelangt Kohlendioxid (CO_2), welches das ***Interstitium*** passiert, in die Belegzelle und reagiert dort mit dem Wasser zu Kohlensäure (H_2CO_3). Als ***Katalysator*** wird das ***Enzym*** Carboanhydrase benötigt.

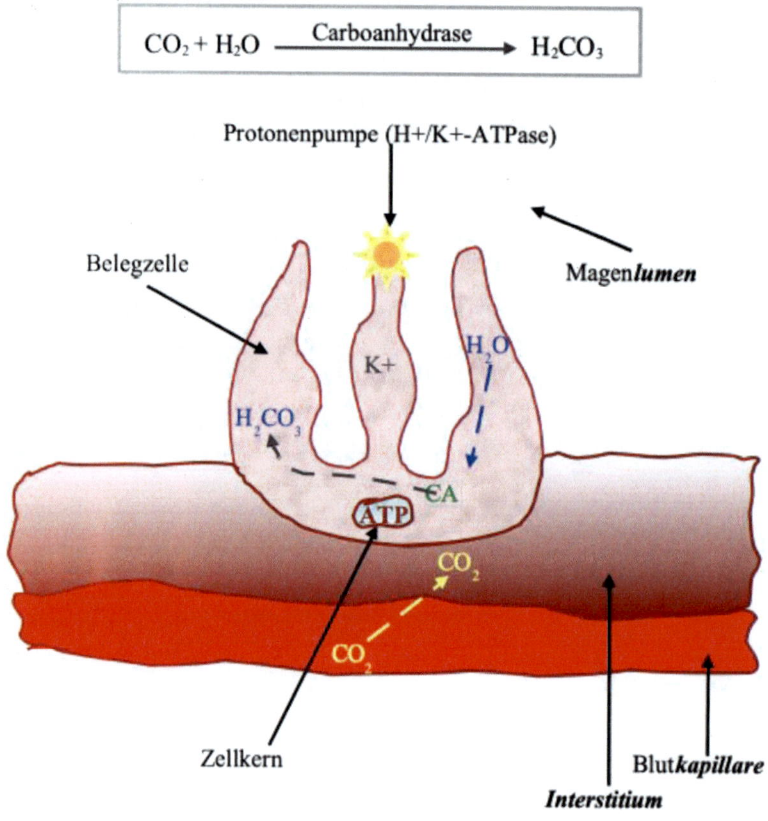

Bild 24

Phase 2 der Salzsäureherstellung

Die Kohlensäure (H_2CO_3) ***dissoziiert*** im Zellwasser zu Hydrogenkarbonat-Ionen (HCO_3^-) und Wasserstoff-Ionen (H^+). Da in der Zelle eine elektrische Ladungsgleichheit herrschen soll, werden durch die entstandenen positiv geladenen Wasserstoff-Ionen die ebenfalls positiv geladenen Kalium-Ionen (K^+) aus der Zelle hinausbefördert.

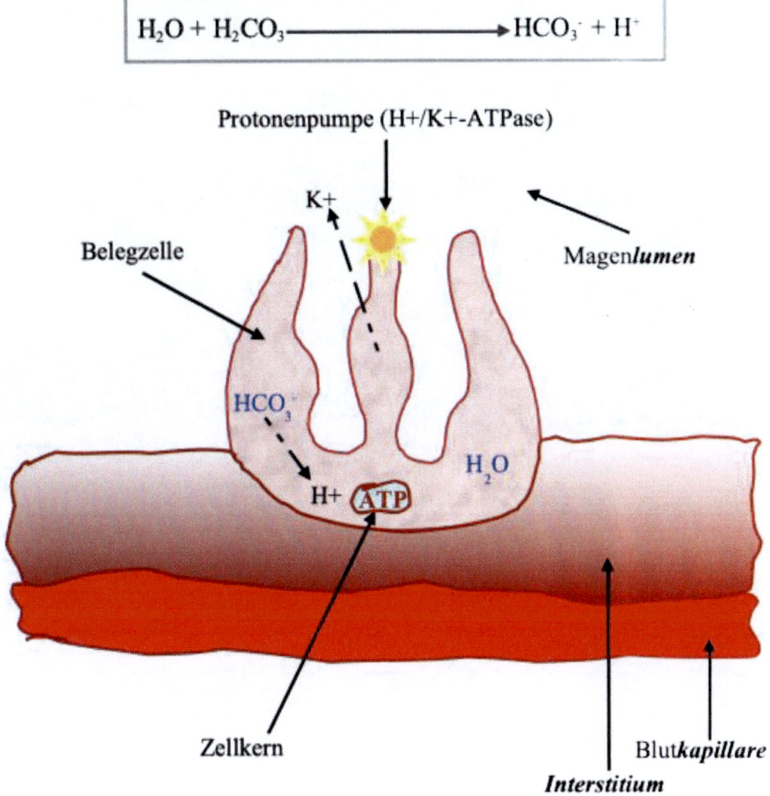

Bild 25

Phase 3 der Salzsäureherstellung

Die Hydrogenkarbonat-Ionen (HCO_3^-) in der ***Belegzelle*** werden im Austausch mit Chlor-Ionen (Cl^-) aus dem Blut ins Blut transferiert. Chlor-Ionen stammen aus ***dissoziiertem*** Natriumchlorid (NaCl), welches sich zu 0,9% in unseren Körperflüssigkeiten befindet.

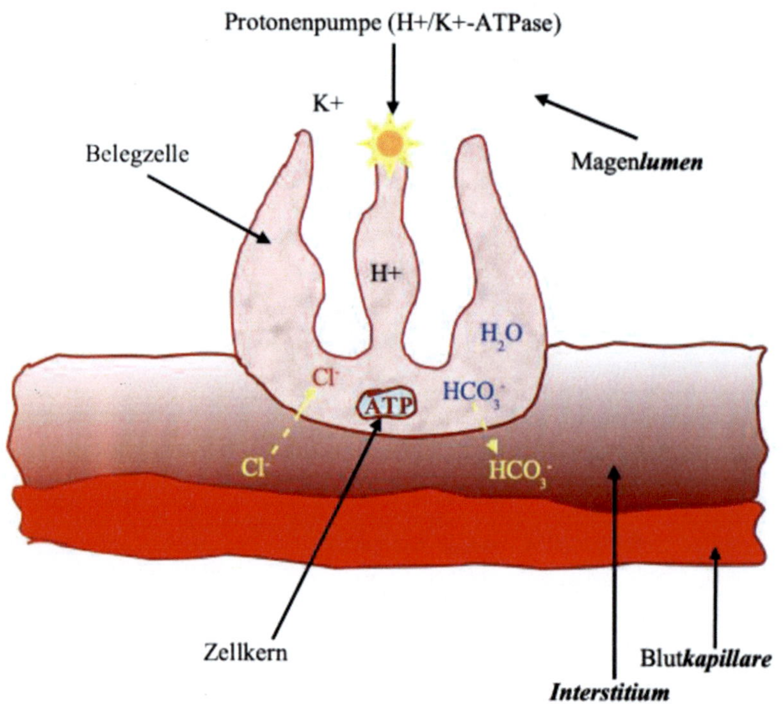

Bild 26

Phase 4 der Salzsäureherstellung

Acetylcholin, ***Gastrin*** oder ***Histamin*** initiieren die Abgabe der ***Wasserstoff-Protonen*** (siehe Bild 23) über Adenosintriphosphat (ATP) aus dem Zellkern. ATP, das effektivste Energiespeichermolekül, was bei der Zellatmung entsteht, dockt an das ***Enzym*** H^+/K^+-ATPase (Protonenpumpe) an und löst einen Austausch der Ionen K^+ und H^+ aus. Protonen sind die positiv geladenen H^+-Ionen. Das Wasserstoff-Ion wandert ins Magen***lumen*** und das Kalium-Ion in die Belegzelle, außerdem entlässt die Belegzelle das Chlor-Ion auch in das Magen***lumen***. Wasserstoff und Chlor verbinden sich zur Salzsäure.

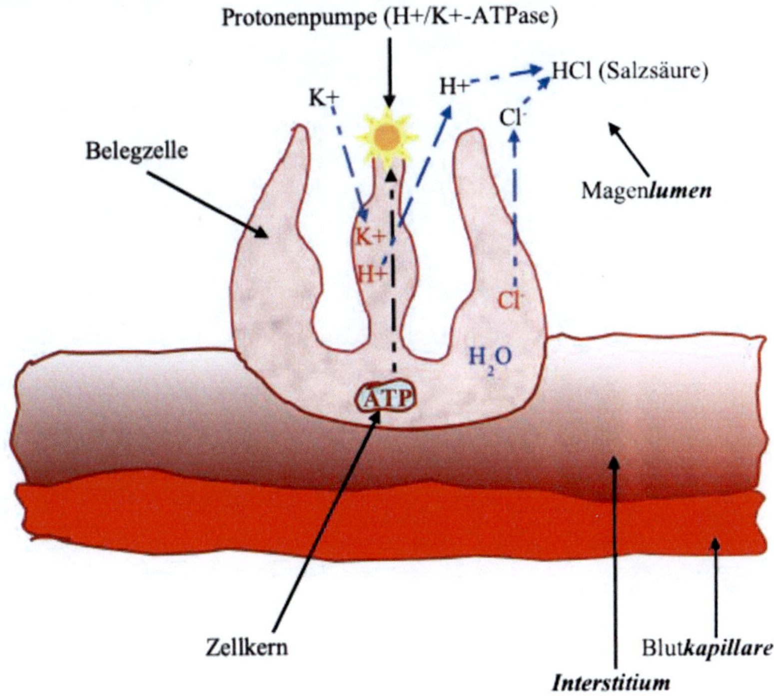

Bild 27

Fundusdrüse

Die Belegzellen befinden sich in tubulären Drüsen (Fundusdrüsen) des Magens. Diese Drüsen sind in der Schleimhaut des Magenfundus- und Magenkorpus verteilt. Der Magenfundus ist der obere Teil des Magens und der Magenkorpus der mittlere Teil. Die Belegzellen sitzen zwischen anderen Zelltypen verteilt in diesem schleimigen Schlauch.

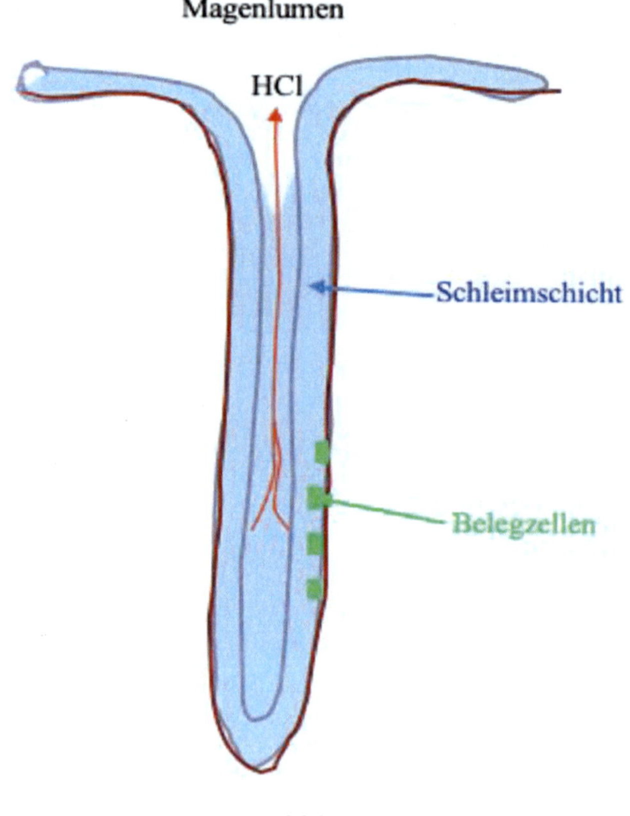

Bild 28

PH-Wert-Verteilung in der Magenwandstruktur

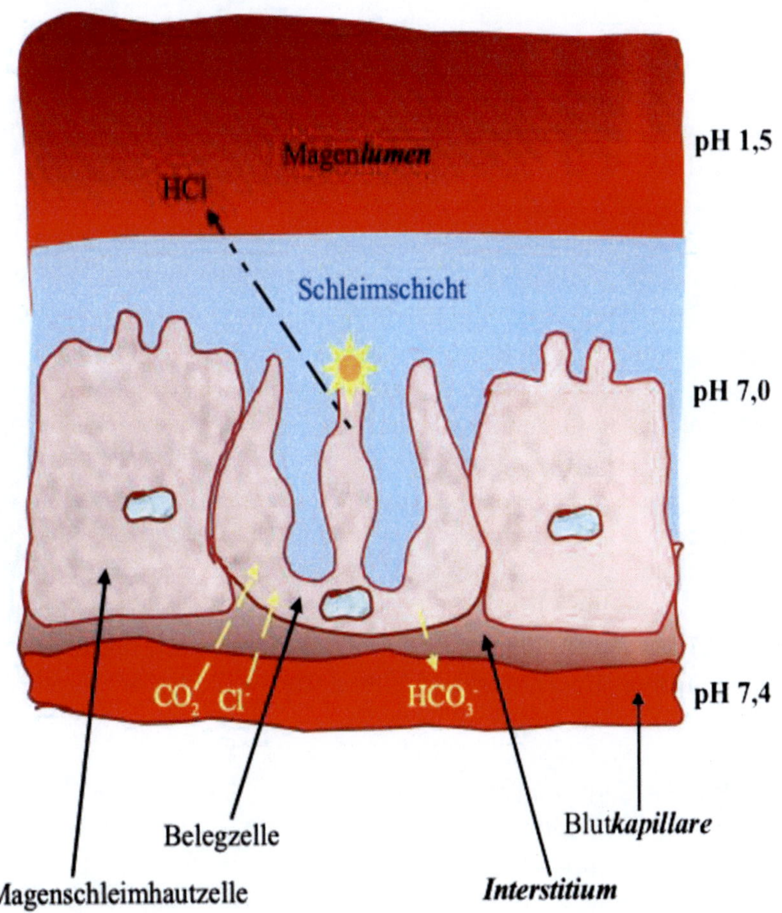

Bild 29

Salz – gut oder schlecht?

Salz, chemisch: ***Natriumchlorid***, ist lebensnotwendig. Kein Salz zu sich zu nehmen ist lebensbedrohlich, zu viel Salz ebenso. Zwischen 2 und 6 Gramm pro Tag sollten es sein. Salz befindet sich in fast allen Fertiggerichten, sogar in ungewürztem Fisch oder Fleisch, selbst in den meisten Gemüsesorten befindet sich natürliches Salz, wenn auch in geringem Maße. Würden wir uns nur mit der MP-Ernährung ohne zusätzliches Salz ernähren, würde das in den Nahrungsmitteln enthaltene Salz ausreichen, um den Tagesbedarf zu decken. Ernähren wir uns jedoch, wie die meisten Menschen, mit Industrienahrung, bekommt unser Organismus deutlich zu viel Salz. Viele Leute salzen sogar noch nach.

Salz regelt in unserem Körper den ***osmotischen Druck*** vor und nach den Zellmembranen, steuert den Blutdruck und den Wasserhaushalt, hilft bei der Verdauung, ist wichtig für die Salzsäurebildung im Magen, macht Muskeln und Nerven funktionsfähig und einiges mehr. Mittels der ***Osmosefunktion*** gelangen ohne Energieeintrag Nährstoffe in die Zelle hinein und Abfallstoffe aus der Zelle heraus.

Osmose funktioniert folgendermaßen: Stellen Sie sich ein Aquarium vor mit einer Trennwand in der Mitte. Die Trennwand ist semipermeabel, also halbdurchlässig. Sie lässt nur Moleküle durch, die so klein sind, dass sie durch die Trennwandöffnungen hindurchpassen. Auf der einen Seite befindet sich Wasser mit einem Salzgehalt von 2 %, auf der anderen Seite befindet sich Wasser ohne Salz. Durch die winzigen Öffnungen in der Trennwand kommen die beiden Flüssigkeiten zwar nicht in Kontakt, aber durch die Dichteunterschiede beider Flüssigkeiten entsteht ein Sog von der salzlosen Seite zur salzhaltigen Seite. Das ist der ***osmotische Druck***, der dabei wirkt. Die salzlose Flüssigkeit ist nun bestrebt, die gleiche Salzkonzentration anzunehmen wie auf der salzhaltigen Seite. Da aber die Konzentration auf der einen Seite allmählich abnimmt und auf der anderen Seite zunimmt, gleicht sich irgendwann die Salzkonzentration beider Seiten an, sodass am Ende auf beiden Seiten 1 % Salzgehalt herrscht. So funktioniert der Flüssigkeitsaustausch der Zellen in unserem Körper.

Die Flüssigkeiten in unserem Körper haben einen Salzgehalt von 0,9 %. Steigt der Salzgehalt, muss Wasser zugeführt werden, um diesen wieder zu verdünnen. Wir bekommen Durst. Der Salzgehalt der Körperflüssigkeiten kann steigen: durch schwitzen, Sport, zu viel konsumiertes Salz, zu wenig trinken. Der Salzgehalt in den Körperflüssigkeiten kann auch zu niedrig sein. Das wird dann erreicht, wenn man zu viel Wasser trinkt, was manchmal bei Hochleistungssportlern vorkommen kann, die viel schwitzen und Salze ausscheiden, aber wenige Natriumsalze und viel natriumarmes Wasser konsumieren. Die Folgen davon können sein: Kopfschmerzen, Schwindel, Übelkeit, ***Hirnödeme***, Muskelzittern, epileptische Anfälle u. a. Ein dauerhaft zu niedriger Salzgehalt kann chronisch krank machen und sogar zum Tod führen, genauso wie ein dauerhaft zu hoher Salzgehalt.

Früher, vor vielen Hundert oder gar Tausend Jahren, gab es Gegenden, in denen kein Salz konsumiert wurde, weil es nicht vorhanden war und auch nicht gekannt wurde. Trotzdem wurden die Menschen wegen eines zu geringen Salzkonsums nicht krank. Der Grund dafür lag darin, dass viel mehr naturbelassene, mineralreiche Nahrungsmittel und Getränke konsumiert wurden als bei uns heute. Der Organismus kann nämlich aus einer reichhaltigen, mineralstoffreichen Kost selbst ***Natriumchlorid*** herstellen – und das ohne Nebenwirkungen! Heutzutage wird alles ***raffiniert***, geschält, konserviert, denaturiert, getrennt und so verarbeitet, dass kaum noch Mineralien vorhanden sind. Hätten wir da unser Salz nicht, wäre unsere Gesellschaft noch ein wenig mehr krank, als sie jetzt schon ist.

Im Handel gibt es verschiedene Salzsorten. Was ist nun der Unterschied und was kann man bedenkenlos konsumieren? Das wohl bekannteste Salz ist das Kochsalz. Es wird industriell hergestellt und ist billigstes, isoliertes ***Natriumchlorid***. Es wird aus natürlichem Stein- oder Meersalz hergestellt. Durch verschiedene Prozesse findet eine Waschung, dann eine Umkristallisation statt. Eine Raffination entfernt andere Mineralsalze und evtl. Verfärbungen, die eigentlich für unseren Stoffwechsel notwendig wären. Aus gesundem Salz wird so gesundheitsschädliches Salz gemacht. Rieselhilfen wie z. B. das für Alzheimer verantwortliche Aluminiumoxid werden zugesetzt oder das giftige Kaliumhexacyanidoferrat (II) (nicht in der EU zugelassen) sowie das Natriumferrocyanid (E535). Andere Rieselhilfen wie z. B. Magnesiumcarbonat sind da schon ungefährlicher. Leider steht selten auf einer Salzpackung drauf, dass Rieselhilfen verwendet wurden. Wenn, dann steht nur Rieselhilfe drauf, aber nicht welche. Der Grund, warum es nicht in der Inhaltsliste steht, ist die Unterschreitung der Deklarationsgrenze. Zusatzstoffe, die einen bestimmten prozentualen Anteil unterschreiten, brauchen nicht genannt zu werden.

Warum macht man so etwas? Da Salz hygroskopisch ist, also wasseranziehend, kommt es durch die Luftfeuchtigkeit zu Verklumpungen. Rieselhilfen verhindern das Verklumpen. Sie als Endverbraucher können die Verwendung von Rieselhilfen beeinflussen, indem Sie dieses Salz und Produkte, die Rieselhilfen enthalten, nicht kaufen. Kochsalz, auch in normaler Dosierung, macht auf Dauer krank!

Warum macht isoliertes ***Natriumchlorid*** (NaCl) krank? Wie schon erwähnt, ist der Organismus seit Urzeiten darauf ausgerichtet, sein NaCl aus der Nahrung zu gewinnen und gegebenenfalls selbst aus den Nahrungsbestandteilen herzustellen. Bei dem mit der Nahrung zugeführten Salz sind in der Regel alle Begleitstoffe (VEMBAS: Vitamine, ***Enzyme***, Mineralien, ***Biophotonen***, Aminosäuren, Spurenelemente) enthalten, um das Salz ohne Gefährdung von den körpereigenen Zellen und dem Stoffwechsel verarbeiten zu können.

Industriell hergestelltes Speisesalz hat keine anderen Bestandteile. Es ist reines ***Natriumchlorid***. Führen wir das dem Körper zu, muss dieser die anderen Bestandteile aus dem Organismus entnehmen und stehen so anderen wichtigen Stoffwechselvorgängen nicht mehr zur Verfügung → wir werden krank! Manche Hersteller fügen dem „nackten" NaCl weitere isolierte, industriell hergestellte Mineralien wie z. B. Magnesium, Kalium, Calcium, Mangan hinzu, weil die gesundheitliche Gefährdung durch reines NaCl mittlerweile erkannt wurde.

Ein weiteres verbreitetes Salz ist das Meersalz. Es wird durch Verdunstung des Meerwassers hergestellt. Das bedeutet, alle gelösten Feststoffe und Salze, die im Meerwasser vorhanden sind, sind auch in dem Salz, wenn auch nur in sehr geringen Mengen enthalten. Das sind Jodverbindungen, giftige Schwermetallverbindungen, aber auch gesunde Spurenelemente und Mineralien, weshalb dieses Salz in der Gourmetküche so geschätzt wird. Der Unterschied von normalem Meersalz und Fleur de Sel ist: Das Meersalz wird meistens gereinigt, da es noch Algenbestandteile und Bakterien sowie Schwebstoffe aus Silikaten enthält. Außerdem wird der unerwünschte bittere Beigeschmack von Magnesiumsulfat entfernt. Es wird auch ungereinigtes Meersalz angeboten, das von seiner Färbung eher dreckig grau wirkt. Aus sehr sauberen Gebieten gibt es auch blütenweißes ungereinigtes Meersalz.

Das Fleur de Sel wird aus den Salzkristallen gewonnen, die

sich als Erstes an der Oberfläche der konzentrierten Salzwasserlösung bilden, der sogenannten Salzblume. Da der Anteil dieser Kristalle im Vergleich zum Restsalz sehr gering ist, ist dieser ungereinigte, naturbelassene Salzanteil etwas teurer. Je nach Ernteregion schmeckt das Salz wegen der unterschiedlichen Zusammensetzung verschieden.

Meersalz wird meist als grobes Salz für Salzmühlen angeboten, da es einen zum Vergleich mit Speise bzw. Tafelsalz recht hohen Wassergehalt besitzt. Und wegen der fehlenden Rieselhilfen würde es im feinen Zustand deshalb schlechter rieselfähig sein.

Das gesündeste Salz ist das naturbelassene, Millionen Jahre alte Steinsalz. Es stammt aus einer Zeit, als die Meere noch unbelastet waren, enthält wertvolle Spurenelemente, Mineralien und gespeicherte Energie der Erdschwingung. Über die Haltbarkeit braucht man sich keine Gedanken zu machen. Es hat etliche Millionen Jahre gehalten, dann wird es zumindest unser eigenes Leben auch überstehen. Auch dieses Salz sollte man nur grobkörnig für die Salzmühle verwenden, da es einen höheren Wassergehalt besitzt und ohne Rieselhilfen sonst leichter klumpen kann.

Stoffwechseltypen und Blutgruppen

Jeder Mensch hat einen anderen Stoffwechsel, dennoch kann man in der Gesellschaft gleiche oder ähnliche Stoffwechseltypen erkennen. Innerhalb der Familie existiert meist eine annähernd gleiche Stoffwechseltätigkeit, die entweder von der Seite der Mutter, des Vaters oder beider vererbt wird. Ernährt man sich innerhalb der Familie ähnlich, wird nicht die Krankheit der Vorfahren vererbt, sondern der ähnliche Stoffwechseltyp lässt, bedingt durch die Fehlernährung, die gleichen Krankheiten entstehen. Man kann den „vererblichen" Krankheiten entfliehen, indem man sich so ernährt, dass der Stoffwechsel nicht beeinträchtigt wird und unsere ***Symbionten*** sich in ihrem Biotop, nämlich unserem Körper, wohlfühlen. Mit der in diesem Buch beschriebenen MP-Ernährung funktioniert das.

Es gibt einige Stoffwechseltypen, die immer wieder anzutreffen sind. Das sind z.B. der Rheumatyp, der Typ für koronare Herzkrankheiten, der ***Arteriosklerose***typ, der Diabetes-Typ-2-Stoffwechseltyp, der Allergietyp, der Darmproblemtyp, der Krebstyp, der Depressionstyp, der Schilddrüsentyp, der Migränetyp und viele mehr. Bei vielen Menschen jedoch vermischen sich die Neigungen. Daher kann der Rheumatyp auch Krebs oder ***Arteriosklerose*** bekommen und, und, und.

In meiner Familie z.B. liegt der Rheumatyp vor. Beide Elternteile sind mit Rückenbeschwerden belastet inkl. Bandscheibenvorfall, meine Geschwister auch. Mein Vater bekam Arthritis, ich hatte es auch im Anfangsstadium bekommen. Im gleichen Alter wie meine älteren Geschwister sollte ich auch einen Bandscheibenvorfall im Lendenbereich bekommen. Ständige Rückenschmerzen in dieser Gegend waren an der Tagesordnung. Ich konnte den Vorfall jedoch durch eine radikale Ernährungsumstellung auf die MP-Ernährung sowie eine Organ- und Gewebereinigung und eine Entsäuerung abwenden, einschließlich aller Schmerzen. Meine Familienmitglieder sind leider nicht von einer anderen Lebensweise zu überzeugen. Denen fehlt einerseits das Verständnis der komplexen Zusammenhänge von Ernährung und des Stoffwechsels. Auf der anderen Seite sind sie so in der industriegesellschaftlichen Lebensweise eingefahren, dass sie da gar nicht raus möchten bzw. keinen Gedanken daran verschwenden. Diese Denkweise liegt bei geschätzten 95 % der Bevölkerung in den Industrienationen vor. Wer den Schalter zum Umdenken nicht sucht oder nicht findet, wird irgendwann von seinen eigenen ***Symbionten*** chronisch krank gemacht. Man beginnt zu leiden und seine Nächsten müssen das Leiden miterleben und Opfer bringen. Das geht dann bis zum Tod. Warum ersparen wir uns das nicht alles und leben einfach gesund und beschwerdefrei? Die einen sagen: „Da ich irgendwann sowieso sterben muss, genieße ich das Leben, so gut es geht, warum denn einschränken?“ Dass diese Leute aber womöglich im Alter chronisch krank werden, leiden und gepflegt werden müssen, darüber wollen sie im Moment nicht nachdenken. Warum soll man sich nicht wünschen, gesund das hohe Alter zu genießen? Für mich klingt dieses Ziel angenehmer.

Zurück zum Thema. Man kann nicht pauschal sagen, dass ein Raucher Krebs bekommen muss oder dass er ein Raucherbein bekommt. Das hängt alles von der vererbten Stoffwechsellage des einzelnen Organismus ab. Und was am wichtigsten ist, es hängt viel davon ab, wie man sich ernährt, wie viel Sport man macht und wie viele ***Antioxidantien*** dem Organismus zur Verfügung gestellt werden, um dem oxidativen Stress der Rauchersucht entgegenzuwirken. Ich vergleiche das mit einem gleichbleibenden Hammerschlag auf eine verputzte Wand. Das entstandene Loch kann ich füllen und wieder verputzen. Dann kann ich wieder draufhauen und das Spiel beginnt von vorne. Mache ich aber das Loch nicht zu, wird irgendwann die Mauer einbrechen. Deshalb erst gar nicht den Hammer (Zigarette) in die Hand nehmen, dann brauche ich auch keine Löcher zu stopfen.

Ein anderes Beispiel aus eigener Erfahrung: Mein Stoffwechsel ist so gestrickt, dass ich bei Ernährung mit Mehlprodukten und zuckerhaltigen Lebensmitteln erhöhte Blutfettwerte bekomme, die meine Leber belasten. Das habe ich vererbt bekommen. Stelle ich die falsche Ernährung ein, verschwinden die Symptome, allerdings sollte man nach der Umstellung eine Leberreinigung durchführen, damit der ganze Dreck der Fehlernährung wieder rauskommt und die Leber wieder richtig arbeiten kann. Eine andere Person leidet bei dieser Art der Ernährung womöglich an Gallensteinen und bekommt die Galle entfernt. Wiederum eine andere Person bekommt vielleicht ein Rückenleiden oder eine Neurodermitis. Sie sehen, eine Ernährungsweise kann viele verschiedene mögliche Auswirkungen haben. Optisch gesehen kann man manche Stoffwechselveränderungen bzw. Krankheiten (auch noch nicht ausgebrochene Erkrankungen) am äußeren Erscheinungsbild erkennen. Das nennt man ***Antlitzdiagnostik***.

Beispiele der Antlitzdiagnostik:

1. Bei vielen Diabetes-Typ-2-Kranken ist die Gesichtshaut im Bereich der Ohren-Wangen-Partie parallel feinfaltig (ab dem Alter ca. 60+ erkennbar). Der Körpergeruch ändert sich wegen der Stoffwechseländerung. Hunde können einen noch nicht diagnostizierten Diabetes bei einem Menschen riechen, während wir noch nicht einmal daran denken.

2. Bei vielen Personen können sich ab dem Alter ca. 40+ im Ohrläppchen Diagonalfalten bilden. Manchmal nur eine, oft auch zwei oder drei. Bei den meisten dieser Menschen stellt

sich im Alter eine koronare Herzkrankheit ein oder einfach eine ***Arteriosklerose***, die zu einem Schlaganfall oder einem Infarkt irgendwelcher Art führen kann. Kommt eine Sauerstoffunterversorgung der ***Erythrozyten*** dazu, z. B. bei Rauchern, so können sich parallel verlaufende Falten vor dem Ohr bilden, die bis zu den Koteletten reichen können (ab dem Alter ca. 40+ erkennbar).

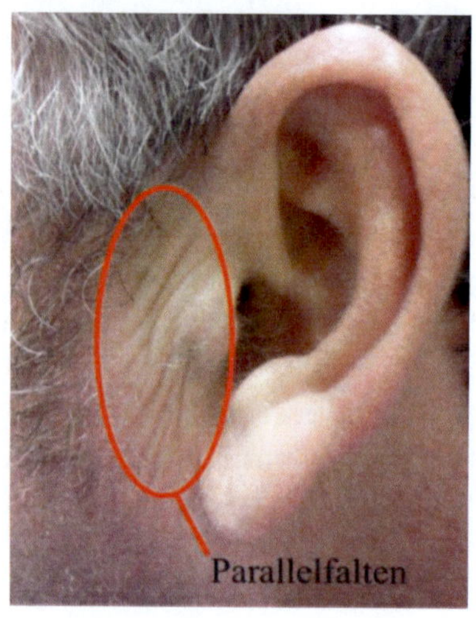

Bild 30

Der Mann auf Bild 30 ist 50 Jahre alt, hat etwa 30% seiner Körpermasse Übergewicht und ist Raucher. Man kann an den stark ausgeprägten Parallelfalten zwischen Ohr und Koteletten eine starke Übersäuerung mit Sauerstoffunterversorgung des Gewebebereiches erkennen. Weiterhin bestätigt sich dieser Hinweis an dem schlecht durchbluteten weißen Areal des gleichen Bereiches. Ferner ist die restliche Haut am Hals und im Gesicht rötlich gefärbt mit leichtem Gänsehautmuster am seitlichen Halsbereich in Richtung Ohrspeicheldrüse. Letztere

Merkmale sind typisch für Raucher und Alkoholiker. Hier lagern sich Gifte im Unterhautfettgewebe ab, mit denen der Körper ständig beschäftigt ist, sie zu eliminieren, indem Entzündungen provoziert werden. Gibt man das Rauchen auf, können sich diese roten Gänsehautstellen nach einigen Jahren zu braunen Flecken umwandeln. Außerdem herrscht an dieser Stelle, bedingt durch Arteriosklerose feinster Äderchen, ein lokaler Bluthochdruck, der nicht unbedingt am Arm in gleicher Höhe gemessen werden kann. Wenn aber der Zustrom der Gifte nicht aufhört, nehmen die äußeren Zeichen auch nicht ab, im Gegenteil. In seiner Familie ist die koronare Herzkrankheit ein Thema. Da dieser Mann sich fast ausschließlich so ernährt wie die meisten Europäer und zudem noch nikotinsüchtig ist, wird er höchstwahrscheinlich in wenigen Jahren auch einen Arterienverschluss erleiden. Sein Übergewicht, verbunden mit einer starken Übersäuerung tun ihr Übriges dazu. Leider kann man ihn nicht vom Gegenteil überzeugen, genauso wenig wie die meisten unter uns. Der überwiegende Teil der Betroffenen nennt eine Sucht oder eine krankmachende Ernährung schlichtweg „Genuss“. Da der Genuss aber der Gegenspieler von Stress und Arbeit ist, wird kaum jemand auf irgendeine Art des Genusses verzichten wollen. Meist erst, wenn eine Krankheit so stark ausgeprägt ist, dass eine Lebenseinschränkung folgt oder sogar der Tod zu kommen droht, ist man bereit, den Genuss einzuschränken oder abzulegen. Oft ist es dann aber zu spät. Mein Appell an alle Eltern kleiner Kinder: Verhindern Sie bitte, dass unsere Kinder krank werden und später mal leiden müssen. Machen Sie mit bei der Ernährungsumstellung zur MP-Ernährung.

3. Leberprobleme sieht man in der Regel an den Wangen links und rechts der Nase oder auf dem Bauch im Bereich von Leber, Magen und ***Duodenum***. Hier können sich Besenreiser bilden oder die Haut kann besonders im Gesicht rot sein

und/oder schuppig verhornt (kann bereits im Kindesalter auftreten). Ich war davon auch betroffen. Bei mir fing es mit etwa 25 an. Ich hatte keine Besenreiser, aber dafür rote, schuppige Stellen an den vorderen Wangen direkt neben der Nase. Kleine Besenreiser bekam ich erst mit etwa 35 am Bauch im Bereich des linken Leberlappens und ganz wenige an der rechten Wange. Durch eine Ernährungsumstellung auf die MP-Ernährung und eine Leberreinigung sind die Symptome dann innerhalb von zwei Jahren verschwunden. Die kleinen Besenreiserchen gehen allerdings nicht mehr weg. Die Leberproblematik konnte allerdings von keinem Arzt diagnostiziert werden, weil ja noch keine richtige Leberkrankheit im Sinne der Schulmedizin vorlag. Das Einzige, was von meiner Seite aus darauf hindeutete, waren die jahrelang bestehenden hohen Blutfettwerte. Bei älteren Leuten ab ca. 60 bis 70 Jahren können sich Leberverfettung und eine schlechte Leberleistung auch an Leberflecken am Augapfel zeigen.

4. Wenn die Haut neben den Fingernägeln oder an der Nagelbetthaut splisst, ist das ein Vitalstoffmangel. Viele Leute kauen dann die abstehenden Hautstiftchen ab oder ziehen sie mit den Fingern ab. Dabei reißt man sich die Haut ein und es entstehen blutende Wunden. Welche Vitalstoffe nun genau fehlen, ist nicht ganz klar. Am wahrscheinlichsten sind es B-Vitamine. Auch eine Kombination mit diversen Mineralien oder Spurenelementen ist möglich. Achtung: Bei einer starken Körperübersäuerung kommen die Vitalstoffe, die man zu sich nimmt, nur bedingt am Endverbraucher an! Selbst wenn eine Blutanalyse keinen Vitalstoffmangel ergibt, können trotzdem intrazellulär die Vitalstoffe fehlen.

5. Rote Nase: Eine chronisch rot bis dunkelrot verfärbte Nase, in der Regel mit feinen Äderchen durchzogen, deutet auf eine koronare Herzkrankheit hin. Manchmal kann die Verfär-

bung auch ins Bläuliche gehen. Normale rote Nasen in der kalten Jahreszeit haben damit nichts zu tun.

6. Kleine weiße oder gelbliche, warzenähnliche Flecken am Augenbereich oder auch hinter den Ohren, sogenannte Xanthelasmen, sind ein Zeichen einer ausgeprägten Fettspeicherkrankheit. Hier ist Vorsicht geboten. Es kann akut oder im weiteren Lebensverlauf durch ***Arteriosklerose*** zu Bluthochdruck und Infarkten kommen. Ursache dieser Krankheit ist die regelmäßige jahrelange Ernährung mit zucker- und ***auszugsmehl***haltigen Speisen sowie den falschen Fetten.

7. Eine helle Haut mit vielen warzenähnlichen Leberflecken, meistens verbunden mit einer Fettleibigkeit deuten auf eine starke Übersäuerung des Organismus hin. Vorsicht, Krebsgefahr.

8. Faulig riechenden Mundgeruch bemerkt man leider selten an sich selbst und andere machen kaum darauf aufmerksam. Er ist ein eindeutiger Hinweis auf bakteriellen Befall im Mund- oder Rachenbereich. Gesund anmutende Menschen ohne bemerkenswerte Symptome mit diesem Geruch leiden in der Regel an ***Parodontitis***, ohne es zu merken oder zu wissen. Selbst die meisten Zahnärzte sagen einem nichts darüber. Ich selbst habe es erst im Spiegel gesehen, als meine Zahnhälse etwa ab dem 25. Lebensjahr sichtbar wurden und bei Süßem geschmerzt hatten. Später machte mich meine Frau auf diesen fauligen Geruch aufmerksam. Der Zahnarzt verordnete mir, die Zähne mit fluoridhaltigem Gelee einzuschmieren, damit die Empfindlichkeit zurückgehen sollte. Damals kannte ich die Giftigkeit des Fluorids noch nicht. Aber keiner hatte mir eine Ernährungsumstellung empfohlen, was ja die eigentliche Ursache der ***Parodontitis*** war. Nach meiner Umstellung auf die MP-Ernährung ging nämlich der faulige Geruch allmählich

weg. Fluoridhaltige Zahncremes nehme ich keine mehr und trotzdem sind meine Zähne nicht mehr so empfindlich. Die freiliegenden Zahnhälse sind leider geblieben, das Zahnfleisch geht immerhin nicht weiter zurück. Ich kenne etliche Leute, die seit Jahrzehnten diesen Geruch aus dem Mund haben. Ohne Ausnahme hat jede dieser Personen im Rentenalter eine Zahnprothese bekommen.

Nun zu den Blutgruppen. Es dürfte bekannt sein, dass es vier Blutgruppen mit jeweils positivem und negativem Rhesusfaktor gibt, nämlich A, B, AB und 0. Jede Blutgruppe hat andere ***Antigene*** bzw. keine (bei Blutgruppe 0) auf der ***Erythrozyten***oberfläche. Diese Eiweiße beeinflussen entscheidend unseren Stoffwechsel. Das bedeutet, dass jede Blutgruppe bestimmte Stoffwechseleigenschaften dem Organismus vorgibt, die zusätzlich den Hormonstoffwechsel beeinträchtigen und somit auch Grundstein für unseren Charakter sowie unsere Stimmung ist.

Blutgruppe 0

Die ursprünglichste Blutgruppe ist die Gruppe 0. Mit 41 % Bevölkerungsanteil ist es die zweitgrößte Gruppe in Deutschland nach der Blutgruppe A. Sie steht für einen willensstarken und dominanten Charakter mit fleischlastiger Ernährung, was ein Grund ist für ein höheres Magensäureniveau. In Verbindung mit der Industrieernährung und/oder Berufsstress entstehen leicht mal Geschwüre oder Krebs im Verdauungstrakt. Entsprechend sind Probleme mit dem Darm verhältnismäßig häufig. Menschen mit dieser Blutgruppe müssen keine Veganer bzw. Vegetarier werden. 1-2 Mal pro Woche kann gesundes, frisches Biofleisch (kein Schwein!) oder 2-3 Mal pro Woche gesunder, unbelasteter Fisch auf dem Speiseplan stehen. Wird allerdings Fleisch oder Fisch gegessen, sollten an diesem Tag keine kohlenhydrathaltigen Nahrungsmittel oder Getränke verzehrt werden. Getreideprodukte sollten grundsätzlich vermieden werden. Besonders Weizenprodukte sollten tabu sein! Milchprodukte, koffein- und alkoholhaltige Getränke sollten vermieden werden. Frische Früchte, Gemüse und Salate gleichen die sauren Stoffwechselprodukte des Fleischkonsums etwas aus.

Im Verdauungstrakt von Menschen mit Blutgruppe 0 ist das ***Enzym*** Phosphatase in erhöhter Menge nachweisbar. Dieses Enzym schützt vor den schädlichen Auswirkungen einer eiweißreichen Ernährung und begünstigt die Aufspaltung tierischer Fette sowie die Kalziumaufnahme. Diese Erkenntnis sollte kein Freifahrtschein für einen täglichen Fleisch- bzw. Wurstkonsum sein. Denn dieser macht mit Sicherheit auch eine Person mit Blutgruppe 0 irgendwann krank. Bei bestimmten Symptomen wie z. B. hartem Stuhlgang, Allergien, häufigen Infekten, Gelenk- und Muskelproblemen, Übersäuerungszeichen u. a. sollte sogar mittel- bis langfristig auf Fleisch verzichtet werden. Wegen der begünstigten Fettaufspaltung ist das Risiko, zu hohe Blutfettwerte zu bekommen, niedriger als bei allen anderen Blutgruppen.

Getreideprodukte, besonders die glutenhaltigen, schädigen die Dünndarmschleimhaut und führen durch Hemmung des Insulinstoffwechsels leicht zu Übergewicht. Ähnlich verhalten sich Maisprodukte.

Kohlarten hemmen die sowieso schon schwache Schilddrüsentätigkeit zusätzlich, deshalb sollen diese gemieden werden.

Nachtschattengemüse wie z. B. Aubergine, Kartoffel usw. können rheumatische Beschwerden provozieren, da deren ***Lektine*** sich in Gelenken und Gewebe einlagern. Ausgenommen davon sind Tomaten. Shiitake-Pilze und Oliven können durch die enthaltenen Schimmel***toxine*** allergische Reaktionen hervorrufen.

Die ***Lektine*** mancher Hülsenfrüchte lagern sich im Muskelgewebe ein, wo es zu Schwäche und Müdigkeit führen kann. Welche Hülsenfrüchte davon betroffen sind, können Sie in der folgenden Blutgruppen-Nahrungsmitteltabelle finden.

Isst man regelmäßig einige der in der Blutgruppen-Nahrungsmitteltabelle aufgelisteten ungeeigneten Nahrungsmittel, können einige dieser Lebensmittel ***Lektine*** enthalten, die eine insulinähnliche Wirkung besitzen und damit verhindern, dass Fettzellen abgebaut werden. Dadurch steigt der Fettanteil des Körpers weiter an und es kann durch eine Insulinresistenz zu Diabetes führen. Besonders betrifft es Mais, Weizen, Kartoffeln, Linsen, Kidneybohnen u. a.

Pflaumen, Feigen, Dörrpflaumen, Kirschen, Grapefruit und die meisten Beerenarten sind wegen der basischen Auswirkungen beim Stoffwechsel ein gesunder Ausgleich zur starken Magensäure der Blutgruppe 0. Säurebildende Früchte, wie z. B. Orange, Mandarine, Erdbeeren usw., sind wegen des ohnehin schon sauren Magens zu vermeiden. Melonen können wegen der enthaltenen Schimmel***toxine*** allergische Reaktionen auslösen. Kokosnussprodukte können zu empfindlichen Reaktionen im Stoffwechsel führen. Stark zuckerhaltige Säfte wie z. B. Apfelsaft und sauer wirkende Säfte wie z. B. Orangensaft sind zu meiden.

Sehr gut für Blutgruppe 0 sind Kombualgen. Sie schützen und pflegen die Darmschleimhaut, wirken basisch, schützen vor Geschwüren im Verdauungstrakt und regulieren den Schilddrüsenstoffwechsel.

Jod sollte nicht gesondert zugeführt werden. Meeresfrüchte, besonders Algen enthalten das benötigte Jod in bioverfügbarer Form. Blasentang schützt vor Magengeschwüren, die durch das Bakterium Heliobakter Pylori verursacht werden. Bei Blutgruppe 0 ist da jedoch Vorsicht geboten, da die Inhaltsstoffe dieser Algenart blutverdünnend wirken, weil die Blutgruppe 0 bereits schon recht dünnes Blut hat. Außerdem sollte man wegen des hohen Jodgehaltes sparsam damit umgehen. Bei vorhandenen Schilddrüsenerkrankungen sollte der Verzehr von Meeresalgen grundsätzlich mit dem behandelnden Arzt besprochen werden. Isolierter Zucker ist grundsätzlich krankheitsfördernd und sollte vom Speiseplan gestrichen werden.

Pfeffer, Essig und Süßstoffe wirken reizend auf den Verdauungstrakt.

Alfalfa (Luzerne), Aloe Vera, Große Klette, Maisgriffel sollten wegen der blutverdünnenden Wirkung weggelassen werden, da das Blut von Blutgruppe 0 bereits verhältnismäßig dünn ist.

Kaffee erhöht den schon recht hohen Magensäurespiegel weiter. Das enthaltene Koffein aktiviert das sympathische Nervensystem und führt zu einer erhöhten Adrenalinausschüttung, was zu Symptomen wie Schwitzen, Angst- oder Unruhegefühl, Zittern, erhöhter Herzfrequenz und Hungergefühl führen kann.

Ungünstig für den Stoffwechsel sind Limonaden, Cola und alkoholische Getränke. Grüner Tee ist positiv zu bewerten, denn er enthält Polyphenole, die antioxidativ wirken und schädliche Polyamine blockieren.

Vitamin-K-haltige Lebensmittel sind zur Förderung der Blutgerinnung des dünnen Blutes zu empfehlen. Das sind z. B. Leber, Eigelb, Grünkohl, Mangold, Spinat u. a. Die Vitamine A, E und K als Nahrungsergänzung sind zu sehr isoliert, um die optimale Wirkung zu erzielen und sollten deshalb vermieden werden.

Gegen den trägen Stoffwechsel können Vitamin-B-haltige Nahrungsmittel helfen, z. B. Fleisch, Innereien, Fisch, Nüsse, Obst, Grünkohl, Mangold, Spinat. Vitamin E ist in Leber, Nüssen, Blattgemüse und verschiedenen Pflanzenölen enthalten.

Eine ***Substitution*** mit Vitamin B12 und Folsäure ist dann ratsam, wenn ein Mensch mit Blutgruppe 0 an Depressionen, Hyperaktivität oder mangelnder Konzentrationsfähigkeit leidet.

Ansonsten eher nicht, wenn er sich gemäß MP-Ernährung und Blutgruppenernährung ernährt.

Produkte, die Süßholzwurzel enthalten, wie z.B. Lakritze oder Süßholzwurzeltee, können angegriffene Magenschleimhaut wiederherstellen und den Magen schützen. Zu viel davon kann allerdings Migräne erzeugen.

Was Hühnereier betrifft, gilt allgemein: Konventionelle Eier sind stark schadstoffbelastet und enthalten kaum Vitalstoffe. Bio-Eier sind schwach schadstoffbelastet und enthalten mäßig Vitalstoffe. Eier aus biodynamischer Tierhaltung sind kaum schadstoffbelastet und enthalten viele Vitalstoffe.

Sollten Sie abnehmen wollen, kann man abschließend Folgendes zusammenfassen: Glutenhaltige und maishaltige Nahrungsmittel hemmen den Insulinstoffwechsel, dadurch wird der Energieumsatz gestört und es kommt zu Fettablagerungen. Viele Hülsenfruchtarten enthalten ***Lektine***, die sich im Muskelgewebe einlagern und somit auch die Gewichtszunahme anregen. Die Blutgruppe 0 sollte regelmäßig Sport treiben, um dem evolutionären Status gerecht zu werden und den Energiestoffwechsel optimal auszunutzen.

All diese Informationen erscheinen wie ein Dschungel, sodass man am liebsten gar nichts mehr essen mag. Die meisten dieser Erkenntnisse stammen von dem Wissenschaftler Peter D´Adamo. Einige wenige habe ich hinzugefügt. Sich daran zu halten, erscheint recht schwierig. Es macht spätestens dann Sinn, wenn man eine ernährungsbedingte Krankheit hat und wieder gesund werden möchte.

Blutgruppe A

Die beste Blutgruppe, um Veganer oder Vegetarier zu werden, ist die westeuropäische Gruppe A mit dem höchsten Bevölkerungsanteil von 43 %. Sie stammt aus der Zeit, als die Menschen sesshaft wurden und begannen, Landwirtschaft zu betreiben. Das träge Immunsystem der Gruppe A ist recht krebs- und infektionsanfällig, weil es viele pathogene Bakterienarten zulässt und die Krebszellen schwer erkennt.

Da der Magen dieser Blutgruppe eine recht schwache Säure entwickelt, ist die Verdauung auch recht träge. Das spricht für einen „eingefleischten" Pflanzenfresser. Tierische Eiweiße und Fette sowie Kuhmilchprodukte sind schwer aufzuspalten, da die entsprechenden ***Enzyme*** fehlen bzw. nicht in entsprechendem Maße vorhanden sind. Besonders das ***Enzym*** Phosphatase ist wenig vorhanden. Die geringe Menge Phosphatase, die zur Verfügung steht, wird von den Blutgruppe A-***Antigenen*** deaktiviert, sodass praktisch kein Enzym mehr zur Verfügung steht. Wird trotzdem tierisches Eiweiß und Fett konsumiert, kann das zum Anstieg der Blutfettwerte führen, was letztendlich durch entstehende Giftstoffe den Darm träge und das Gemüt müde macht. Durch die entstehenden hohen Blutfettwerte kann es zu Ablagerungen in den Arterien kommen, was zu Bluthochdruck und zu Infarkten führen kann.

Wenn man auf Fleisch nicht verzichten kann, dann sollte man zumindest auf Fisch oder Geflügelfleisch umsteigen. Industriell hergestellte Fleischprodukte, die mit Nitritpökelsalz behandelt sind oder geräuchert wurden, sind magenkrebsfördernd und sollten ganz weggelassen werden.

Am besten verarbeiten kann der Verdauungstrakt pflanzliche Kost mit vielen Ballaststoffanteilen. Werden trotzdem tierische Produkte gegessen, werden diese in Fett umgewandelt und es wird eine Insulinantwort provoziert. Die Bauchspeicheldrüse leidet darunter. In Verbindung mit hohem Weißmehl- und Zuckerkonsum führt das deutlich schneller zu Diabetes. Der häufige Genuss von Fleisch erhöht die Schlackenstoffe im Darm und liefert dem Darm keine Ballaststoffe, die er dringend benötigt, was letztendlich zu ***Hämorrhoiden***, Darmpolypen oder gar Darmkrebs führen kann.

Sushi mit rohem Fisch soll vermieden werden, denn die Nährstoffe im Fisch können am besten aufgenommen werden, wenn dessen Fleisch durch Erhitzen zubereitet wurde (z. B. braten, dünsten, grillen). Fisch beinhaltet tierisches Eiweiß und soll bei Blutgruppe A nicht mehr als 3 Mal pro Woche in kleinen Mengen verzehrt werden, sonst kann es längerfristig zu einer Eiweißspeicherkrankheit führen. Ausnahme: Man isst an diesem Tag keine kohlenhydratreiche Kost (Brot, Nudeln, Kartoffeln, Reis usw.), dann kann der Körper auch ohne Kohlenhydrate aus dem Fischeiweiß und Fischfett seine benötigten Kohlenhydrate herstellen und es kommt nicht zur Eiweißspeicherkrankheit. Der Verzehr ungeeigneter Fischarten kann durch deren ***Lektine*** den Verdauungstrakt reizen und längerfristig zu Entzündungen führen.

Menschen mit dieser Blutgruppe neigen zu einer starken Schleimbildung. Bei Krankheiten, die mit starker Schleimbildung reagieren, kann der zu viele Schleim schnell zum Problem werden. Deshalb sind dringend Milch- und Weizenprodukte wegzulassen. Ebenso sollten nur Vollkornprodukte gegessen werden, da diese weniger schleimbildend sind. Auszugsmehlprodukte entziehen dem Körper Vitalstoffe und können zu dessen Schädigung beitragen. Weizenprodukte sollten auch deshalb gemieden werden, da diese sauer verstoffwechselt werden, was dem leicht basischen ***pH-Wert*** der Muskulatur nicht bekommt. Außerdem zerstört diese überzüchtete Getreideart längerfristig die Darmflora, verschleimt den Dünndarm und kann entsprechende Stoffwechselerkrankungen sowie Autoimmunerkrankungen hervorrufen. Bei den ***Sekretoren*** befindet sich das Blutgruppe A-***Antigen*** auch im Verdauungssaft des Darmes. Dadurch können Weizen***lektine*** an das A-Antigen gebunden werden und so an Schädlichkeit verlieren. Aus diesem

Grund ist es für Sekretoren der Blutgruppe A möglich, geringe Mengen an Weizenprodukten unbeschadet zu verdauen. Beim Verzehr zu vieler Weizenprodukte wird die Muskulatur zu sauer und der Energieverbrauch wird gehemmt. Das bedeutet Gewichtszunahme mit all ihren Konsequenzen.

Isolierter Zucker ist grundsätzlich krankheitsfördernd und sollte vom Speiseplan gestrichen werden.

Laut D´Adamo enthält die Weinbergschnecke ein Lektin, das bei Frauen der Blutgruppe A das Brustkrebsrisiko deutlich senken kann. Es kann sogar bei zwei der verbreitetsten Brustkrebsarten deren mutierte Zellen binden und beseitigen.

Kuhmilchprodukte sollten bei der Blutgruppe A grundsätzlich tabu sein. Das in der Kuhmilch enthaltene D-Galactosamin ist dem ***Antigen*** der Blutgruppe B ähnlich, weshalb es der Körper abweist. Außerdem sind die in der Kuhmilch enthaltenen gesättigten Fettsäuren schlecht für den Fettstoffwechsel der Blutgruppe A. Diese können das Herz gefährden und zu Fettleibigkeit führen. Weiter provoziert Kuhmilch Infektionen durch erhöhte Schleimbildung und hemmt den Stoffwechsel anderer Nahrungsmittel. Sie lässt den Dünndarm verschleimen, was zu einem verminderten Stoffwechsel anderer Nahrungsmittel führt. Dadurch können längerfristig andere Krankheiten wie z.B. Allergien oder Atemwegserkrankungen entstehen. Ziegen- oder Schafmilchprodukte sind nicht betroffen und können verzehrt werden. Bereits ***fermentierte*** Kuhmilchprodukte wie Joghurt, Kefir, Sauermilch usw. sind wegen des durch Bakterienkulturen abgebauten D-Galactosamin verträglicher. Die in der nachfolgenden Tabelle bei „+" aufgeführten Kuhmilchprodukte möglichst wenig verzehren! Sie sind zwar geeignet, aber nicht gesundheitsfördernd.

Die besten Öle für Blutgruppe A sind Olivenöl und Leinöl. Sie wirken entzündungshemmend, sind gesund fürs Herz und senken die Blutfettwerte. Das beliebte Maiskeimöl sollte weggelassen werden, da es im Stoffwechsel nicht vertragen wird.

Als sehr gute Eiweißlieferanten für den Veganer oder Vegetarier sind Nüsse und Samen bzw. deren Produkte. Besonders Erdnüsse enthalten ein gesundheitsförderndes Lektin und antioxidativ wirkendes Vitamin E. Diese Stoffe wirken vorbeugend gegen ***Arteriosklerose*** und Krebs. Geeignete Hülsenfrüchte sind eine sehr gute Zinkquelle.

Laut D´Adamo können die ***Lektine*** von Tomaten das Blut zum Verklumpen bringen, was dann zu Schlaganfall bzw. Infarkten führen kann. Da das Blut der Blutgruppe A verhältnismäßig dick ist, sind die Risiken hierfür recht hoch. Paprika und ***fermentierte*** Oliven reizen den Magen. Kidneybohnen und Limabohnen verlangsamen den Stoffwechsel, indem sie die Verdauungs***enzyme*** und die Insulinproduktion hemmen. Somit werden die Bohneneiweiße nicht vollständig verdaut und können Schaden im Organismus anrichten. Es kann zum Reizdarmsyndrom, aber auch im schlimmsten Fall zur Leberzirrhose führen. Außerdem können Limabohnen, Kidneybohnen und Kichererbsen die Insulinausschüttung hemmen, was zu einem Anstieg des Blutzuckers führen kann.

Ingwer ist sehr gut für die Magensaftproduktion, welche bei Blutgruppe A eher schwach ausgeprägt ist.

Meeresalgen sind eine wichtige Jodquelle und enthalten reichlich Spurenelemente und Mineralien. Doch Vorsicht: Bei Schilddrüsenerkrankungen vor dem Verzehr von Meeresalgen mit dem behandelnden Arzt darüber sprechen.

Ananas enthält das ***Enzym*** Bromelain, was verdauungsfördernd ist. Es hilft, Proteine zu spalten, was die Verdauung tierischer Eiweiße erleichtert. Grapefruit, Kiwi und Zitrone wirken beim Verstoffwechseln basisch und enthalten krebshemmendes und abwehrstärkendes Vitamin C.

Essig und essighaltige Produkte reizen bei der magensaftschwachen Blutgruppe A die Magenschleimhaut. Grüner Tee hat starke ***Antioxidantien*** mit positiven Wirkmechanismen gegen viele Krankheiten. Aloe Vera stärkt das Immunsystem.

Kaffee regt bei Blutgruppe A die schwache Magensäure an und wirkt verdauungsfördernd (aber bitte in Maßen, denn Koffein ist ein Stoffwechselgift!).

Rotwein (am besten aus biodynamischem Anbau) hat eine positive Wirkung auf das Herz-Kreislauf-System der Blutgruppe A, auch hier in Maßen, denn das darin enthaltene Ethanol ist ein Stoffwechselgift und kann süchtig machen!

Was Hühnereier betrifft gilt allgemein: Konventionelle Eier sind stark schadstoffbelastet und enthalten kaum Vitalstoffe. Bio-Eier sind schwach schadstoffbelastet und enthalten mäßig Vitalstoffe. Eier aus biodynamischer Tierhaltung sind kaum schadstoffbelastet und enthalten viele Vitalstoffe.

Sollten Sie abnehmen wollen, kann man abschließend Folgendes zusammenfassen: Fleisch macht die Blutgruppe A müde und träge, weil der Verdauungstrakt es durch die geringen Verdauungssäfte nur schwer verdauen kann. Dadurch wird das Fleisch eher als Fett gespeichert. Milchprodukte zählen mit ihren gesättigten Fettsäuren auch zu den schwer verdaulichen Nahrungsmitteln und kann auch zur Gewichtszunahme führen.

Blutgruppe B

Die Gruppe B ist mit 11 % Bevölkerungsanteil die Blutgruppe der Nomadenvölker in Asien. Sie lebten mit Yak-Herden und nutzten deren Milch und Fleisch zur Ernährung, daher soll diese Blutgruppe Milchprodukte sehr gut vertragen.

Der Verdauungstrakt der Blutgruppe B ist recht ausgewogen und in der Ernährungsweise recht flexibel. Er besitzt ein gutes Säure-/Basengleichgewicht. Auch geringe Mengen Fleisch können problemlos verdaut werden. Ich betone „geringe Mengen Fleisch!“ Für einen hohen Fleischanteil in der Ernährung reichen die ***Enzyme*** nicht aus und es kann zu Stoffwechselproblemen und Krankheiten kommen. Da die tierischen Fette gut umgesetzt werden können, gibt es bei dieser Blutgruppe nicht so viele Betroffene mit hohen Blutfettwerten aufgrund dieser Nahrungsmittel.

Proteinreiche Nahrung wirkt sich positiv auf den Stoffwechsel aus und ist so imstande, die Blutfettwerte zu senken. Allerdings sollten mit steigender Proteinzufuhr die Kohlenhydrate reduziert werden.

Nitrat- und nitrithaltige Fleisch- und Wurstwaren sind schädlich und fördern das Magenkrebsrisiko. Fleisch beinhaltet tierisches Eiweiß und sollte bei Blutgruppe B gemäß nachfolgender Tabelle höchstens etwa 1 Mal pro Woche verzehrt werden. Man sollte keine kohlenhydratreiche Kost am Tag des Fleischkonsums (Brot, Nudeln, Kartoffeln, Reis usw.) essen, dann kann der Körper auch ohne Kohlenhydrate aus dem Fleischeiweiß und Fleischfett seine benötigten Kohlenhydrate herstellen und es kommt nicht zu einer Eiweißspeicherkrankheit. Ein regelmäßiger Verzehr ungeeigneter Fleischsorten lässt die ***Erythrozyten*** verklumpen, was das Infarktrisiko erheblich steigert.

Fisch beinhaltet ebenso wie Fleisch tierisches Eiweiß und soll bei Blutgruppe B nicht mehr als 3 Mal pro Woche in kleinen Mengen verzehrt werden, sonst kann es längerfristig zu einer Eiweißspeicherkrankheit führen. Ausnahme: Man isst an diesem Tag keine kohlenhydratreiche Kost zum Fisch (Brot, Nudeln, Kartoffeln, Reis usw.), dann kann der Körper auch ohne Kohlenhydrate aus dem Fischeiweiß und Fischfett seine benötigten Kohlenhydrate herstellen und es kommt nicht zur Eiweißspeicherkrankheit. Bedenken Sie aber, dass tierische Kost keine Ballaststoffe zur Darmpflege enthält. Längerfristig kann die Darmflora unter dem Entzug leiden und Erkrankungen verursachen.

Eine vegetarische Ernährungsweise ist nur dann sinnvoll, wenn das Fleisch durch Fisch und Ei ersetzt wird. Eine vegane

Ernährungsweise ist für die Blutgruppe B ungeeignet.

Was Hühnereier betrifft gilt allgemein: Konventionelle Eier sind stark schadstoffbelastet und enthalten kaum Vitalstoffe. Bio-Eier sind schwach schadstoffbelastet und enthalten mäßig Vitalstoffe. Eier aus biodynamischer Tierhaltung sind kaum schadstoffbelastet und enthalten viele Vitalstoffe.

Anders als D´Adamo behauptet, Kuhmilchprodukte seien fast alle gut verträglich, bin ich der Meinung, dass nur die A2-Kuhmilch sowie Butter und durch Bakterien bereits ***fermentierte*** Milchprodukte wie z.B. Joghurt, Kefir usw. geeignet sind. Außerdem empfiehlt D´Adamo bei Laktoseintoleranz die Einnahme von Lactase-***Enzymen***, damit die Verdauung von Kuhmilchprodukten möglich ist. Meine Meinung dazu: Wenn das körpereigene ***Enzym*** nicht da ist oder nicht ausreicht, dann ist es auch nicht vorgesehen, dieses Nahrungsmittel zu verzehren.

Selbst die Blutgruppe B, die relativ gut Milchprodukte verträgt, sollte darauf achten, keine A1-Kuhmilch und deren Produkte zu konsumieren, geschweige denn stark verarbeitete Industriemilch zu sich zu nehmen. Die in der nachfolgenden Tabelle genannten geeigneten Kuhmilchprodukte sollten aus A2-Milch bestehen.

Trotz des recht anfälligen Immunsystems der Blutgruppe B für Virus- und Autoimmunerkrankungen, ist deren Organismus imstande, Herz- und Krebserkrankungen Paroli zu bieten.

Religiös bedingte Ernährungsweisen sollten gemäß der Blutgruppen- und MP-Ernährung angepasst werden. Denn der Organismus macht vor solchen Ritualen keine Ausnahmen. Sollten Sie religiös betroffen sein, wäre es sinnvoll, eine geeignete Alternative gemäß der Blutgruppentabelle zu finden.

Weizenprodukte sollten gemieden werden, da diese sauer verstoffwechselt werden. Außerdem zerstört diese überzüchtete Getreideart längerfristig die Darmflora, verschleimt den Dünndarm und kann entsprechende Stoffwechselerkrankungen sowie Autoimmunerkrankungen hervorrufen. Beim Verzehr von Weizenprodukten, Mais und Buchweizen wird der Energieverbrauch gehemmt. Das bedeutet Gewichtszunahme mit all ihren Konsequenzen.

Isolierter Zucker ist grundsätzlich krankheitsfördernd und sollte vom Speiseplan gestrichen werden.

Die ***Lektine*** von Sesam-, Sonnenblumen- und Maisöl schädigen bei der Blutgruppe B die Verdauung. Verschiedene Nüsse und Samen werden nicht so gut vertragen. Ungeeignete Sorten verlangsamen den Stoffwechsel, verursachen eine Fettbildung und können den Insulinstoffwechsel beeinträchtigen.

Die meisten Gemüsesorten werden sehr gut vertragen und sind sogar gesundheitsförderlich. Tomaten und einige Hülsenfrüchte sollten gemieden werden. Gerade Linsen z. B. hemmen die Nährstoffaufnahme und bremsen ähnlich wie Nüsse den Stoffwechsel aus und können besonders in Verbindung mit Weizenprodukten zu Fettleibigkeit führen. Geradezu verdauungsfördernd hingegen wirkt das Bromelain der Ananas.

Sollten Sie abnehmen wollen, kann man abschließend Folgendes zusammenfassen: Buchweizen, Erdnüsse, Linsen, Mais und Sesam verursachen eine Senkung des Blutzuckerspiegels nach einer Mahlzeit und sollten vermieden werden, weil dadurch leicht wieder Hunger entstehen kann, was in einem Teufelskreis endet. Glutenhaltige Nahrungsmittel hemmen den Insulinstoffwechsel, dadurch wird der Energieumsatz gestört und es kommt zu Fettablagerungen.

Blutgruppe AB

Die Blutgruppe AB mit ca. 5 % Bevölkerungsanteil ist die jüngste Blutgruppe. Sie soll erst seit etwa 1000 Jahren existieren. Sie hat das ausgeklügeltste Immunsystem. Sie ist selten und entstand vermutlich durch Kreuzung der Blutgruppen A und B. Ähnlich der Blutgruppe A ist diese anfällig für Krebs und bakterielle Infektionen. Durch eine hohe Schleimbildung bei Infektionen kann sich leicht eine Bronchitis bzw. eine Lungenentzündung entwickeln. Von der Ernährung her ist sie am flexibelsten. Dennoch verträgt sie nicht alles. Die einzigen Fleischsorten, die vertragen werden, sind Fasan, Hammel, Kaninchen, Lamm und Pute. Außerdem noch einige Fischarten. Doch sollte Fleisch nur sehr wenig verzehrt werden. Diese Blutgruppe ist sehr gut geeignet, um Vegetarier zu werden, doch nicht unbedingt Veganer.

Nitrat- und nitrithaltige Fleisch- und Wurstwaren sind schädlich und fördern das Magenkrebsrisiko, besonders weil die Blutgruppe AB wenig Magensäure bildet. Ein regelmäßiger Verzehr ungeeigneter Fleischsorten lassen die ***Erythrozyten*** verklumpen, was das Infarktrisiko erheblich steigert. Fisch beinhaltet auch tierisches Eiweiß und soll bei Blutgruppe AB nicht mehr als 3 Mal pro Woche in kleinen Mengen verzehrt werden, sonst kann es längerfristig zu einer Eiweißspeicherkrankheit führen. Ausnahme: Man isst keine kohlenhydratreiche Kost an diesem Tag zum Fisch (Brot, Nudeln, Kartoffeln, Reis usw.), dann kann der Körper auch ohne Kohlenhydrate aus dem Fischeiweiß und Fischfett seine benötigten Kohlenhydrate herstellen und es kommt nicht zur Eiweißspeicherkrankheit.

Das meiste, was die Blutgruppen A und B nicht vertragen, verträgt in der Regel auch die Blutgruppe AB nicht. Ausnahmen sind die ***geldrollen***bildenden Nahrungsmittel der Blutgruppen A und B. Diese werden oft von AB besser vertragen.

Die Anfälligkeit für Herzleiden und Krebs ist ähnlich hoch wie bei der Blutgruppe A. Glutenhaltige Getreide (bis auf Dinkel) zu essen wird damit verglichen, als ob man das falsche Benzin tanken würde. Der Stoffwechsel gerät dadurch durcheinander und verändert das Dünndarmmilieu maßgeblich.

Der Weizenkonsum ist grundsätzlich stoffwechselverlangsamend, fettsteigernd und versauernd. Ein übermäßiger Weizenkonsum ist eine Ursache für Schleimhauterkrankungen wie Erkältungen, Asthma, Bronchitis, Mittelohrentzündungen usw. Mais verhält sich gewichtssteigernd und begünstigt einen Diabetes.

Buchweizen- und Sesam***lektine,*** genauso wie Kidneybohnen- und Limabohnen***lektine*** verlangsamen den Stoffwechsel, machen müde und erschöpft und hemmen die Verdauung. Auch diese glutenfreien Sämereien können eine Gewichtszunahme zur Folge haben. Als ideale Getreidesorten haben sich Hafer, Dinkel und Reis etabliert.

Aufgrund der hohen natürlichen Schleimproduktion im Organismus von Blutgruppe-AB-Personen sollte auf den Konsum von Kuhmilchprodukten grundsätzlich verzichtet werden. Bei Entzündungen, Infekten und Darmerkrankungen wirken Milchprodukte verstärkend auf das Krankheitsgeschehen. Bereits ***fermentierte*** Kuhmilchprodukte wie Joghurt, Kefir, Sauermilch usw. sind wegen des durch Bakterienkulturen abgebauten D-Galactosamin verträglich. Positiv wirkt sich Tofu auf den Organismus der Blutgruppe AB aus. Eine gute Eiweißquelle für diese Blutgruppe ist das Hühnerei, allerdings möglichst aus biodynamischer Tierhaltung.

Bei den Nüssen ist die Erdnuss die herausragende Nussart (eigentlich Hülsenfrucht) für diese Blutgruppe. Wenn, dann nicht gesalzen. Sie soll immunstärkende Wirkung besitzen. Ungeröstete Erdnüsse sind ernährungsphysiologisch wertvoller und schmecken ähnlich wie rohe Erbsen. Bei allen anderen geeigneten Nussarten sind deren Nussmuse den ganzen Nüssen vorzuziehen.

Essige und in Essig eingelegtes sind säurebildend und für die Blutgruppe AB schädlich.

Frisches geeignetes Gemüse sollte zur täglichen Ernährung dazugehören. Es gibt dem Körper sehr viel Gutes und hilft ihm gesund zu bleiben. Die bei anderen Blutgruppen ***erythrozyten***verklumpenden Tomaten***lektine*** werden von der Blutgruppe AB gut vertragen, was einen Verzehr von Tomaten ermöglicht.

Ananas ist eine sehr gute ***enzym***reiche Verdauungshilfe. Die Grapefruit ist zwar bitter und sauer, wird aber basisch verstoffwechselt und ist die gesündeste Zitrusfrucht mit hohem Vitamin-C-Gehalt und lebergesunden Bitterstoffen. Zitronen werden ebenfalls basisch verstoffwechselt und helfen, überschüssigen Schleim zu reduzieren. Guave, Mango und Orange reizen den Magen und stören den Mineralstoffwechsel. Die Banane wirkt störend bei der Verdauung. Isolierter Zucker ist grundsätzlich krankheitsfördernd und sollte vom Speiseplan gestrichen werden. Maximal 1 Glas Rotwein pro Tag soll für das Herz-Kreislauf-System gut sein. Ich persönlich empfehle hier maximal 1 Glas pro Woche, da Alkohol ein Stoffwechselgift ist und den Organismus stark negativ beeinflusst sowie rasch zur Abhängigkeit führen kann. Eine Tasse Kaffee pro Tag abwechselnd mit grünem Tee wirkt positiv auf den Organismus.

Es gibt viele Bücher über Blutgruppenernährung bzw. Blutgruppendiäten. Da auch darin nicht vor den gefährlichen

Gluteneiweißen und Glykoproteinen aus z. B. ***Auszugsmehlen***, außerdem vor Glucosesirup und Zucker gewarnt wird, kann man auch mit einer Blutgruppendiät krank werden. Deshalb sollten sich alle Blutgruppen kombiniert mit der MP-Ernährung und der Blutgruppenernährung ernähren. Es sei denn, es besteht eine Unverträglichkeit oder eine Allergie. Auch die Blutgruppe ist mitentscheidend dafür, welche Stoffwechselerkrankung bei Fehlernährung entsteht. Da die Blutgruppen durch Ernährungsumstellung, bedingt durch Völkerwanderungen und Klimawandel entstanden sind, hängen diese maßgeblich mit der Ernährung zusammen!

Hintergrund der Blutgruppenernährung ist: Aufgrund der unterschiedlichen ***Antigene*** auf der ***Erythrozyten***oberfläche der verschiedenen Blutgruppen reagieren bestimmte Proteine bzw. Glykoproteine aus der Nahrung, die sogenannten ***Lektine***, mit den ***Antigenen*** und können so die Blutplättchen zum Verkleben bringen, können den Stoffwechsel verlangsamen oder in den Insulinstoffwechsel eingreifen. Weiter können einige ***Lektine***, allen voran das bekannte Gluten, den Dünndarm beschädigen, sodass mikroskopisch kleine Löcher in der Darmwand entstehen. Gelangen dann diese Lektine durch die löchrige Darmwand in den Blutkreislauf, werden sie von unseren Abwehrzellen als Schädlinge erkannt und eliminiert. Da manche Lektine, besonders das Gluten, Zellproteinen unseres Körpers ähneln, kann die entstehende Immunreaktion unser eigenes Gewebe angreifen. Das ist eine Ursache von Autoimmunerkrankungen.

Die Natur hat die Pflanzen***lektine*** unter anderem als Waffe gegen Fraßfeinde entwickelt. Die meisten ***Lektine*** verträgt unser Organismus ohne Weiteres. Andere Lektine wiederum werden nicht vertragen und können die roten Blutkörperchen zum Verkleben bringen. Es können sich außerdem Übelkeit oder Vergiftungserscheinungen einstellen. Längerfristig können sich auch chronische Erkrankungen entwickeln. Lektine sind allgegenwärtig. Man kann ihnen nicht ausweichen. Sie stecken in nahezu jedem Lebensmittel. Durch Kochen, Fermentieren oder Einweichen lassen sich die meisten gefährlichen Lektine reduzieren oder vernichten. Die bekanntesten Früchte, die wegen ihres giftigen Lektingehaltes gekocht werden müssen, sind Bohnen. Zum Beispiel haben rohe Kidneybohnen einen Lektingehalt von ca. 45.000 Lektineinheiten! In gekochtem Zustand enthalten Kidneybohnen nur noch ca. 300 Lektineinheiten. Viele unserer Körperzellen besitzen Rezeptoren, die aus Lektinen aufgebaut sind. Sie sind wichtig für die Zellkommunikation, für das Immunsystem, zur Zellteilung und mehr. Man kann also von Lektinen nicht pauschal behaupten, dass sie schlecht sind. Manche sind ungefährlich und manche sind tödlich.

Wenn es nur die unterschiedlichen Blutgruppen mit ihren Rhesusfaktoren gäbe, wäre es noch einigermaßen übersichtlich. Die Natur hat allerdings noch ein weiteres evolutionäres Highlight hervorgebracht. Es ist die Eigenschaft, dass unser Organismus seine ***Antigene*** nicht nur auf der ***Erythrozyten***oberfläche behält, sondern auch in den Körperflüssigkeiten und im Gewebe zur schnelleren Abwehrfähigkeit bereitstellt. Die Menschen mit dieser Eigenschaft nennt man „***Sekretoren***“. Etwa 80 % der Bevölkerung haben diesen Status. Die anderen 20% sind „Nicht-Sekretoren“. Diese Menschen haben die ***Antigene*** nur auf den ***Erythrozyten*** und sind dadurch immunologisch gesehen das „Vorgängermodell“ mit gewissen Handicaps.

Wenn Sie nicht wissen sollten, ob Sie ***Sekretor*** sind, können Sie Ihren Status bei einem Arzt oder Heilpraktiker bestimmen lassen oder Sie können über das Internet ein Test-Kid bestellen, welches Sie dann einschicken müssen. Hierzulande ist es allerdings recht schwer, diesen Test durchführen zu lassen. Bis Sie es in Erfahrung gebracht haben, sollten Sie sich gemäß der Blutgruppen-Nahrungsmitteltabellen an die Nahrungsmittel für

Sekretoren halten.

In der folgenden Blutgruppen-Nahrungsmitteltabelle habe ich absichtlich auf den Begriff „neutral wirkende“ Nahrungsmittel verzichtet, der in den meisten Büchern über die Blutgruppenernährung verwendet wird. Diese Nahrungsmittel habe ich mit „+“ bezeichnet. Die gesundheitsförderlichen Nahrungsmittel habe ich mit dem Begriff „Top“ dargestellt. Mit „-“ habe ich die Nahrungsmittel bezeichnet, die bei häufigem Verzehr eher der Gesundheit schaden. S bedeutet „***Sekretoren***“ und NS bedeutet „Nicht-Sekretoren“.

Die Tabelle ist nicht nach Nahrungsmittelkategorien geordnet, sondern alphabetisch.

Ursprünglich entwickelt hat sie Peter D´Adamo. Ich habe sie nur leicht nach MP-Kriterien abgeändert. 100 % metabolisch korrekt sind die MP-Ernährung sowie die Blutgruppenernährung nicht. Der Grund liegt in der vorherrschenden Umweltverschmutzung, der wir uns kaum entziehen können. Ein Beispiel: Manch ein Fisch der mit „+“ oder gar „Top“ deklariert ist, ist dies nur dann, wenn er metabolisch gesund ist. Da aber die Meere immer stärker mit Plastik und Schwermetallen belastet sind, sind es die Fische auch. Und somit wären sie theoretisch ungeeignet! Aber dann bliebe nicht mehr viel Essbares übrig, denn auch pflanzliche und tierische Produkte sind mit Pestiziden, Antibiotika und Medikamentenrückständen belastet. Selbst Bioprodukte werden durch verseuchtes Grundwasser und sauren Regen inklusive der giftigen Feinstaubschwebstoffe in der Luft verseucht. Eine regelmäßige bzw. stetige Körperentgiftung ist deshalb zu empfehlen. Entscheiden Sie für sich, was Sie Ihrem Körper zumuten möchten.

Sollten Sie nach Umstellung auf die MP-Ernährung und nach der Sanierung Ihres Organismus nach etwa 10 % Ihres Lebensalters immer noch gesundheitliche Probleme haben, wäre der nächste Schritt die Integration der Blutgruppenernährung in die

MP-Ernährung. Sind Sie motiviert genug, wäre beides von Anfang an das Optimum.

Blutgruppen-Nahrungsmitteltabelle

		0	A	B	AB
Aal	S	+	–	–	–
Aal	NS	+	–	–	–
Abalonepilz	S	+	+	+	–
Abalonepilz	NS	+	+	+	–
Adlerfisch	S	+	+	+	+
Adlerfisch	NS	+	Top	+	+
Adzukibohnen	S	Top	Top	–	–
Adzukibohnen	NS	+	+	–	–
Agar-Agar	S	+	+	+	+
Agar-Agar	NS	–	–	–	–
Ahornsirup	S	+	+	+	+
Ahornsirup	NS	–	+	+	–
					–
Akazie (Gummi Arabicum)	S	–	–	–	–
Akazie (Gummi Arabicum)	NS	–	–	–	–
Alfalfasprossen	S	–	Top	+	Top
Alfalfasprossen	NS	–	+	+	Top
Algen (allgemein)	S	+	+	+	+
Algen (allgemein)	NS	+	+	+	+
Algen (Blaualgen)	S	–	+	+	+

		0	A	B	AB
Algen (Blaualgen)	NS	–	+	+	+
Aloe Vera	S	–	Top	–	–
Aloe Vera	NS	–	+	–	–
Aloe Vera (Tee)	S	–	Top	–	–
Aloe Vera (Tee)	NS	–	+	–	–
Alse	S	Top	–	Top	Top
Alse	NS	Top	+	Top	Top
Amaranth	S	+	Top	–	Top
Amaranth	NS	+	Top	+	Top
Ananas	S	+	Top	Top	Top
Ananas	NS	+	Top	Top	Top
Ananassaft	S	Top	Top	Top	+
Ananassaft	NS	Top	Top	Top	+
Anis	S	+	+	+	–
Anis	NS	+	+	+	–
Apfelessig	S	+	–	+	–
Apfelessig	NS	–	–	+	–
Äpfel + Saft (alte Sorten)	S	+	Top	Top	Top
Äpfel + Saft (alte Sorten)	NS	+	Top	Top	Top
Äpfel + Saft (neue Sorten)	S	+	+	+	+
Äpfel + Saft (neue Sorten)	NS	–	+	+	+
Aprikose (+Saft)	S	+	Top	+	+
Aprikose (+Saft)	NS	–	Top	+	+
Artischocke	S	Top	Top	–	–

		0	A	B	AB
Artischocke	NS	Top	Top	+	–
Aspartam	S	–	–	–	–
Aspartam	NS	–	–	–	–
Aubergine	S	+	–	–	Top
Aubergine	NS	–	+	+	Top
Augenbohnen	S	Top	Top	–	–
Augenbohnen	NS	+	+	–	–
Austern	S	+	–	–	–
Austern	NS	+	–	–	–
Austernpilz	S	+	+	+	+
Austernpilz	NS	+	+	+	+
Avocado	S	+	+	–	–
Avocado	NS	–	+	–	–
Baldrian	S	+	+	+	+
Baldrian	NS	+	+	+	+
Balsamico-Essig	S	–	–	–	–
Balsamico-Essig	NS	–	–	–	–
Bambussprossen	S	+	+	+	+
Bambussprossen	NS	+	+	+	+
Banane	S	Top	–	Top	–
Banane	NS	Top	+	+	–
Barrakuda	S	–	–	–	–
Barrakuda	NS	–	–	+	–
Barramundi	S	+	Top	+	+

		0	A	B	AB
Barramundi	NS	+	Top	+	+
Basilikum	S	+	+	+	+
Basilikum	NS	Top	+	+	+
Baumwollsaatöl	S	–	–	–	–
Baumwollsaatöl	NS	–	–	–	–
Bergamotte-Öl	S	+	+	+	+
Bergamotte-Öl	NS	+	+	+	+
Berglinsen	S	–	Top	–	+
Berglinsen	NS	+	Top	–	+
Bier	S	+	–	+	+
Bier	NS	+	+	+	–
Bierhefe	S	+	+	+	+
Bierhefe	NS	Top	Top	+	+
Birnen und -Saft	S	+	+	+	+
Birnen und -Saft	NS	+	+	+	+
Blattsalate gemischt	S	+	+	+	+
Blattsalate gemischt	NS	+	+	+	+
Blaufisch	S	+	–	+	+
Blaufisch	NS	+	+	+	+
Blauschimmelkäse	S	–	–	–	–
Blauschimmelkäse	NS	–	–	–	–
Blumenkohl	S	–	+	Top	Top
Blumenkohl	NS	–	+	Top	Top
Bockshornklee	S	Top	+	–	–

		0	A	B	AB
Bockshornklee	NS	Top	+	–	–
Bohnen (rot)	S	+	–	+	+
Bohnen (rot)	NS	–	–	+	+
Bohnen (schwarz)	S	+	Top	–	–
Bohnen (schwarz)	NS	+	+	–	–
Bohnen (weiß)	S	+	+	+	+
Bohnen (weiß)	NS	+	+	+	+
Bohnenkraut	S	+	+	+	+
Bohnenkraut	NS	+	+	+	+
Borretschsamenöl	S	+	+	–	+
Borretschsamenöl	NS	–	+	–	+
Boysenbeeren	S	+	Top	+	+
Boysenbeeren	NS	+	Top	Top	+
Brie (Kuh)	S	–	–	+	–
Brie (Kuh)	NS	–	–	+	–
Brokkoli	S	Top	Top	Top	Top
Brokkoli	NS	Top	Top	Top	Top
Brombeeren und Saft	S	–	Top	+	Top
Brombeeren und Saft	NS	–	Top	Top	+
Brotfrucht	S	+	+	+	+
Brotfrucht	NS	+	+	+	+
Brunnenkresse	S	+	+	+	+
Brunnenkresse	NS	+	+	+	+
Bucheckern	S	–	+	+	+

		0	A	B	AB
Bucheckern	NS	–	+	+	+
Buchweizen	S	+	Top	–	–
Buchweizen	NS	–	+	–	–
Büffel	S	Top	–	+	–
Büffel	NS	Top	–	+	–
Buntbarsch	S	+	+	+	+
Buntbarsch	NS	+	+	+	+
Butter	S	+	–	+	–
Butter	NS	+	–	–	–
Butterfisch	S	+	+	–	+
Butterfisch	NS	+	+	+	+
Buttermilch	S	–	–	+	–
Buttermilch	NS	–	–	+	–
Butternüsse	S	+	+	+	+
Butternüsse	NS	+	+	+	+
Camembert	S	–	–	+	–
Camembert	NS	–	–	–	–
Cannellinibohnen	S	+	+	+	+
Cannellinibohnen	NS	+	+	+	+
Carob	S	Top	+	+	+
Carob	NS	+	+	+	+
Carrageen	S	–	–	–	–
Carrageen	NS	–	–	–	–
Cashewnüsse	S	–	–	–	+

		0	A	B	AB
Cashewnüsse	NS	–	–	–	–
Cayennepfeffer	S	Top	–	Top	–
Cayennepfeffer	NS	Top	+	+	–
Champignons	S	–	Top	+	+
Champignons	NS	+	+	+	+
Cheddar	S	–	–	–	–
Cheddar	NS	–	–	–	–
Chicorée	S	Top	Top	+	+
Chicorée	NS	Top	Top	+	+
Chili	S	+	–	+	+
Chili	NS	+	+	+	+
Chinakohl	S	+	–	Top	–
Chinakohl	NS	–	–	+	–
Cola	S	–	–	–	–
Cola	NS	–	–	–	–
Colbykäse	S	–	–	+	+
Colbykäse	NS	–	–	+	+
Couscous	S	–	+	–	+
Couscous	NS	–	–	–	+
Curcuma	S	Top	+	+	+
Curcuma	NS	Top	+	+	+
Curry	S	Top	+	Top	Top
Curry	NS	Top	+	Top	Top
Daikon	S	+	+	–	–

		0	A	B	AB
Daikon	NS	+	+	–	–
Datteln	S	+	+	+	+
Datteln	NS	+	+	+	+
Delfin	S	+	+	Top	Top
Delfin	NS	+	+	Top	Top
Dewberrys (Kratzbeeren)	S	+	+	+	–
Dewberrys (Kratzbeeren)	NS	+	+	+	–
Dicke Bohnen	S	+	Top	+	–
Dicke Bohnen	NS	–	+	+	+
Dill	S	+	+	+	+
Dill	NS	+	+	+	+
Dinkel	S	+	+	+	Top
Dinkel	NS	–	+	+	+
Dinkelmehl (Vollkorn)	S	+	+	+	Top
Dinkelmehl (Vollkorn)	NS	–	+	+	+
Dinkelmehl (Auszug)	S	–	–	–	+
Dinkelmehl (Auszug)	NS	–	–	–	–
Distelöl	S	–	–	–	–
Distelöl	NS	–	–	–	–
Dong Quai	S	+	+	+	+
Dong Quai	NS	+	+	+	+
Dorade	S	+	–	Top	Top
Dorade	NS	+	+	Top	Top
Edamer	S	–	–	+	+

		0	A	B	AB
Edamer	NS	–	–	+	+
Eichhörnchen	S	+	–	–	–
Eichhörnchen	NS	+	–	–	–
Eier (Ente)	S	+	+	–	–
Eier (Ente)	NS	+	+	–	–
Eier (Gans)	S	–	+	–	+
Eier (Gans)	NS	+	+	–	+
Eier (Huhn)	S	+	+	+	+
Eier (Huhn)	NS	+	+	+	Top
Eier (Wachtel)	S	–	+	–	+
Eier (Wachtel)	NS	+	+	–	+
Eisbergsalat	S	+	+	+	+
Eisbergsalat	NS	+	+	+	+
Eiscreme	S	–	–	–	–
Eiscreme	NS	–	–	–	–
Eisenkraut	S	+	+	+	+
Eisenkraut	NS	+	+	+	+
Emmentaler	S	–	–	+	+
Emmentaler	NS	–	–	–	–
Endiviensalat	S	+	+	+	+
Endiviensalat	NS	+	+	+	+
Enokipilz	S	+	+	+	+
Enokipilz	NS	+	+	+	+
Ente	S	+	–	–	–

		0	A	B	AB
Ente	NS	+	+	–	–
Enzian	S	–	+	–	–
Enzian	NS	–	+	–	–
Erbsen	S	+	+	+	+
Erbsen	NS	+	+	+	+
Erdbeerblättertee	S	–	+	+	Top
Erdbeerblättertee	NS	–	+	+	Top
Erdbeeren	S	–	+	+	+
Erdbeeren	NS	–	+	+	+
Erdnüsse	S	–	Top	–	Top
Erdnüsse	NS	–	Top	–	+
Erdnussbutter	S	–	Top	–	Top
Erdnussbutter	NS	–	Top	–	+
Erdnussöl	S	–	–	–	+
Erdnussöl	NS	–	+	–	+
Erntefisch	S	+	–	Top	+
Erntefisch	NS	+	Top	Top	+
Eskarol	S	+	Top	+	+
Eskarol	NS	+	Top	+	+
Essig	S	–	–	+	–
Essig	NS	–	–	+	–
Essiggurken	S	–	–	+	–
Essiggurken	NS	–	–	+	–
Estragon	S	+	+	+	+

		0	A	B	AB
Estragon	NS	Top	+	+	+
Fächerfisch	S	+	+	+	Top
Fächerfisch	NS	+	Top	+	Top
Färberdistelsamen	S	+	+	+	+
Färberdistelsamen	NS	–	–	+	+
Farmerkäse	S	+	+	Top	Top
Farmerkäse	NS	–	+	Top	Top
Fasan	S	+	–	+	–
Fasan	NS	Top	+	+	–
Feigen	S	Top	Top	+	Top
Feigen	NS	Top	Top	Top	Top
Felchen	S	+	Top	+	+
Felchen	NS	+	Top	+	+
Fenchel	S	+	+	+	+
Fenchel	NS	+	+	+	+
Feta	S	+	+	+	+
Feta	NS	–	+	+	+
Flunder	S	+	–	Top	–
Flunder	NS	+	+	+	–
Flussbarsch	S	Top	Top	+	+
Flussbarsch	NS	Top	Top	+	+
Flusskrebs	S	+	–	–	–
Flusskrebs	NS	+	–	–	–
Forelle (Bach)	S	+	+	+	–

		0	A	B	AB
Forelle (Bach)	NS	+	Top	+	+
Forelle (Lachs)	S	+	Top	+	–
Forelle (Lachs)	NS	+	Top	+	+
Forelle (Regenbogen)	S	Top	Top	+	–
Forelle (Regenbogen)	NS	Top	Top	+	+
Frischkäse (Kuh)	S	–	–	+	+
Frischkäse (Kuh)	NS	–	–	+	+
Frischkäse (Ziege)	S	+	+	Top	Top
Frischkäse (Ziege)	NS	–	+	Top	Top
Froschschenkel	S	+	–	–	–
Froschschenkel	NS	+	+	–	–
Fruchtzucker (isoliert)	S	–	–	–	–
Fruchtzucker (isoliert)	NS	–	–	–	–
Frühlingszwiebel	S	+	+	+	+
Frühlingszwiebel	NS	+	+	+	+
Galiamelone	S	+	+	+	+
Galiamelone	NS	+	+	+	+
Gans	S	+	–	–	–
Gans	NS	+	+	–	–
Gartenbohnen	S	+	+	+	+
Gartenbohnen	NS	+	+	+	+
Gartenkürbis	S	Top	Top	–	+
Gartenkürbis	NS	Top	Top	+	+
Gepökeltes	S	–	–	–	–

		0	A	B	AB
Gepökeltes	NS	–	–	–	–
Garnelen	S	+	–	–	–
Garnelen	NS	+	–	–	–
Gelatine	S	+	–	+	–
Gelatine	NS	+	–	+	–
Gelbschwanz	S	Top	+	–	–
Gelbschwanz	NS	Top	+	+	–
Gerste	S	–	+	–	+
Gerste	NS	–	+	–	+
Gerstenmalz	S	+	Top	–	–
Gerstenmalz	NS	–	+	–	–
Gewürznelke	S	+	+	+	+
Gewürznelke	NS	+	+	+	+
Ghee	S	+	+	+	+
Ghee	NS	+	+	Top	Top
Ginseng	S	+	+	Top	Top
Ginseng	NS	+	+	Top	Top
Gluten	S	–	+	–	+
Gluten	NS	–	–	–	+
Goldbarsch	S	+	+	+	+
Goldbarsch	NS	+	Top	+	+
Goldbrasse	S	+	–	+	+
Goldbrasse	NS	+	+	+	+
Gouda	S	–	–	+	+

		0	A	B	AB
Gouda	NS	–	–	+	+
Granatapfel	S	+	+	–	–
Granatapfel	NS	Top	+	–	–
Grapefruit	S	+	Top	+	Top
Grapefruit	NS	+	Top	+	Top
Grapefruitsaft	S	+	Top	+	+
Grapefruitsaft	NS	+	Top	+	+
Große Klette (Tee)	S	–	+	+	Top
Große Klette (Tee)	NS	–	+	+	Top
Grüner Tee	S	+	Top	Top	Top
Grüner Tee	NS	+	Top	Top	Top
Grünkohl	S	Top	Top	Top	Top
Grünkohl	NS	Top	Top	Top	Top
Gruyére	S	–	–	+	+
Gruyére	NS	–	–	+	+
Guarana	S	–	+	–	–
Guarana	NS	–	+	–	–
Guarkernmehl	S	–	–	–	–
Guarkernmehl	NS	–	–	–	–
Guave + Saft (frisch)	S	Top	+	+	–
Guave + Saft (frisch)	NS	Top	+	Top	–
Gurke Natur	S	–	+	+	Top
Gurke Natur	NS	–	+	+	Top
Gurkensaft	S	–	+	+	+

		0	A	B	AB
Gurkensaft	NS	–	+	+	+
Hafer	S	+	Top	+	Top
Hafer	NS	–	+	+	Top
Hagebuttentee	S	Top	+	+	+
Hagebuttentee	NS	Top	+	+	+
Haifisch	S	+	+	+	+
Haifisch	NS	+	+	+	+
Hammel	S	Top	–	Top	+
Hammel	NS	Top	+	Top	Top
Haselnüsse	S	+	+	–	–
Haselnüsse	NS	+	+	–	–
Hecht	S	Top	+	Top	Top
Hecht	NS	Top	+	+	+
Hechtbarsch	S	Top	+	Top	Top
Hechtbarsch	NS	Top	+	Top	Top
Hefe	S	–	+	+	+
Hefe	NS	–	Top	+	+
Heidelbeeren	S	Top	Top	+	+
Heidelbeeren	NS	Top	Top	Top	Top
Heilbutt	S	Top	–	Top	–
Heilbutt	NS	+	+	+	–
Helmkraut (Tee)	S	+	+	–	–
Helmkraut (Tee)	NS	+	+	–	–
Hering	S	+	–	+	+

		0	A	B	AB
Hering	NS	Top	+	+	Top
Himbeerblätter (Tee)	S	+	+	+	+
Himbeerblätter (Tee)	NS	+	+	+	+
Himbeeren	S	+	+	+	+
Himbeeren	NS	+	+	+	+
Hirse	S	+	+	Top	Top
Hirse	NS	+	+	Top	Top
Hirtentäschel (Tee)	S	–	+	–	–
Hirtentäschel (Tee)	NS	–	+	–	–
Holunderbeeren (gekocht)	S	+	+	+	+
Holunderbeeren (gekocht)	NS	+	+	Top	Top
Holunderblüten (Tee)	S	+	+	+	+
Holunderblüten (Tee)	NS	+	+	+	+
Honeyew-Melone	S	–	–	+	+
Honeyew-Melone	NS	–	–	–	–
Honig	S	+	+	+	+
Honig	NS	–	+	+	–
Honigmelone	S	+	–	+	+
Honigmelone	NS	+	–	+	+
Hopfen (Tee)	S	Top	+	–	–
Hopfen (Tee)	NS	Top	+	–	–
Hüttenkäse	S	–	–	–	–
Hüttenkäse	NS	–	+	–	–
Huflattich (Tee)	S	–	+	–	–

		0	A	B	AB
Huflattich (Tee)	NS	–	+	–	–
Huhn	S	+	+	–	–
Huhn	NS	+	+	–	–
Hummer	S	+	–	–	–
Hummer	NS	+	–	–	–
Ingwer	S	+	Top	Top	+
Ingwer	NS	Top	Top	Top	Top
Ingwertee	S	+	Top	Top	+
Ingwertee	NS	Top	Top	Top	Top
Jakobsmuscheln	S	+	–	+	+
Jakobsmuscheln	NS	+	+	–	+
Jalapeño	S	+	–	Top	+
Jalapeño	NS	+	+	+	+
Jarlsberg	S	–	–	+	+
Jarlsberg	NS	–	–	+	+
Joghurt gezuckert (Kuh)	S	–	–	–	–
Joghurt gezuckert (Kuh)	NS	–	–	–	–
Joghurt Natur (Kuh)	S	–	+	+	+
Joghurt Natur (Kuh)	NS	–	+	+	+
Joghurt gezuckert (Schaf)	S	–	–	–	–
Joghurt gezuckert (Schaf)	NS	–	–	–	–
Joghurt Natur (Schaf)	S	+	+	Top	Top
Joghurt Natur (Schaf)	NS	–	+	Top	Top
Joghurt gezuckert (Ziege)	S	–	–	–	–

		0	A	B	AB
Joghurt gezuckert (Ziege)	NS	–	–	–	–
Joghurt Natur (Ziege)	S	+	+	Top	Top
Joghurt Natur (Ziege)	NS	–	+	Top	Top
Johannisbeeren	S	+	+	+	+
Johannisbeeren	NS	+	+	Top	+
Johanniskraut (Tee)	S	–	+	+	+
Johanniskraut (Tee)	NS	–	+	+	+
Kabeljau	S	Top	Top	Top	Top
Kabeljau	NS	Top	Top	Top	Top
Kaffee	S	–	Top	+	+
Kaffee	NS	–	Top	–	+
Kaki	S	+	+	–	–
Kaki	NS	+	+	–	–
Kaktusfeigen	S	+	+	–	–
Kaktusfeigen	NS	Top	+	–	–
Kalb	S	Top	–	+	–
Kalb	NS	Top	–	+	–
Kamille (Tee)	S	+	+	+	Top
Kamille (Tee)	NS	+	+	+	Top
Kamut	S	+	+	–	–
Kamut	NS	+	+	–	–
Kaninchen	S	+	–	Top	+
Kaninchen	NS	Top	–	Top	Top
Kantalupmelone	S	–	+	+	+

		0	A	B	AB
Kantalupmelone	NS	–	–	–	–
Kardamom	S	+	+	+	+
Kardamom	NS	+	+	+	+
Karpfen	S	+	Top	+	+
Karpfen	NS	+	Top	Top	+
Kartoffeln	S	–	–	+	+
Kartoffeln	NS	–	–	+	+
Katzenminze (Tee)	S	+	–	+	+
Katzenminze (Tee)	NS	+	–	+	+
Katzenwels	S	+	+	+	+
Katzenwels	NS	+	+	+	+
Kaviar	S	+	–	Top	+
Kaviar	NS	+	+	+	+
Keimbrote	S	Top	Top	Top	Top
Keimbrote	NS	Top	+	Top	Top
Kefir	S	–	+	Top	Top
Kefir	NS	–	+	Top	Top
Kerbel	S	+	+	+	+
Kerbel	NS	+	+	+	+
Kichererbsen	S	+	–	–	–
Kichererbsen	NS	–	–	–	–
Kidneybohnen	S	–	–	Top	–
Kidneybohnen	NS	–	+	+	–
Kirschen + Saft (frisch)	S	Top	Top	+	Top

		0	A	B	AB
Kirschen + Saft (frisch)	NS	Top	Top	Top	Top
Kiwi	S	–	+	+	Top
Kiwi	NS	–	+	+	Top
Knoblauch	S	+	Top	+	Top
Knoblauch	NS	Top	+	Top	Top
Knurrhahn	S	+	+	Top	+
Knurrhahn	NS	+	+	Top	+
Kochbanane	S	–	–	+	+
Kochbanane	NS	–	+	+	+
Königskerze (Tee)	S	+	+	–	–
Königskerze (Tee)	NS	+	+	–	–
Kombualgen	S	Top	+	+	+
Kombualgen	NS	Top	+	+	+
Kohlrabi	S	Top	Top	+	+
Kohlrabi	NS	Top	Top	+	+
Kohlrübe	S	+	+	+	+
Kohlrübe	NS	+	+	+	+
Kohlsaft	S	+	+	Top	Top
Kohlsaft	NS	–	+	+	Top
Kokosmilch	S	–	–	–	–
Kokosmilch	NS	–	+	–	–
Kokosnuss	S	–	–	–	–
Kokosnuss	NS	–	+	–	–
Kokosnussöl	S	–	–	–	–

		0	A	B	AB
Kokosnussöl	NS	+	–	–	–
Kopfsalate	S	+	+	+	+
Kopfsalate	NS	+	+	+	+
Koriander	S	+	+	+	+
Koriander	NS	+	+	+	+
Krabben	S	+	–	–	–
Krabben	NS	–	–	–	–
Krake	S	–	–	–	–
Krake	NS	–	+	–	–
Krauser Ampfer (Tee)	S	+	–	+	+
Krauser Ampfer (Tee)	NS	+	–	+	+
Kreuzkümmel	S	+	+	+	+
Kreuzkümmel	NS	+	+	+	+
Kümmel	S	+	+	+	+
Kümmel	NS	+	+	+	+
Kürbiskerne	S	Top	+	–	–
Kürbiskerne	NS	+	+	+	–
Kuhmilch A1	S	–	–	–	–
Kuhmilch A1	NS	–	–	–	–
Kuhmilch A2	S	–	–	+	+
Kuhmilch A2	NS	–	–	+	+
Kumquat	S	+	+	+	+
Kumquat	NS	+	+	+	+
Kurkuma	S	Top	Top	+	+

		0	A	B	AB
Kurkuma	NS	+	+	+	Top
Lachs (Natur)	S	+	Top	Top	Top
Lachs (Natur)	NS	+	Top	+	Top
Lachs (geräuchert)	S	–	–	+	–
Lachs (geräuchert)	NS	–	–	+	–
Lachsrogen	S	–	+	–	–
Lachsrogen	NS	+	+	–	–
Lamm	S	Top	–	Top	+
Lamm	NS	+	+	Top	Top
Lauch	S	–	Top	+	+
Lauch	NS	–	Top	+	+
Leber (Kalb)	S	Top	–	+	+
Leber (Kalb)	NS	+	–	Top	+
Lebertran	S	+	+	+	+
Lebertran	NS	–	Top	+	+
Leinöl	S	Top	Top	+	+
Leinöl	NS	+	Top	Top	+
Leinsamen	S	Top	Top	+	+
Leinsamen	NS	+	Top	Top	+
Leitungswasser	S	–	–	–	–
Leitungswasser	NS	–	–	–	–
Limabohnen	S	+	–	+	–
Limabohnen	NS	+	–	Top	–
Limetten + Saft (frisch)	S	+	Top	+	+

		0	A	B	AB
Limetten + Saft (frisch)	NS	+	+	+	Top
Limonaden	S	–	–	–	–
Limonaden	NS	–	–	–	–
Lindenblüten (Tee)	S	Top	+	–	–
Lindenblüten (Tee)	NS	Top	+	–	–
Linsen (Berg)	S	–	Top	–	+
Linsen (Berg)	NS	+	Top	–	+
Linsen (grüne)	S	–	Top	–	Top
Linsen (grüne)	NS	+	Top	–	Top
Linsen (rote)	S	–	Top	–	+
Linsen (rote)	NS	+	Top	–	+
Litschi	S	–	+	+	+
Litschi	NS	–	+	+	+
Löwenzahn	S	Top	Top	+	Top
Löwenzahn	NS	Top	Top	+	Top
Löwenzahn (Tee)	S	Top	+	+	+
Löwenzahn (Tee)	NS	Top	+	+	+
Loganbeere	S	+	+	+	Top
Loganbeere	NS	+	+	+	Top
Lorbeerblätter	S	+	+	+	+
Lorbeerblätter	NS	Top	+	+	Top
Lumb	S	+	+	+	+
Lumb	NS	+	Top	+	+
Macadamianüsse	S	+	+	+	+

		0	A	B	AB
Macadamianüsse	NS	+	+	+	+
Mais	S	+	–	–	–
Mais	NS	–	+	–	–
Maisgriffel (Tee)	S	–	–	–	–
Maisgriffel (Tee)	NS	–	–	–	–
Maiskeimöl	S	–	–	–	–
Maiskeimöl	NS	–	–	–	–
Maissirup	S	–	+	–	–
Maissirup	NS	–	–	–	–
Maisstärke	S	–	+	–	–
Maisstärke	NS	–	–	–	–
Maitakepilz	S	+	Top	+	Top
Maitakepilz	NS	+	+	+	Top
Majoran	S	+	+	+	+
Majoran	NS	+	+	+	+
Makrele	S	+	Top	Top	Top
Makrele	NS	Top	Top	Top	Top
Malz	S	–	+	+	+
Malz	NS	–	+	+	+
Maltodextrin	S	–	+	–	–
Maltodextrin	NS	–	–	–	–
Mandarine + Saft (Dose)	S	–	–	–	–
Mandarine + Saft (Dose)	NS	–	–	–	–
Mandarine + Saft (frisch)	S	–	–	+	+

		0	A	B	AB
Mandarine + Saft (frisch)	NS	–	+	+	–
Mandeln	S	+	+	+	+
Mandeln	NS	+	+	+	+
Mandelessenz	S	+	+	–	–
Mandelessenz	NS	+	+	–	–
Mandeldrink	S	+	+	+	+
Mandeldrink	NS	+	+	+	+
Mandelöl	S	+	+	+	+
Mandelöl	NS	Top	+	+	+
Mango + Saft (frisch)	S	Top	–	+	–
Mango + Saft (frisch)	NS	Top	+	+	–
Mangold	S	Top	Top	+	+
Mangold	NS	Top	Top	+	+
Mariendistel (Tee)	S	+	+	+	+
Mariendistel (Tee)	NS	+	+	+	+
Maronen	S	–	+	+	Top
Maronen	NS	–	+	+	Top
Maulbeeren	S	+	+	+	+
Maulbeeren	NS	+	+	+	+
Maulbeeren (Tee)	S	Top	+	+	+
Maulbeeren (Tee)	NS	Top	+	+	+
Mayonnaise (fertig)	S	–	–	–	–
Mayonnaise (fertig)	NS	–	–	–	–
Meeräsche	S	+	+	+	+

		0	A	B	AB
Meeräsche	NS	+	Top	+	+
Meerbrasse	S	+	+	Top	Top
Meerbrasse	NS	+	+	Top	Top
Meerrettich	S	Top	Top	+	+
Meerrettich	NS	Top	+	+	+
Meerschnecke	S	–	–	–	–
Meerschnecke	NS	–	–	–	–
Melasse	S	+	Top	+	+
Melasse	NS	+	+	+	+
Melonenkürbis	S	+	+	+	+
Melonenkürbis	NS	+	+	+	+
Merlan	S	+	+	+	+
Merlan	NS	+	+	+	+
Miesmuschel	S	+	–	–	–
Miesmuschel	NS	–	+	–	–
Milch A1 (Kuh)	S	–	–	–	–
Milch A1 (Kuh)	NS	–	–	–	–
Milch A2 (Kuh)	S	–	–	+	+
Milch A2 (Kuh)	NS	–	–	+	+
Mineralwasser artesisch still	S	Top	Top	Top	Top
Mineralwasser artesisch still	NS	Top	Top	Top	Top
Mineralwasser mit Kohlens.	S	+	–	–	+
Mineralwasser mit Kohlens.	NS	+	+	–	+
Mineralwasser still	S	+	+	+	+

		0	A	B	AB
Mineralwasser still	NS	+	+	+	+
Minze	S	+	+	+	+
Minze	NS	+	+	+	+
Minze (Tee)	S	Top	+	Top	+
Minze (Tee)	NS	Top	+	Top	+
Miso	S	+	Top	–	Top
Miso	NS	–	Top	–	+
Möhren	S	+	Top	Top	+
Möhren	NS	Top	+	Top	+
Möhrensaft (frisch)	S	+	Top	+	Top
Möhrensaft (frisch)	NS	+	+	+	Top
Mohnsamen	S	–	+	–	–
Mohnsamen	NS	–	+	–	–
Molke	S	–	–	+	+
Molke	NS	–	+	+	+
Mondfisch	S	+	+	+	+
Mondfisch	NS	+	+	+	+
Monterey Jack	S	–	–	+	+
Monterey Jack	NS	–	–	+	+
Mozzarella	S	+	+	+	+
Mozzarella	NS	–	+	+	+
Münsterkäse	S	–	–	+	+
Münsterkäse	NS	–	–	+	+
Mungobohnen	S	–	–	+	+

		0	A	B	AB
Mungobohnen	NS	–	–	+	+
Mungobohnensprossen	S	–	–	+	+
Mungobohnensprossen	NS	–	–	+	+
Muskalunge	S	–	+	+	+
Muskalunge	NS	–	Top	+	+
Muskatblüte	S	–	+	+	+
Muskatblüte	NS	–	+	+	+
Muskatnuss	S	–	+	+	+
Muskatnuss	NS	+	+	+	+
Nachtkerzenöl	S	–	+	+	+
Nachtkerzenöl	NS	–	+	+	+
Natrium-L-Glutamat	S	–	–	–	–
Natrium-L-Glutamat	NS	–	–	–	–
Nektarine + Saft (frisch)	S	+	+	+	+
Nektarine + Saft (frisch)	NS	+	+	+	+
Neufchâtel	S	–	–	+	+
Neufchâtel	NS	–	–	+	+
Nudeln (Hartweizen)	S	–	+	+	+
Nudeln (Hartweizen)	NS	–	–	–	–
Okra	S	Top	Top	+	+
Okra	NS	Top	Top	+	+
Oliven grün	S	+	+	–	+
Oliven grün	NS	–	+	–	+
Oliven geschwärzt	S	–	–	–	–

		0	A	B	AB
Oliven geschwärzt	NS	–	–	–	–
Oliven schwarz	S	–	–	–	+
Oliven schwarz	NS	–	–	–	+
Olivenöl (nativ)	S	Top	Top	Top	Top
Olivenöl (nativ)	NS	Top	Top	Top	Top
Orangen +Saft (frisch)	S	–	–	+	–
Orangen +Saft (frisch)	NS	–	–	+	–
Oregano	S	+	+	+	+
Oregano	NS	Top	+	Top	+
Pak-Choi	S	+	+	+	+
Pak-Choi	NS	+	+	+	+
Paneer-Frischkäse aus frischer A2-Kuhmilch	S	–	+	Top	+
Paneer-Frischkäse aus frischer A2-Kuhmilch	NS	–	+	Top	+
Paneer-Frischkäse aus pasteurisierter Kuhmilch	S	–	–	–	–
Paneer-Frischkäse aus pasteurisierter Kuhmilch	NS	–	–	–	–
Papageifisch	S	+	+	+	+
Papageifisch	NS	+	+	+	+
Papaya + Saft (frisch)	S	+	–	Top	+
Papaya + Saft (frisch)	NS	+	–	Top	+
Paprika gelb	S	+	–	Top	–
Paprika gelb	NS	+	+	+	–

		0	A	B	AB
Paprika grün	S	+	–	Top	–
Paprika grün	NS	+	+	+	–
Paprikapulver	S	+	+	+	+
Paprikapulver	NS	+	+	+	+
Paprika rot	S	Top	–	Top	–
Paprika rot	NS	Top	+	+	–
Paranüsse	S	–	–	+	+
Paranüsse	NS	–	–	+	–
Parmesan (Kuhmilch)	S	–	–	+	–
Parmesan (Kuhmilch)	NS	–	–	+	–
Parmesan (Ziegenmilch)	S	+	+	+	+
Parmesan (Ziegenmilch)	NS	–	+	+	+
Pastinaken	S	Top	Top	Top	Top
Pastinaken	NS	+	Top	Top	Top
Pekannüsse	S	+	+	+	+
Pekannüsse	NS	+	+	+	+
Pektin	S	+	+	+	+
Pektin	NS	+	+	+	+
Perlbohnen	S	–	–	Top	Top
Perlbohnen	NS	–	+	+	+
Perlhuhn	S	+	+	–	–
Perlhuhn	NS	+	+	–	–
Petersilie	S	Top	Top	Top	Top
Petersilie	NS	Top	+	Top	Top

		0	A	B	AB
Petersilie (Tee)	S	Top	+	Top	+
Petersilie (Tee)	NS	Top	+	Top	+
Pfeffer	S	–	–	–	–
Pfeffer	NS	–	–	–	–
Pfefferminztee	S	Top	+	Top	+
Pfefferminztee	NS	Top	+	Top	+
Pfeilwurzmehl	S	+	+	+	+
Pfeilwurzmehl	NS	+	+	+	+
Pferd	S	+	–	–	–
Pferd	NS	+	–	+	–
Pfirsich	S	+	+	+	+
Pfirsich	NS	+	+	+	+
Pflaumen (frisch)	S	Top	Top	Top	Top
Pflaumen (frisch)	NS	Top	Top	Top	Top
Pflaumen (getrocknet)	S	Top	Top	+	+
Pflaumen (getrocknet)	NS	Top	Top	+	+
Pflaumensaft (frisch)	S	Top	Top	+	+
Pflaumensaft (frisch)	NS	Top	Top	+	–
Pickles	S	–	–	+	–
Pickles	NS	–	–	+	–
Piment	S	+	+	–	–
Piment	NS	+	+	–	–
Pinienkerne	S	+	+	–	+
Pinienkerne	NS	+	+	–	+

		0	A	B	AB
Pintobohnen	S	–	Top	+	Top
Pintobohnen	NS	+	Top	+	Top
Pistazien	S	–	–	–	+
Pistazien	NS	–	–	–	–
Pollak	S	–	Top	–	+
Pollak	NS	–	Top	–	+
Pommes Frites	S	–	–	–	–
Pommes Frites	NS	–	–	–	–
Pompano	S	+	+	+	+
Pompano	NS	+	Top	+	+
Popcorn	S	–	+	–	–
Popcorn	NS	–	–	–	–
Portulak	S	Top	Top	Top	Top
Portulak	NS	Top	Top	Top	Top
Preiselbeeren	S	+	Top	Top	Top
Preiselbeeren	NS	+	Top	Top	Top
Preiselbeersaft (frisch)	S	+	+	Top	Top
Preiselbeersaft (frisch)	NS	+	+	Top	Top
Preiselbeermarmelade	S	–	–	–	–
Preiselbeermarmelade	NS	–	–	–	–
Provolone	S	–	–	–	–
Provolone	NS	–	–	–	–
Puffbohnen	S	+	+	+	+
Puffbohnen	NS	+	+	+	+

		0	A	B	AB
Puffreis (Vollkorn)	S	+	+	Top	Top
Puffreis (Vollkorn)	NS	+	+	Top	Top
Pute	S	+	+	+	+
Pute	NS	+	Top	+	+
Quark (Kuh)	S	–	–	–	–
Quark (Kuh)	NS	–	–	–	–
Quark (Ziege/Schaf)	S	+	+	+	+
Quark (Ziege/Schaf)	NS	–	+	+	+
Quinoa	S	+	+	+	+
Quinoa	NS	+	+	+	+
Quitten	S	+	+	+	–
Quitten	NS	+	+	+	–
Radicchio	S	+	+	+	+
Radicchio	NS	+	+	+	+
Rapsöl (nativ)	S	+	+	–	+
Rapsöl (nativ)	NS	+	+	–	+
Rebhuhn	S	+	–	–	–
Rebhuhn	NS	Top	+	–	–
Reis (geschält)	S	–	–	+	+
Reis (geschält)	NS	–	–	+	+
Reis (Vollkorn)	S	+	Top	Top	Top
Reis (Vollkorn)	NS	+	+	Top	Top
Reisdrink	S	+	+	Top	Top
Reisdrink	NS	+	+	Top	Top

		0	A	B	AB
Reismehl (Vollkorn)	S	+	+	+	Top
Reismehl (Vollkorn)	NS	+	+	+	Top
Reissirup	S	+	+	+	+
Reissirup	NS	–	–	+	–
Reiswaffeln (pur)	S	+	Top	Top	Top
Reiswaffeln (pur)	NS	+	+	Top	Top
Relish	S	–	–	+	–
Relish	NS	–	–	–	–
Rettich	S	+	+	–	–
Rettich	NS	+	+	–	–
Rettichsprossen	S	+	+	–	–
Rettichsprossen	NS	+	+	–	–
Rhabarber	S	–	–	–	–
Rhabarber	NS	–	–	–	–
Rhabarber (Tee)	S	–	–	–	–
Rhabarber (Tee)	NS	–	–	–	–
Ricotta (Kuhmilch)	S	–	–	–	–
Ricotta (Kuhmilch)	NS	–	–	–	–
Ricotta (Ziegenmilch)	S	–	+	+	+
Ricotta (Ziegenmilch)	NS	–	+	+	+
Rind	S	Top	–	+	–
Rind	NS	Top	–	+	–
Rizinusöl	S	–	–	–	+
Rizinusöl	NS	–	–	–	+

		0	A	B	AB
Römischer Salat	S	Top	Top	+	+
Römischer Salat	NS	Top	Top	+	+
Roggen (Auszugsmehl)	S	–	–	–	–
Roggen (Auszugsmehl)	NS	–	–	–	–
Roggen (Vollkornmehl)	S	+	Top	–	Top
Roggen (Vollkornmehl)	NS	+	+	–	Top
Romanasalat	S	Top	Top	+	+
Romanasalat	NS	+	+	+	+
Rosenkohl	S	+	+	Top	+
Rosenkohl	NS	–	+	Top	+
Rosinen	S	+	+	+	+
Rosinen	NS	+	+	+	+
Rosmarin	S	+	+	+	+
Rosmarin	NS	+	+	+	+
Rotalgen	S	Top	+	+	+
Rotalgen	NS	Top	+	+	+
Rotbarsch	S	+	+	Top	+
Rotbarsch	NS	+	Top	Top	+
Rote Rüben auch Saft	S	+	+	Top	Top
Rote Rüben auch Saft	NS	+	+	Top	+
Roter Schnapper	S	Top	Top	+	Top
Roter Schnapper	NS	+	Top	+	Top
Rotklee (Tee)	S	–	–	–	–
Rotklee (Tee)	NS	–	–	–	–

		0	A	B	AB
Rotkohl	S	+	–	Top	+
Rotkohl	NS	–	–	+	+
Rotulmenrinde	S	Top	+	+	+
Rotulmenrinde	NS	Top	+	+	+
Rotulmenrinde (Tee)	S	Top	Top	+	+
Rotulmenrinde (Tee)	NS	Top	Top	+	+
Rotwein	S	+	Top	+	+
Rotwein	NS	Top	Top	Top	Top
Rotweinessig	S	–	–	+	–
Rotweinessig	NS	–	–	+	–
Rucola	S	+	+	+	+
Rucola	NS	+	+	+	+
Rübengrün	S	Top	Top	Top	Top
Rübengrün	NS	Top	Top	Top	Top
Rübenstile	S	Top	Top	Top	Top
Rübenstile	NS	Top	Top	Top	Top
Safran	S	+	+	+	+
Safran	NS	Top	+	+	+
Salbei	S	+	+	+	+
Salbei	NS	–	+	+	+
Salbei (Tee)	S	+	+	Top	+
Salbei (Tee)	NS	+	+	Top	+
Salz (Meer)	S	+	+	+	+
Salz (Meer)	NS	+	+	+	+

		0	A	B	AB
Salz (Stein)	S	+	+	+	+
Salz (Stein)	NS	+	+	+	+
Salz (Tafel)	S	–	–	–	–
Salz (Tafel)	NS	–	–	–	–
Sardellen	S	+	–	–	–
Sardellen	NS	–	+	–	–
Sauerkraut (pasteurisiert)	S	+	–	+	+
Sauerkraut (pasteurisiert)	NS	–	–	+	+
Sauerkraut (frisch)	S	Top	–	Top	Top
Sauerkraut (frisch)	NS	–	–	Top	Top
Sardinen	S	Top	Top	Top	Top
Sardinen	NS	Top	Top	Top	Top
Sauerrahm	S	–	+	+	+
Sauerrahm	NS	–	–	+	+
Schafgarbe (Tee)	S	+	+	+	+
Schafgarbe (Tee)	NS	+	+	+	+
Schafskäse	S	+	+	+	+
Schafskäse	NS	–	+	+	+
Schalotten	S	+	+	+	+
Schalotten	NS	+	+	+	+
Schellfisch	S	+	–	Top	–
Schellfisch	NS	+	+	Top	–
Schildkröte	S	+	–	–	–
Schildkröte	NS	+	+	–	–

		0	A	B	AB
Schmelzkäse	S	–	–	–	–
Schmelzkäse	NS	–	–	–	–
Schnappbarsch	S	Top	+	+	+
Schnappbarsch	NS	Top	+	+	+
Schnittlauch	S	+	+	+	+
Schnittlauch	NS	+	+	+	+
Schokolade (gesüßt mit Kokosblütenzucker, milchfrei)	S	+	+	+	+
Schokolade (gesüßt mit Kokosblütenzucker, milchfrei)	NS	+	+	+	+
Schokolade (Milch+Raffinadezucker)	S	–	–	–	–
Schokolade (Milch+Raffinadezucker)	NS	–	–	–	–
Schokolade (Zartbitter + Raffinadezucker)	S	–	–	–	–
Schokolade (Zartbitter + Raffinadezucker)	NS	–	–	–	–
Schokolade (Xylit, milchfrei)	S	+	+	+	+
Schokolade (Xylit, milchfrei)	NS	+	+	+	+
Schokolade (Yacon, milchfrei)	S	Top	Top	Top	Top
Schokolade (Yacon, milchfrei)	NS	Top	Top	Top	Top
Schwarztee	S	–	–	+	–
Schwarztee	NS	–	+	–	–
Schwarzes Johannisbeeröl	S	+	Top	+	+
Schwarzes Johannisbeeröl	NS	+	Top	+	+
Schwein	S	–	–	–	–
Schwein	NS	–	–	–	–
Schwertfisch	S	Top	+	+	+

		0	A	B	AB
Schwertfisch	NS	Top	Top	+	+
Seebarsch	S	+	+	+	+
Seebarsch	NS	+	+	+	+
Seehecht	S	+	+	Top	+
Seehecht	NS	Top	–	Top	+
Seeohr	S	+	+	+	+
Seeohr	NS	+	+	+	+
Seetang	S	Top	+	+	+
Seetang	NS	Top	+	+	+
Seeteufel	S	+	Top	Top	Top
Seeteufel	NS	+	Top	Top	Top
Seezunge	S	Top	–	Top	–
Seezunge	NS	Top	–	+	–
Sellerie (Staude)	S	+	Top	+	Top
Sellerie (Staude)	NS	+	+	+	Top
Sellerie (Knolle)	S	+	+	+	+
Sellerie (Knolle)	NS	+	+	+	+
Selleriesaft	S	+	Top	+	Top
Selleriesaft	NS	+	+	+	Top
Senf (ohne Essig)	S	+	Top	+	+
Senf (ohne Essig)	NS	+	Top	+	+
Senf (mit Essig)	S	–	+	+	–
Senf (mit Essig)	NS	–	+	+	–
Senfpulver	S	+	+	+	+

		0	A	B	AB
Senfpulver	NS	+	+	+	+
Senfkohlblätter	S	–	+	Top	Top
Senfkohlblätter	NS	–	+	Top	Top
Sennesblätter	S	+	+	–	+
Sennesblätter	NS	+	–	–	+
Sennesblätter (Tee)	S	–	+	–	–
Sennesblätter (Tee)	NS	–	+	–	–
Sesamöl (nativ)	S	+	+	–	–
Sesamöl (nativ)	NS	+	Top	–	–
Sesamsamen	S	+	+	–	–
Sesamsamen	NS	+	+	–	–
Shiitakepilz	S	–	–	Top	–
Shiitakepilz	NS	–	+	Top	–
Sobanudeln	S	+	Top	–	–
Sobanudeln	NS	–	+	–	–
Sojabohnen	S	+	Top	+	Top
Sojabohnen	NS	–	+	–	+
Sojaflocken	S	+	Top	–	+
Sojaflocken	NS	–	+	–	+
Sojakäse	S	+	Top	–	+
Sojakäse	NS	–	+	–	–
Sojadrink	S	+	Top	–	+
Sojadrink	NS	–	+	+	–
Sojaöl (nativ)	S	–	+	–	+

		0	A	B	AB
Sojaöl (nativ)	NS	–	+	–	+
Sojaschrot	S	+	Top	–	+
Sojaschrot	NS	–	+	–	+
Sojasoße	S	+	Top	–	+
Sojasoße	NS	–	+	–	+
Sonnenblumenkerne	S	–	+	–	–
Sonnenblumenkerne	NS	–	–	–	–
Sonnenblumenöl (nativ)	S	–	+	–	–
Sonnenblumenöl (nativ)	NS	–	+	–	–
Sonnenblumenöl (raffiniert)	S	–	–	–	–
Sonnenblumenöl (raffiniert)	NS	–	–	–	–
Sonnenfisch	S	+	+	–	–
Sonnenfisch	NS	+	–	–	–
Sonnenhut (Tee)	S	–	+	+	Top
Sonnenhut (Tee)	NS	–	+	+	Top
Sorbet (mit Raffinade-Zucker)	S	–	–	–	–
Sorbet (mit Raffinade-Zucker)	NS	–	–	–	–
Sorbet (ohne Raffinade-Zucker)	S	+	–	+	–
Sorbet (ohne Raffinade-Zucker)	NS	+	–	+	–
Spargel	S	+	+	+	+
Spargel	NS	+	+	+	+
Spinat auch Saft	S	Top	Top	+	+
Spinat auch Saft	NS	Top	Top	+	+
Spirituosen	S	–	–	–	–

		0	A	B	AB
Spirituosen	NS	–	–	–	–
Stachelbeeren	S	+	+	+	Top
Stachelbeeren	NS	+	Top	+	Top
Sternfrucht	S	+	+	–	–
Sternfrucht	NS	+	+	–	–
Stint	S	+	+	+	+
Stint	NS	+	+	+	+
Stör	S	Top	+	Top	Top
Stör	NS	Top	+	Top	Top
Strauß	S	+	+	+	+
Strauß	NS	Top	+	+	+
Streifenbarsch	S	Top	–	–	–
Streifenbarsch	NS	Top	–	–	–
Süßholzwurzel	S	Top	–	Top	Top
Süßholzwurzel	NS	+	+	Top	Top
Süßholzwurzeltee	S	Top	–	Top	Top
Süßholzwurzeltee	NS	+	+	Top	Top
Süßkartoffeln	S	+	+	Top	+
Süßkartoffeln	NS	Top	+	Top	+
Tahin	S	+	+	–	–
Tahin	NS	+	+	–	–
Tamari	S	+	Top	+	+
Tamari	NS	–	+	+	+
Tamarinde	S	+	+	+	+

		0	A	B	AB
Tamarinde	NS	+	+	+	+
Tapioka	S	+	+	–	–
Tapioka	NS	–	+	+	–
Taro	S	–	+	–	+
Taro	NS	–	+	–	–
Taube	S	+	+	–	–
Taube	NS	+	+	+	–
Teff	S	+	–	–	–
Teff	NS	+	+	–	–
Tempeh	S	+	Top	–	Top
Tempeh	NS	–	+	–	+
Thymian	S	+	+	+	+
Thymian	NS	+	+	+	+
Thymian (Tee)	S	+	+	+	+
Thymian (Tee)	NS	+	+	+	+
Tintenfisch	S	–	–	+	+
Tintenfisch	NS	–	–	+	+
Thunfisch	S	+	+	+	+
Thunfisch	NS	+	+	+	+
Topinambur	S	Top	Top	–	–
Topinambur	NS	Top	Top	+	–
Tofu	S	+	Top	–	Top
Tofu	NS	–	+	–	+
Tomaten auch Saft	S	+	–	–	+

		0	A	B	AB
Tomaten auch Saft	NS	+	+	–	Top
Tomaten-Ketchup	S	–	–	–	–
Tomaten-Ketchup	NS	–	–	–	–
Trauben + Saft (frisch)	S	+	+	Top	Top
Trauben + Saft (frisch)	NS	+	+	Top	Top
Traubenzucker isoliert	S	–	–	–	–
Traubenzucker isoliert	NS	–	–	–	–
Truthahn	S	+	+	+	+
Truthahn	NS	+	Top	+	+
Vanille	S	+	+	+	+
Vanille	NS	–	+	+	+
Vanillin	S	–	–	–	–
Vanillin	NS	–	–	–	–
Venusmuschel	S	+	–	–	–
Venusmuschel	NS	+	–	–	–
Vogelmiere (Tee)	S	Top	+	+	+
Vogelmiere (Tee)	NS	Top	+	+	+
Wacholder	S	–	–	–	+
Wacholder	NS	–	–	–	–
Wachtel	S	–	–	–	–
Wachtel	NS	+	+	–	+
Waldhuhn	S	+	+	–	–
Waldhuhn	NS	+	+	–	–
Walnussöl (nativ)	S	+	Top	+	Top

		0	A	B	AB
Walnussöl (nativ)	NS	Top	Top	Top	Top
Walnüsse	S	Top	Top	+	Top
Walnüsse	NS	Top	Top	Top	Top
Wasserkastanien	S	+	+	+	+
Wasserkastanien	NS	+	+	+	+
Wassermelone	S	+	+	+	+
Wassermelone	NS	+	Top	+	+
Weinbergschnecke	S	+	Top	+	+
Weinbergschnecke	NS	+	Top	Top	+
Weinstein	S	+	+	+	+
Weinstein	NS	+	+	+	+
Weißbarsch	S	Top	+	+	+
Weißbarsch	NS	Top	Top	+	+
Weißbirke (Tee)	S	+	+	+	+
Weißbirke (Tee)	NS	+	+	+	+
Weißdorn (Tee)	S	+	+	+	Top
Weißdorn (Tee)	NS	+	+	+	Top
Weißeichenrinde (Tee)	S	+	+	+	Top
Weißeichenrinde (Tee)	NS	+	+	+	Top
Weißer Andorn (Tee)	S	+	+	+	+
Weißer Andorn (Tee)	NS	+	+	+	+
Weiße Rüben	S	Top	Top	+	+
Weiße Rüben	NS	+	Top	+	+
Weißfisch	S	+	Top	+	+

		0	A	B	AB
Weißfisch	NS	+	Top	+	+
Weißkohl	S	+	–	Top	+
Weißkohl	NS	–	–	+	+
Weißstör	S	+	Top	–	–
Weißstör	NS	+	–	–	–
Weißwein	S	+	+	+	+
Weißwein	NS	Top	Top	Top	+
Weißweinessig	S	–	–	+	–
Weißweinessig	NS	–	–	+	–
Weizen	S	–	+	–	–
Weizen	NS	–	–	–	–
Weizenkeime	S	–	–	–	+
Weizenkeime	NS	–	–	–	–
Weizenkeimöl (nativ)	S	–	+	+	+
Weizenkeimöl (nativ)	NS	–	+	+	+
Weizenkleie	S	–	–	–	+
Weizenkleie	NS	–	–	–	+
Weizenmehl (Vollkorn)	S	–	+	–	+
Weizenmehl (Vollkorn)	NS	–	–	–	–
Weizenmehl (Auszug)	S	–	–	–	–
Weizenmehl (Auszug)	NS	–	–	–	–
Wels	S	–	–	+	+
Wels	NS	+	–	+	+
Wild	S	Top	–	Top	–

		0	A	B	AB
Wild	NS	Top	–	Top	+
Wildreis	S	+	+	–	Top
Wildreis	NS	+	+	+	Top
Wintergrün	S	+	–	+	+
Wintergrün	NS	+	+	+	+
Wintergrünöl	S	+	–	+	+
Wintergrünöl	NS	+	+	+	+
Wintermelone	S	+	+	+	+
Wintermelone	NS	+	–	+	+
Wittling	S	+	Top	–	–
Wittling	NS	+	Top	–	–
Wolfsbarsch	S	+	+	–	–
Wolfsbarsch	NS	+	+	–	–
Worcestersoße	S	–	–	–	–
Worcestersoße	NS	–	–	–	–
Yaconsirup	S	Top	Top	+	+
Yaconsirup	NS	Top	Top	+	+
Yamswurzel	S	+	–	Top	Top
Yamswurzel	NS	+	–	Top	Top
Youngberry	S	+	+	+	+
Youngberry	NS	+	+	+	+
Yucca	S	–	–	–	+
Yucca	NS	–	–	–	+
Zackenbarsch	S	+	–	Top	Top

		0	A	B	AB
Zackenbarsch	NS	+	+	Top	Top
Ziege	S	+	–	Top	+
Ziege	NS	+	+	Top	+
Ziegenkäse (Rohmilch)	S	+	+	Top	Top
Ziegenkäse (Rohmilch)	NS	–	+	Top	Top
Ziegenkäse (pasteurisiert)	S	+	+	+	+
Ziegenkäse (pasteurisiert)	NS	–	+	+	+
Ziegenmilch (Rohmilch)	S	–	+	Top	Top
Ziegenmilch (Rohmilch)	NS	–	–	Top	Top
Ziegenmilch (pasteur.)	S	–	+	+	+
Ziegenmilch (pasteur.)	NS	–	–	+	+
Ziegelfisch	S	Top	–	+	+
Ziegelfisch	NS	Top	+	+	+
Zimt	S	+	+	–	+
Zimt	NS	–	+	–	+
Zitrone + Saft (frisch)	S	+	Top	+	Top
Zitrone + Saft (frisch)	NS	+	Top	+	Top
Zucchini	S	+	+	+	+
Zucchini	NS	+	+	+	+
Zucker (braun)	S	–	–	–	–
Zucker (braun)	NS	–	–	–	–
Zucker (Kokosblüten)	S	+	+	+	+
Zucker (Kokosblüten)	NS	+	+	+	+
Zucker (Rohrohr)	S	–	–	–	–

		0	A	B	AB
Zucker (Rohrohr)	NS	–	–	–	–
Zucker (Rohr)	S	–	–	–	–
Zucker (Rohr)	NS	–	–	–	–
Zucker (Vollrohr)	S	+	+	–	–
Zucker (Vollrohr)	NS	–	+	–	–
Zucker (weiß)	S	–	–	–	–
Zucker (weiß)	NS	–	–	–	–
Zuckermelone	S	+	+	+	+
Zuckermelone	NS	+	+	+	+
Zuckerschoten	S	+	+	+	+
Zuckerschoten	NS	+	+	+	+
Zwiebeln	S	Top	Top	+	+
Zwiebeln	NS	Top	Top	+	+

Impfen – ein gefährlicher Segen

Das Impfen ist eine Methode der Immunisierung, welche bereits die Chinesen in der Zeit vor Christus anwendeten. Damals und auch im 18. Jahrhundert in Europa wurden Körperflüssigkeiten infizierter Menschen oder Tiere dazu benutzt, um Gesunde zu impfen. Damit sollten die Menschen vor der entsprechenden Krankheit geschützt werden. Es sind aktuell verschiedene Impfarten in Verwendung. Hier die gängigsten aus der Schulmedizin:

1. die Impfung mit lebenden, replikationsfähigen Keimen
2. die Impfung mit toten, nicht replikationsfähigen Keimen
3. die Passiv-Impfung mit Antikörpern ohne ***pathogene*** Keime

Die Impfung mit Lebendkeimen hat den Vorteil, dass sie in der Regel ein Leben lang schützt. Nach dieser Impfung können evtl. schwache Symptome der echten Krankheit ausgelöst werden. Für immunschwache Menschen ist diese Art der Impfung nicht geeignet. Lebendimpfstoffe werden z. B. bei der Impfung gegen Masern, Mumps, Röteln und manche Grippearten verabreicht.

Die Impfung mit toten bzw. nicht replikationsfähigen Keimen oder sogar nur Bestandteile daraus ist etwas harmloser. Der Körper erkennt, dass hier etwas Fremdes ist und bildet Antikörper dagegen. Da aber keine Vermehrung der pathogenen Keime stattfindet, ist die vermeintliche Bedrohung schnell vorbei. Wiederholungsimpfungen müssen verabreicht werden. Totimpfstoffe werden verabreicht z. B. gegen Hepatitis, Kinderlähmung, Tetanus u. a.

Passiv-Impfungen kommen dann zum Einsatz, wenn man bereits mit einem Krankheitserreger infiziert ist und man schnelle Hilfe benötigt oder der Körper nicht genügend Antikörper herstellen kann. Die Passivimpfstoffe enthalten konzentrierte Antikörperseren, die nur akut helfen. Sie bieten also keinen längeren Schutz.

Außerdem gibt es noch die Kombinationsimpfstoffe, die einige verschiedene Erreger enthalten, um mit einer Impfung gleich mehrere Krankheiten vorzubeugen. Diese belasten das Immunsystem sehr stark mit teilweise unerforschten Folgen.

Im Grunde sind Impfstoffe eine segensreiche Erfindung, wenn da nicht die Begleitstoffe und Verunreinigungen wären, mit ihren teils gefährlichen Nebenwirkungen, die leider von der Ärztelobby und vom Gesetzgeber verschwiegen werden. Heutzutage werden die Impfstoffe nicht so wie vor 2000 Jahren hergestellt, sondern sie werden mit etlichen chemischen Zusatzstoffen gemischt, die ich folgend erklären möchte. Oder hat Ihr Arzt Ihnen schon einmal erklärt, woraus Impfseren bestehen und wofür die ganzen Zusatzstoffe überhaupt sind? Kann ich mir nicht vorstellen.

Die am meisten in Impfstoffen verarbeiteten Zusatzstoffe sind Aluminiumhydroxid und Aluminiumphosphat. Diese Chemikalien werden als Wirkstoffbeschleuniger eingesetzt und können leichte bis schwere Gehirnschäden verursachen. Am bekanntesten sind ADHS bei Kindern, Konzentrationsstörungen, Gedächtnisverlust, Parkinson und Alzheimer. Nicht nur das Gehirn kann es treffen, sondern alles, worauf Nerven ihre Reize ausüben, z.B. Muskeln, Augen, Verdauung usw. Aluminiumsalze lagern sich im Nervengewebe ein und zerstören es!

Manch eine vermeintliche ***Autoimmunerkrankung*** kann ihren Ursprung aus den Impfstoffen haben, z.B. Rheuma, Multiple Sklerose, Neurodermitis u.a. Folgende weitere Zusatzstoffe können in Impfstoffen enthalten sein:

AS04: Wirkstoffverstärker aus einem Aluminiumsalzkomplex → Eigenschaften ähnlich von Aluminiumhydroxid, nur noch etwas stärker.

Bernsteinsäure: zur ***pH-Wert***-Regulation → nicht gefährlich.

Dextran: Ein Glucose-***Polymer***, dient als Trägerstoff und Stabilisator → nicht gefährlich.

Dinatriumadipat: Säureregulator → ungefährlich bei einmaliger Injektion. Bei häufigem Verzehr in Süßspeisen z. B. trägt es mit zur Übersäuerung des Organismus bei.

Formaldehyd: Giftiges Desinfektionsmittel → entschärft pathogene Erreger, kann aber eine Immunantwort auslösen. Kann mit Proteinen aus dem Impfstoff eine chemische Verbindung eingehen, was zur Entstehung von Carbonylen führen kann. Carbonyle lösen eine heftige Immunreaktion aus und können Schäden im Organismus verursachen. Kann zu allergischen Reaktionen, Lokal***azidose*** und Netzhautproblemen führen.

Glutaraldehyd: Giftiges Desinfektionsmittel → ähnliche Eigenschaften wie Formaldehyd, zusätzlich stark giftig für Wasserorganismen.

Humanalbumin: Stabilisator → ein körperbekanntes Eiweiß, was allerdings injiziert zu allergischen Reaktionen führen kann. Heutzutage wird aus Kostengründen das Albumin gentechnisch hergestellt, was noch nicht bekannte Risiken birgt.

Medium 199: Nährmedium → besteht aus bis zu 60 Aminosäuren, Mineralsalzen und Vitaminen. Ebenso enthalten ist Polysorbat 80. Dieser Stoff dient als ***Emulgator*** und Stabilisator im Impfstoff. Als Emulgator kann er unerwünschten Stoffen helfen, die Blut-Hirn-Schranke zu überwinden und kann zu ***anaphylaktischen Schocks*** führen.

Natriumborat: Fungizid, Insektizid, Bakterizid → ein giftiges Salz des Elementes Bor, welches z. B. im Rattengift angewendet wird. Oral in geringem Maße eingesetzt, wird es im

Magen zu Borsäure umgewandelt, welche eine heilende Wirkung auf z.B. Arthroseerkrankungen hat und zur Reinigung von Ablagerungen in der Zirbeldrüse dient. Borsäure befindet sich in vielerlei pflanzlicher Kost, die nicht überzüchtet ist und vorwiegend biodynamisch angebaut wird. Injiziert jedoch wird Natriumborat nicht in die „gute" Borsäure umgewandelt, sondern wirkt als giftiges Salz und kann zum Flurschaden bei unseren im Blut befindlichen ***Symbionten*** führen. Folgeerkrankungen durch diesen Flurschaden sind meines Wissens nach noch nicht erforscht.

Neomycin: Antibiotikum → wird verwendet, um die Impfseren vor bakteriellen Verunreinigungen zu schützen.

Phenolrot: ***PH-Indikator*** → in der Nahrungsmittelverarbeitung verboten, bei den Impfstoffen erlaubt? Zeigt mit seiner Farbveränderung an, ob der gewünschte ***pH-Wert*** für die Zellkulturen erfüllt ist.

Phenoxyethanol: Konservierungsstoff → wird in der Industrie auch als Lösungsmittel in Kugelschreibertinten und Stempelfarben benutzt. Außerdem findet es Verwendung als Konservierungsmittel in Feuchttüchern.

Polymyxin B: Antibiotikum → wird verwendet, um die Impfseren vor bakteriellen Verunreinigungen zu schützen.

Polysorbat: ***Emulgator*** und Stabilisator im Impfstoff → Als Emulgator kann er unerwünschten Stoffen helfen, die Blut-Hirn-Schranke zu überwinden und kann zu ***anaphylaktischen*** Schocks führen.

Streptomycin: Antibiotikum → wird verwendet, um die Impfseren vor bakteriellen Verunreinigungen zu schützen.

Thiomersal: Quecksilberhaltiges Konservierungsmittel in Totimpfstoffen → steht im Verdacht für ADHS, Multiple Sklerose und Autismus mitverantwortlich zu sein. Da injiziertes Thiomersal nicht über den Verdauungsweg ausgeschieden werden kann, wird es im Gewebe, vor allem im Nervengewebe, sprich Gehirn abgelagert und hinterlässt dort seine Spuren.

Außer den genannten Stoffen können Impfstoffe mit nicht deklarierten weiteren tierischen oder fötalen Zellbestandteilen, die möglicherweise ***pathogene*** Fremdkeime enthalten, infiziert sein. Solche Verunreinigungen können zu Erkrankungen führen, die im Grunde nichts mit dem Erreger zu tun haben, gegen den geimpft wurde. Und somit ist ein direkter Zusammenhang nicht nachweisbar!

Die Impflobbyisten behaupten, dass derzeit immer mehr Leute durch fehlende Impfungen sterben, da die Anzahl der Impfgegner stetig steigt. Diese Statistik unterstützt natürlich diese Lobby, was letztendlich starken Einfluss auf die Politik hat. Aber mal ganz ehrlich: Die Leute, die da mehr sterben – sind es wirklich Ungeimpfte oder Geimpfte mit Impfschäden? Dazu gibt es keine beweiskräftige, wahrheitsgetreue Statistik. Es sterben aber statistisch gesehen deutlich mehr geimpfte Menschen an Impfschäden als ungeimpfte an den entsprechenden Krankheiten. Das ist Fakt! Der Europäische Gerichtshof hat mittlerweile sogar Impfschäden anerkannt, die einen denkbaren Zusammenhang mit der ausgelösten Krankheit und der Impfung vermuten lassen! In einem Fall hatte sich ein Mann gegen Hepatitis B impfen lassen und ist ein Jahr später an der Nervenerkrankung Multiple Sklerose erkrankt, an der er weitere zehn Jahre später gestorben ist.

Leider wurde 2020 die Masern-Impfpflicht für Kinder in Deutschland eingeführt. In meinen Augen ist das vorsätzliche Körperverletzung, möglicherweise sogar mit Todesfolge. Damit bekommen wir mal wieder ein Stück unserer Eigenverantwortung entzogen. Was Schulmediziner leider nicht wissen, ist der optimale Zeitpunkt, wann eine Impfung verabreicht werden kann, damit möglichst wenige Nebenwirkungen entstehen. Hier wird jederzeit geimpft. Ich meine nicht das Alter des Kindes oder bei Reisen ins Ausland, sondern den momentanen inneren und seelischen Zustand des Menschen sowie den Mondzyklus. Das alles hat einen Einfluss auf die positive Wirkung des Impfstoffes und auf die Nebenwirkungen. Ein versierter ganzheitlicher Mediziner kann das meines Erachtens eher beurteilen. Grundsätzlich kann man sagen, dass eine Impfung nur dann erfolgen soll, wenn man sich in einem stressfreien und sehr guten Allgemeinzustand befindet, dass man aktuell keine größeren Sorgen mit sich herumträgt und der Mond am Abnehmen ist. Am besten vormittags. Man sollte nicht gesundheitlich angeschlagen sein.

Der Impfstoffforscher Dr. Mark Randall (Name geändert) hat anonym ausgepackt, weil er es nicht mehr aushielt, sich jahrelang mit Lügen, Fälschungen, Unterdrückung und dem Wissen über die eigentliche Schädlichkeit von Impfstoffen auseinanderzusetzen. Erst durch den Tod eines ihm bekannten Kindes nach einer Impfung hat er sich dazu überwunden, dem Schweigen ein Ende zu setzen. Sein ganzes Interview ist noch im Internet zu lesen (Stand 2019).

In der Alternativmedizin gibt es keine Impfstoffe im herkömmlichen Sinne. Hier wird ein Krankheitserreger mit z.B. ***isopathischen*** Mitteln oder mit ***Nosoden*** behandelt. In der Regel ist das keine Prophylaxe wie die schulmedizinische Impfung, sondern eher eine Akutbehandlung.

Bei der Isopathie wird der Erreger gezwungen, sich in eine nicht ***pathogene*** Daseinsform zurückzuentwickeln und verliert dadurch seine krankmachende Eigenschaft. Die Nosoden funktionieren ähnlich einer Passiv-Impfung, nur eben in einer homöopathischen Dosierung. Dadurch soll dem Immunsystem Hilfestellung zur Genesung gegeben werden.

Egal für welche Art der Immunisierung man sich entscheidet, maßgeblich für die Qualität und die Schnelligkeit der Heilung ist hauptsächlich der innere Zustand von Darmschleimhaut und ***Interstitium***.

Unsere pflegebedürftigen Symbionten

Seit Beginn des Lebens befinden sich in jeder Zelle sowie im Blut eines Organismus „lebendige ***Kolloide***", sogenannte ***Symbionten*** bzw. ***Endobionten*** pflanzlicher Herkunft. Der Begriff ***Endobiont*** stammt vom Entwickler der ***Chondroitin-Therapie*** Prof. Enderlein und beschreibt eigentlich veränderliche ***Symbionten***, also Lebewesen in ***kolloid***aler Größe, die mit einem anderen Organismus in Einklang leben. Diese ***Symbionten*** unterscheiden sich aber schulmedizinisch von den uns bekannten ***Symbionten***: den Bakterien auf Haut, Schleimhaut und im Darm. Die Bakterien sind von der Schulmedizin bewiesen und anerkannt. Von der Lehre des ***Pleomorphismus*** (Vielgestaltigkeit der Symbionten) jedoch wird die Schulmedizin ferngehalten und ist daher nicht anerkannt. Der Beweis für die Existenz des ***Pleomorphismus*** von ***Symbionten*** liegt schon seit Anfang des 20. Jahrhunderts vor und wurde von Antoine Bechamp begründet. Diese Tatsache wurde aber immer wieder durch die Medizin- und Pharmalobby untergraben. Selbst der Monomorphist (Eingestaltigkeitsverfechter) Louis Pasteur, nach dem das Pasteurisieren benannt ist, prägte den bedeutenden Satz auf seinem Sterbebett: „Das Milieu ist alles, die Mikrobe ist nichts."

Ich möchte erst einmal mit den Bakterien im Darm und auf der Haut beginnen, die mit uns in Symbiose leben. Jeder Quadratmillimeter unserer Haut und Schleimhaut ist mit unzähligen symbiotischen Bakterien besetzt. Diese Bakterien schützen uns vor ***pathogen*****en** Keimen und sie geben uns Vitamine, ***Enzyme*** und Spurenelemente, die wir für unseren Stoffwechsel benötigen. Die Darmbakterien helfen uns damit beim Verdauen der Nahrung. Symbiotische Bakterien sind Bestandteil unseres Immunsystems. Ohne sie könnten wir nicht existieren. Die Anzahl der Darmbakterien ist mengenmäßig größer als alle körpereigenen Zellen zusammen und haben bei einem Erwachsenen eine Gesamtmasse von ca. zwei Kilogramm. Der ***pH-Wert***, die Temperatur und der Feuchtigkeitsgehalt sind maßgeblich für die jeweilige Bakterien-Spezies. Wenn die Umgebung, das sogenannte Milieu, für ein Bakterium stimmt, dann bleibt es da und vermehrt sich. Stimmt das Milieu nicht, stirbt es entweder ab oder es wird von anderen Bewohnern verdrängt. Diese anderen Bewohner können andere Bakterienstämme oder auch Pilze sein. Wenn unsere symbiotischen Bakterien sich irgendwo breitgemacht haben und das Milieu stimmt zu 100 %, wird es für fremde pathogene Bakterien keinen Platz zum Einnisten geben. In diesem Fall haben die ***Symbionten*** uns vor einer Krankheit bewahrt und unser Immunsystem hat funktioniert. Stimmt es nur zu 99 %, kann sich ein Krankheitserreger einnisten und sich vermehren. Wir werden krank. Wenn unsere Haut oder Schleimhaut krank wird, sei es durch einen Pilz, Entzündungen oder etwa Ekzeme, dann ist die Besiedlung durch unsere ***Symbionten*** gestört. Das Milieu wurde entweder von außen oder von innen verändert, sodass sich die Symbionten nicht mehr wohlfühlten und verdrängt wurden. Meistens nehmen dann pathogene Keime deren Platz ein und machen uns das Leben schwer. Denn diese schmarotzen und hinterlassen auch noch meistens schädliche ***Toxine***, die das Milieu noch mehr schädigen und ***Symbionten*** keine Chance mehr haben sich niederzulassen.

Fast alle Leute, die Hautprobleme haben, benutzen wegen ihrer Hauterkrankung spezielle Reinigungsmittel, Cremes oder Lotionen. Mal ganz ehrlich, wenn kein Cortison drinnen ist, hilft kein Mittel richtig. Die Krankheit bleibt eigentlich erhalten, es wird mal besser und wieder schlechter. Dieser Wechsel begründet sich allerdings nicht mit der Wirkung des Mittels, sondern eher mit dem sich verändernden Zustand der Immunabwehr. Cortisonhaltige Mittel helfen nur akut. Wenn man damit aufhört, kommt meist alles wieder, oft auch schlimmer als vorher. Cortison ist ein Stoffwechselgift! Es macht das Milieu lebensfeindlich für die meisten Mikroben. Selbst unsere ***Symbionten*** würden sich nie dort ansiedeln. Vorteil: Die Körperstelle kann sich kurzfristig erholen, bevor sie bald wieder von pathogenen Keimen besiedelt wird. Es sind ja schließlich keine rettenden ***Symbionten*** da und die Ursache wurde auch nicht behoben. Wird die Ursache der Haut- bzw. Schleimhautkrankheit bekämpft, erholt sich auch die Haut wieder, ganz ohne Cortison!

Die Ursache von Schleimhautkrankheiten ist vielfältig. Sie kann von einer Fehlbesiedlung der Darmschleimhaut mit pathogenen Keimen herrühren, von einer Strahlenbelastung, Vitalstoffmangel oder einer Belastung mit ***Toxinen***. Hautprobleme können ebenso wie Schleimhautprobleme von einer Fehlbesiedlung der Darmschleimhaut herrühren, besonders jedoch vom ***Leaky-Gut-Syndrom***, was auch Ursache bei Allergien und ***Autoimmunkrankheiten*** sein kann. Eine weitere häufige Ursache von Hauterkrankungen sind falsche und zu oft angewendete Reinigungsmittel oder Chemikalien. Herkömmliche Hautreinigungsmittel enthalten sehr oft ***Emulgatoren***, welche die Haut durchlässig machen für schädliche Substanzen wie giftige Duft- und Farbstoffe oder ***Erdölderivate***, die darin enthalten sind. Diese Giftstoffe lagern sich dann im Gewebe ab und richten längerfristig Schaden an. Deshalb empfehle ich für die Hautreinigung nur Produkte mit natürlichen Substanzen. Ich selbst reinige meine Haut unter der Dusche nur mit Naturseife. Als Badezusatz für die Badewanne kommt bei mir nur „Meine Base“ von Jentschura hinein. Das ist ein Badesalz aus Meersalz, ***basischen*** Mineralien und gemahlenen Quarz-Kristallen. Außerdem gebe ich noch als Hautpflege etwas Sheabutter oder Kokosöl dazu.

Schleimhautveränderungen des Darms haben zu 90 % eine

Ursache: Die falsche Ernährung! 1 % sind ***Autoimmunerkrankungen***, die durch eine falsche Ernährung, durch eine Schwermetallbelastung oder durch Impfungen ausgelöst werden. Und 9 % sind durch Antibiotika und Konservierungsstoffe verursacht. Eine Schleimhautveränderung des Darms oder ein krankhafter Darm ist erst schulmedizinisch festzustellen, wenn die Krankheit schon fortgeschritten ist. Denn es beginnt bereits mit einer eingenisteten falschen Mikrobe. Ab diesem Zeitpunkt kann es sogar Jahrzehnte dauern, bis ein Arzt eine Krankheit feststellen kann. ***Symbionten*** sind dazu in der Lage, durch Einfluss auf das Gehirn, das Verhalten und die Hormone zu steuern. ***Pathogene*** Keime können das auch. Jede Bakterienspezies macht das auf ihre eigene Weise und jeweils, um Vorteile für sich herauszuschlagen. Pathogene Keime zum Beispiel lieben Zucker und können dabei helfen, uns zuckersüchtig zu machen. Andere können uns aggressiv werden lassen und wiederum andere können uns ruhig werden lassen. Man sollte jetzt sofort damit beginnen, seine ***Symbionten*** zu hegen und zu pflegen, wenn man noch gesund zu sein scheint.

Ein Fallbeispiel: Ein junger Mann um die 30 kommt zu mir und fragt mich, was das sein könnte, er blute beim Stuhlgang. Für mich ist das der eindeutige Hinweis, dass eine ernährungsbedingte Schädigung des Darmes vorliegt. Primär würde ich in diesem Alter auf ***Hämorrhoiden*** tippen. Einen Darmkrebs würde ich ausschließen. Um sicherzugehen, müsste er eine Darmspiegelung machen. Nachdem ich eine Blutprobe von ihm im ***Dunkelfeldmikroskop*** untersucht hatte, war mir klar, dass er an einer Übereiweißung an tierischen Eiweißen leidet und dass er darmkrebsgefährdet ist. Als ich ihm das so mitteilte, bat er mich um Beratung, wie er sein Leiden losbekommen könne. Ich habe ihm die MP-Ernährung empfohlen und diverse Naturheilmittel zur Entsäuerung und Entgiftung des Organismus. Außerdem empfahl ich ihm ***isopathische*** Sanum-Mittel, um seine ***Symbionten*** wieder in die richtige Bahn zu lenken. Weiterhin sollte er über einen Heilpraktiker eine Statusanalyse seiner Darmbakterien und Darmpilze machen lassen, um gezielt die Darmflora wieder ins Gleichgewicht bringen zu können.

Als seine Frau von der Ernährungsumstellung erfuhr, wurde sie sauer und lehnte das ganze Konzept ab. Sie mache da nicht mit. Damit der Haussegen nicht schief hing, lenkte er ein und kam davon wieder ab. Er ging dann zum Arzt, um sich eine Darmspiegelung machen zu lassen. Es wurde eine leichte ***Hämorrhoiden***belastung festgestellt. Als Therapie wurde eine Salbe mit Hamamelis***extrakt*** verordnet.

Ich bin gespannt, aber längerfristig wird er weitere Probleme mit seinem Darm bekommen. Die Ursache, nämlich der Ernährungsfehler, wird nicht behoben. Im weiteren Lebensverlauf kommt höchstwahrscheinlich die nächste Steigerung „Darmpolypen" und/oder „Darmkrebs" hinzu. Auch andere Krankheiten, die nicht mit den ***Hämorrhoiden*** in Zusammenhang zu stehen scheinen, können auftreten. Ein häufiger Zusammenhang besteht mit Rückenleiden, z. B. Ischias-Beschwerden oder Bandscheibenvorfälle.

Nun zu den ***Symbionten*** im Blut. Diese Symbionten sind mikroskopisch und ***submikroskopisch*** kleine ***kolloidale*** Lebewesen pflanzlicher Herkunft mit einer Größe von ca. 0,01 Mikrometer und weniger. Die Anzahl derer ist wesentlich größer als die Menge der roten Blutkörperchen. Sie befinden sich einerseits frei schwimmend im Blutplasma als sogenannte ***Protite***, ***Symprotite***, ***Chondrite*** u. a. und andererseits befinden sich teilweise höher entwickelte ***Endobionten*** in unseren Blutzellen. ***Protite*** sind in herkömmlichen Mikroskopen nicht sichtbar. ***Symbionten*** entwickeln sich in einer Zyklode (Entwicklungskreislauf), siehe Bild Nr. 31. Erstmals systematisch beschrieben wurde diese Entdeckung durch Prof. Enderlein im Jahre 1925. Seither wurde sie durch zahlreiche Mikrobiologen bestätigt, aber durch die moderne Medizin immer wieder verdrängt und kleingeredet. ***Symbionten*** sind in jeder Zelle des Körpers zu finden. Sie unterstützen den Zellstoffwechsel in den ***Mitochondrien*** und bewahren uns vor Krankheiten. Selbst die Megakaryozyten, aus denen laut Schulmedizin die ***Thrombozyten*** hervorgehen, sind gefüllt mit ***endobiont***ischen Bestandteilen. Diese ***Endobionten*** werden dann vom ***Thrombozyt*** in die Körperflüssigkeit entlassen. Aus den entlassenen ***Protiten*** werden durch eine ***pleomorphistische*** Verwandlung andere ***Symbionten*** wie z.B. gute Bakterien oder gute Pilzformen, die uns ***Enzyme*** liefern und als Regulatoren bei der Blutgerinnung sowie als Regulatoren beim Kalziumstoffwechsel und des Zitronensäurezyklus dienen. Vergleichen kann man die Verwandlung von ***Protiten*** mit einer Stammzelle. Aus einer Stammzelle können alle anderen Körperzellen, die benötigt werden, vom Organismus selbst hergestellt werden, beispielsweise Knochenzellen, Hautzellen, Darmzellen usw. Aus einer Stammzelle wird eine Zelle zum Aufbau des Körpers.

Aus ***Protiten*** werden ***Symbionten***, die unser Immunsystem stärken und unterstützen. Daraus werden aber auch pathogene Bakterien und Viren, wenn wir uns in unseren Lebensgewohnheiten falsch verhalten. Allem voran die Ernährung und die Genusssüchte.

Wenn wir sterben, versuchen in erster Linie die ***Symbionten*** alles am Leben zu erhalten. Da aber unsere Zellen keinen Sauerstoff und keine Nährstoffe mehr bekommen sowie Stoffwechselendprodukte nicht mehr abtransportiert werden können, verschlackt und versauert der tote Körper recht schnell. Die ***Symbionten*** treten aus den sterbenden Zellen ins Blutplasma und in die Gewebsflüssigkeit aus, verändern ihre Daseinsform und werden zu pathogenen Bakterien und Pilzen. Diese zersetzen dann allmählich den toten Körper.

Wenn wir krank werden, geschieht dieses Prozedere im kleinen Stil. Durch Fehlernährung, Dauerstress und Genusssüchte entstehen Säuren und Schlacken im Körper. Können diese nicht ausgeglichen bzw. nicht richtig abtransportiert werden, entwickeln sich unsere ***Symbionten*** zu pathogenen Bakterien, Pilzen und sogar Viren. Die höchste Stufe der ***Symbionten*** ist der Schimmelpilz „Mucor racemosus Fresen". Die endgültige höchste Entwicklungsstufe dieses Pilzes findet nicht im lebenden Organismus statt. Erst nach unserem Ableben hat der Pilz die Möglichkeit, sich zu seiner endgültigen Form zu entwickeln und beteiligt sich am Verwesungsprozess. Trotzdem kann uns der Mucor racemosus auch im lebendigen Organismus zu schaffen machen, wenn wir uns falsch ernähren. Pilze lieben das leicht saure Milieu. Hat sich das Milieu, in dem unsere ***Symbionten*** leben, negativ verändert, siedeln sich dort auch Pilzformen an. Diese wiederum scheiden saure Stoffwechselendprodukte aus, welche die Umgebung weiter versauern → der Pilz kann sich ausbreiten.

Ein ganz bekannter Hefepilz ist z.B. der Candida albicans, der sich gerne im Darm ausbreitet. Das geht aber nur, wenn die Darmflora durch Fehlernährung gestört ist und sich das Milieu so weit verändert hat, dass sich der Pilz wohlfühlt. Außer den sauren Stoffwechselendprodukten scheiden die Pilze auch noch sogenannte Myco***toxine*** aus. Diese Giftstoffe gelangen in den Blutkreislauf und müssen abgebaut werden. Sie können bei andauernder Belastung zu Kopfschmerzen und Müdigkeit bis hin zu Nervenkrankheiten führen. Je höher entwickelt der ***Endobiont*** ist, desto stärker ist seine Toxizität.

In grauer Vorzeit, als das Leben sich gerade entwickelt hatte, gab es auf der Erde kaum Sauerstoff. Die Zellen hatten keine ***Mitochondrien*** und lebten nach dem Gärungsstoffwechsel. Erst durch den Luftsauerstoff und die Entwicklung der ***Mitochondrien*** gelang es den Einzellern, auf den energiereichen Verbrennungsstoffwechsel umzustellen. Die Zellen von heute haben diese Möglichkeit des Wandels hin zum Gärungsstoffwechsel immer noch abgespeichert. Um zu überleben, kann eine Zelle bei Sauerstoffentzug auf den Gärungsstoffwechsel umschalten und bei unverändertem Milieu sogar zur Krebszelle mutieren.

Im Jahr 1937 schuf Prof. Enderlein den Begriff „Endobiose (Stausucht)“. Die Endobiose ist Basis aller chronischen Krankheiten wie z.B. Krebs, Arthrose, ***Arteriosklerose***, Diabetes mellitus, degenerativen Erkrankungen der inneren Organe usw. Enderlein stellte fest: Führt man dem Organismus im von ***pathogenen Endobionten*** befallenen Status ***Endobionten*** niedriger Entwicklungsstufe (***Protit***, ***Chondrit***) zu, so kommt es zu einer Urkernverschmelzung von pathogenem Endobiont und dem Protit bzw. Chondrit. Dadurch gehen die pathogenen Endobionten in niedrigere Entwicklungsstufen über und werden ***apathogen***, also unschädlich. Dabei werden allerdings Giftstoffe frei, die von den höheren Entwicklungsstufen produziert wurden. Bei einer Therapie muss daran gedacht werden, diese Giftstoffe auszuleiten.

Unter dem ***Dunkelfeldmikroskop*** kann man bei einem belasteten Organismus die ***pathogenen*** Stadien des ***Endobionten*** im Blutstropfen erkennen. Die häufigsten Pilzformen im Blut belasteter Menschen sind: Mucor racemosus Fresen, Candida albicans, Mucor mucedo, Penicillium notatum und Aspergillus niger.

Isopathische Therapien, um die ***pathogenen*** höheren Entwicklungsformen zu „besänftigen“, sind allerdings von der Schulmedizin nicht anerkannt und müssen über einen erfahrenen Heilpraktiker verordnet werden. Wichtig dabei ist, dass nicht nur die ***pathogenen Endobionten*** in eine ***apathogene*** Form gebracht werden, sondern dass auch die Ernährung in die MP-Ernährung umgestellt und Süchte beseitigt werden. Ohne eine Umstellung dieser Lebensgewohnheiten wird sich die ***pathogene*** Daseinsform der ***Endobionten*** wieder einstellen und die Krankheiten kehren zurück bzw. setzen sich fort.

Chemische Medikamente sind grundsätzlich so gestrickt, dass sie Symptome lindern oder verschwinden lassen. Eine Heilung ist selten der Fall. Es gibt kein chemisches Medikament, das die wahren Ursachen der Krankheiten bekämpft, nämlich die Veränderung der ***Symbionten*** durch Fehlernährung und durch Süchte. Jedes chemische Medikament kann man als Wehrstreitmacht gegen einen Feind sehen, der eigentlich nur ein sauer gewordener Freund ist und bei Vernichtung noch stärker saure Nachkommen hervorbringt. Solche Kämpfe sind in der Regel nicht regulierend, sondern zerstörend. Deshalb sollte man nicht kämpfen, sondern ganzheitlich regulieren.

Mucor racemosus Fresen-Zyklode

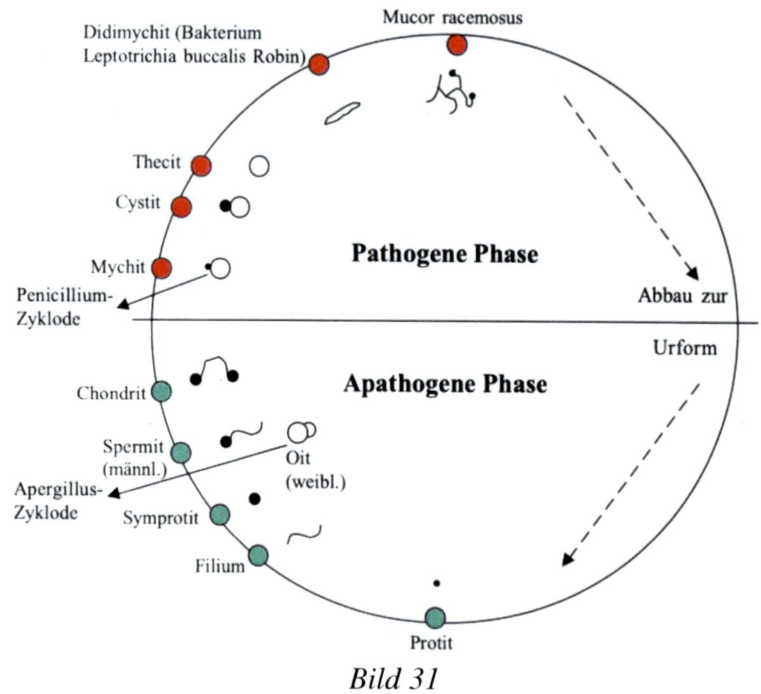

Bild 31

Die primitivste Entwicklungsform jeder Mikrobe ist das ***Protit***. Da in jedem Lebewesen (auch in den Pflanzen) Mikroben vorherrschen, sind auch die ***Protite*** dort überall zu finden. Prof. Enderlein bezeichnete die Protite als die Urform des Lebens. Die Protite, die im eigentlichen Sinne pflanzliche Eiweiß***kolloide*** sind, lagern sich bei Verschlechterung des umgebenden Milieus zu verschiedenen Formen zusammen (siehe Bild Nr. 31). Anfangs sind die Formen noch nicht ***pathogen***. Das heißt, unserem Körper wird nicht geschadet. Es besteht zwischen den Formen eine stetige Aufwärts- und Abwärtsentwicklung. Die verschiedenen Wuchsformen gehen mittels Quantensprüngen blitzschnell ineinander über. Prof. Enderlein verglich diese Quantenbiologie mit der Quantenphysik. Das kleinste Teilchen in der Quantenphysik ist das ***Proton***, in der Quantenbiologie ist es das ***Protit***.

Die erste pathogene Wuchsform ist das Mychit und stellt die Grundphase der Bakterienform dar. Es ist kugelförmig und hat einen Kern. Der Übergang von Bakterienphase zur Pilzphase ist fließend. Das Mychit ist sozusagen das Bindeglied zwischen der Bakterien- und der Pilzphase. Es besteht aus mehreren angereihten Bakterienformen und kommt dem Aussehen der Pilzfäden recht nahe. Die Aufwärtsentwicklung, wie man Sie bei der Zeichnung der Mucor-racemosus-Zyklode erkennen kann, steht in Verbindung mit der Verschlechterung des körpereigenen Milieus, besonders hervorgerufen durch eine falsche Ernährung und Dauerstress. Die Aufwärtsentwicklung in der Mucor-racemosus-Zyklode wird stark begünstigt durch eine Ernährung mit zu viel tierischem Eiweiß. Dem ***Endobionten*** dienen die Eiweißablagerungen in Arterien und Gewebe als Nährboden. Des Weiteren kommt es zu Störungen innerhalb der roten und weißen Blutkörperchen, welche die Fließeigenschaften des Blutes verschlechtern und den Sauerstofftransport behindern. In den ***Erytrozyten*** ernähren sich die ***Endobionten*** vom ***Hämoglobin*** und bringen die Erys zu einer Formveränderung, die man unter dem ***Dunkelfeldmikroskop*** sehr gut erkennen kann. Durch die verminderte Fließeigenschaft des Blutes kann es zu Infarkten und Durchblutungsstörungen kommen. Es können ***Hämorrhoiden*** und Krampfadern entstehen. Lustlosigkeit und Müdigkeit sind weitere Zeichen dieser Belastung. Entwickeln sich diese pathogenen Formen in den ***Erythrozyten*** weiter aufwärts, führt dies zu stäbchenförmigen Bakterien mit der Bezeichnung Leptotrichia buccalis, welche zur Krebsentstehung beitragen. Diese Bakterienform wird in verschiedenen Literaturen auch Siphonospora polymorpha, Amöbida kachexica oder Onkomyxia bezeichnet.

Eine weitere Zyklode, die Enderlein erforschte, ist die des Aspergillus Niger. Diese beginnt mit der Vereinigung der Gonidie und dem weiblichen Gegenstück des Spermiten, dem Oit. Enderlein hat anhand des Lanzettfischs bewiesen, dass die Entstehung der Wirbeltiere mit der Primitivphase der Aspergillus Niger Zyklode in Verbindung stand. Der fossile Vorfahre des Lanzettfischs hatte noch kein Skelett, erst in der weiteren Evolution bewirkte die Urform des Aspergillus Niger eine Verkalkung zum Skelett.

Aspergillus Niger-Zyklode

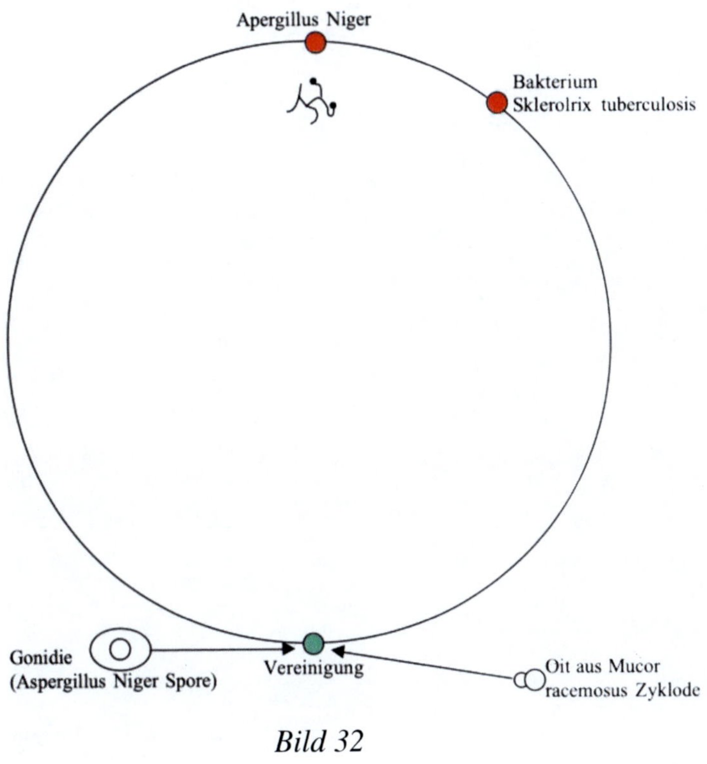

Bild 32

Penicillium Notatum-Zyklode

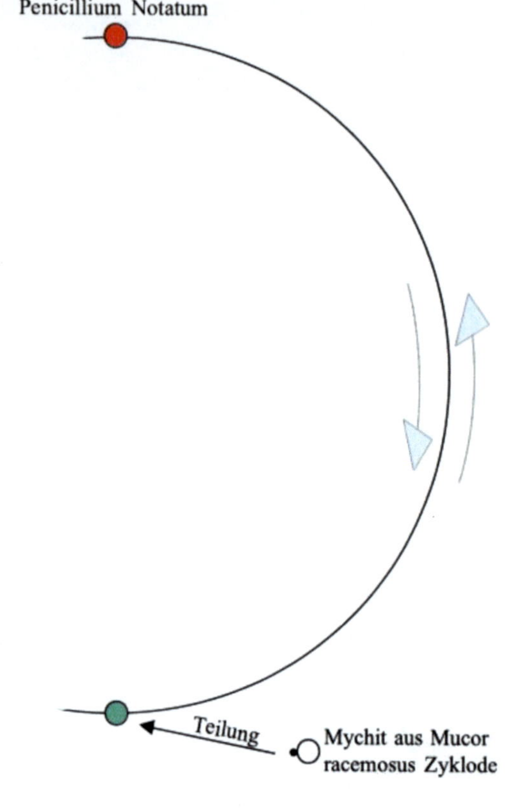

Bild 33

Auf der Stufe des aus der Mucor-racemosus-Zyklode stammenden Mychits entsteht durch ungeschlechtliche Vermehrung (Teilung) mittels Aufwärtsentwicklung die pathogene Pilzform Penicillium Notatum.

Die Auswirkungen der häufigsten pathogenen Pilzformen

Mucor racemosus Fresen:

Eine pathogene Entgleisung dieses ***Endobionten*** hat Auswirkungen auf unser Blut. Es verdickt sich, der Blutdruck steigt. Durch die feinsten ***Kapillar***gefäße kommt das Blut nicht mehr richtig durch. Es kann zu Krampfadern, ***Hämorrhoiden***, Thrombose, grünem und grauen Star, Schlaganfall, Tinnitus, Hörsturz, Angina pectoris u. a. kommen. Ferner kommt es durch die verengten ***Kapillare*** zu Sauerstoffmangel in den davon betroffenen Körperregionen, die dortigen Zellen schalten auf den Gärungsstoffwechsel um und werden dadurch zur Krebszelle. Ablagerungen von Stoffwechselschlacken im Gewebe häufen sich, was zur Gewebeversauerung führt.

Aspergillus Niger:

Dieser schwarzsporige Schimmelpilz wird über die Atemwege und die Gebärmutter aufgenommen. Bei intaktem Immunsystem werden die aufgenommenen Keime vernichtet. Bei geschwächter Abwehr kann er sich im Körper einnisten, höher entwickeln und sich ausbreiten. Er ist verantwortlich für Atemwegserkrankungen, rheumatische Erkrankungen, Neurodermitis, Heuschnupfen, Hautekzeme, Warzen, Zysten und Tumore. Da er auch am Kalziumstoffwechsel beteiligt ist, ist er auch mitverantwortlich für Erkrankungen des Skelettsystems.

Penicillium notatum:

Dieser Pinselschimmelpilz ist beteiligt an bakteriellen Entzündungen des ***Nasopharynx***-Bereiches bis hin zum Mittelohr. Auch ***Abszesse***, ***Furunkel*** und Wundrosen sowie bakterielle Eiterungen und Entzündungen gehören zu seinem Lieblingsmilieu.

Candida albicans:

Der bekannteste aller Hefepilze im Organismus befällt gerne die Schleimhäute. Typische Symptome sind Aphten im Mund, Mund- und Zahnfleischentzündungen, Entzündungen der Darmschleimhaut und der Schleimhaut des Urogenitaltraktes. Die entzündeten Stellen werden auch gerne mit einem weißlichen Pilzbelag überlagert.

Naturmedizin – der Schrecken der Pharmaindustrie

Die Pharmaindustrie ist eine der mächtigsten Industriezweige der Welt. Sie hat Einfluss auf die Regierungen der jeweiligen Staaten und umgekehrt. Der eine darf dem anderen nicht schaden, sonst können beiderseits erhebliche finanzielle Einbußen entstehen. Die Lobbyisten sorgen dafür, dass das System am Laufen bleibt und dass keiner von außen dem System und seiner Stabilität etwas antut.

Stellen Sie sich vor: Ein Wissenschaftler der Pharmaindustrie entwickelt ein chemisches Medikament gegen Krebs, das auch noch wirkt, aber mit erheblichen Nebenwirkungen. Die Pharmaindustrie hat in die Forschung zehn Milliarden Euro gesteckt. Weitere zwei Milliarden werden in die weltweite Werbung und Vermarktung gesteckt. 80 % der Krebspatienten können geheilt werden, 20 % versterben trotzdem an Krebs bzw. deren Nebenwirkungen. Jetzt entdeckt ein Wissenschaftler der Naturheilkunde eine Pflanze, deren Wirkstoffe Krebs mit der gleichen Quote wie das chemische Medikament heilen kann, allerdings ohne Nebenwirkungen. Er isoliert die Wirkstoffe und macht ein naturheilkundliches Medikament daraus. Er investiert etwa 150.000 Euro und beginnt es im kleinen Stil zu vermarkten und zu propagieren. Die Pharmaindustrie bekommt das mit und lässt über Regierungszweige das Naturprodukt testen, dann werden propagandistische Gegenmaßnahmen getroffen, um potenzielle Kunden davon wegzubringen. Gelingt das nicht nach deren Vorstellung, werden Gründe gesucht, um das Produkt per Gesetz eingeschränkt oder verändert zu vertreiben oder es gänzlich zu verbieten. Der Patient wird somit zum Wohle der Solidargemeinschaft „Staat" um seine potenzielle Gesundheit gebracht.

So ähnlich sieht es im tatsächlichen Leben aus. Wenn es nach der Pharmalobby geht, wird erst die Homöopathie und dann irgendwann die Naturheilmedizin verboten werden. Das dürfen wir nicht zulassen! Aktuell (Stand 2019) beginnt ein heftiger und hintergründig verlaufender Angriff der Pharmalobby und der Politik gegen die Homöopathie und gegen die Naturheilkunde.

Tatsachenbeispiel Grapefruitkernextrakt

Der Immunologe und Biologe Dr. J. Harich entdeckte 1980, dass Grapefruitkerne nicht verrotten. Nach Erforschung dieser Entdeckung stellte er fest, dass bestimmte Polyphenole in den Kernen als Konservierungsstoff dienen und gegen Fäulnisbakterien und Pilze wirken. Nach etlichen Misserfolgen, die Wirkstoffe aus den Kernen zu bekommen, gelang ihm die ***Extraktion*** zusammen mit einem Wissenschaftlerteam mit erheblichem Aufwand. Renommierte Institute weltweit erforschten die Eigenschaften dieses ***Extrakt***es und stellten eine natürliche Wirkung gegen Viren, Bakterien und Pilze fest, die der von chemischem Antibiotika gleichkommt, allerdings ohne dass der Organismus Schaden nimmt. Dieser nebenwirkungsfreie Extrakt ist im Gegensatz zu Antibiotika auch noch unschädlich.

Entgegen aller positiven und sensationellen Berichte ging die Pharmalobby vehement dagegen vor und machte das Produkt schlecht. Benzethoniumchlorid, so wurde seitens der Pharmaleute behauptet, sei als chemischer Konservierungsstoff beigemischt worden, der die antibiotische Wirkung verursachen soll. Da die im Grapefruitkernextrakt enthaltenen natürlichen Polyphenole dem Benzethoniumchlorid chemisch ähneln, wurde diese Behauptung als Beweis vorgebracht. Und schon wurde der Naturmediziner unglaubwürdig gemacht.

Es gibt viele Stoffe, die einander chemisch ähnlich, jedoch biochemisch oder in ihren Eigenschaften vollkommen verschieden sind. So ist z. B. Glycerin ein natürlich vorkommender und ungefährlicher Stoff, Propylenglykol hingegen verursacht erhebliche Gesundheitsschäden. Beide unterscheiden sich nur durch ein einziges Sauerstoffatom in ihrer Molekülstruktur. Einer mächtigen Institution glaubt man aber natürlich mehr als einem kleinen naturwissenschaftlichen Forscherteam.

Nach letztendlich weiteren Untersuchungen, Hausdurchsuchungen und Beschlagnahmungen konnte das US-Patent dem Grapefruitkernextrakt erteilt werden. Es begann ein Siegeszug um die ganze Welt. Auch in Europa wurde das Mittel 1997 zugelassen und in Umlauf gebracht. Doch die Pharmaindustrie ließ nicht locker und brachte die EU-Kommission dazu, dass das Mittel im Jahr 2011 als Nahrungsergänzungsmittel im Zuge der Einführung der EU-Richtlinie THMPD verboten wurde. Seit dieser Zeit wird es als Reinigungsmittel vertrieben.

THMPD ist eine EU-Richtlinie zur Verwendung traditioneller und pflanzlicher Produkte. Sie dient der Vereinheitlichung des Zulassungsverfahrens für traditionelle Kräuterzubereitungen, die medizinisch eingesetzt werden. Diese Zubereitungen, die man bisher als Nahrungsergänzungsmittel kaufen konnte, müssen seither als medizinische Produkte deklariert werden, die extra dafür zugelassen werden müssen. Hat der Hersteller nicht das nötige Kleingeld dazu, was in die Hunderttausende gehen kann, wird das Produkt verboten.

Der Codex Alimentarius (übersetzt: Lebensmittel-Codex), der 1893 in Österreich/Ungarn eingeführt und 1962 weltweit unter den Vereinten Nationen als verbindliche Richtlinie festgelegt wurde, dient angeblich dem Schutz der Verbrauchergesundheit. Die Richtlinie THMPD wurde darin mit aufgenommen und kann nicht mehr rückgängig gemacht werden. „Für die Zukunft sind weitere Einschränkungen geplant, um die neue Gesundheitswelle aufzuhalten. Denn mit gesunden Menschen lässt sich nichts verdienen!“ So argumentieren Insider der Pharmalobby-Gegner.

Die Pharmaindustrie und einige Trittbrettfahrer haben das enorme Potenzial des Grapefruitkernextraktes wahrgenommen und im Zuge der eingeschränkten Vermarktungsmöglichkeiten des originalen Herstellers dieses Produkt kopiert. Allerdings nicht in der wirksamen Konzentration von 25 bis 40 %, sondern in einer unwirksamen und wohlschmeckenderen Variante mit nur 0,5 bis 4 % Wirkstoffanteil. Der darin enthaltene Wirkstoff entspricht nicht dem natürlichen Komplex des originalen Herstellers, sondern er wurde mit einfachen chemischen ***Extraktionsmitteln*** heraus***extrahiert*** und enthält nur antioxidativ wirkende Citrus-***Flavonoide***, die in keiner Weise antibiotisch wirken. Diese Plagiate sind komischerweise für die äußerliche und innere Anwendung zugelassen.

Weil die Pharmaindustrie so mächtig und reich ist, bekommen die nahezu jeden „Schrott" genehmigt. Die notwendigen Studien dafür werden, wenn nötig, gekauft bzw. genauso geschönt, wie manche Firma ihre Bilanz schönt, um weniger Steuern zu zahlen.

Insider wissen jedoch, dass der Grapefruitkernextrakt weiterhin in der gleichen Qualität als Nahrungsergänzungsmittel einnehmbar ist und als natürliches Breitband-Antibiotikum dient, ohne dass Viren und Bakterien Resistenzen dagegen entwickeln. Ganz gleich, ob der Hersteller nun sein Etikett auf „nur als Reinigungsmittel zu verwenden" ändern muss oder nicht.

Warum können Viren gegen chemische Antibiotika Resistenzen entwickeln, aber nicht bei dem natürlichen Grapefruitkernextrakt? Die Antwort liegt auf der Hand: Die Natur hat in vielen Millionen Jahren langer Evolution den Grapefruits einen komplexen Giftcocktail verabreicht, damit die Fortpflanzung nicht durch pathogene Pilze und Bakterien verhindert werden kann. Dieser Komplex an verschiedensten sekundären Pflanzenstoffen ist wie ein langer Geheimcode, der kaum geknackt werden kann. Das Geheimnis der Wirksamkeit liegt also in der Gesamtheit dieses Komplexes. Da der Gesamtkomplex so extrahiert werden kann, wie er in den Kernen vorliegt, können

Viren und Bakterien dagegen keine Resistenz aufbauen.

Bei einem chemischen Antibiotikum soll in der Regel immer ein einziger oder wenige verschiedene isolierte Wirkstoffe ihre Wirkung entfalten und nicht ein natürlicher Komplex. Dieser isolierte Wirkstoff zeigt natürlich den Viren und Bakterien offen seine Karten und die Plagegeister können sich leicht darauf einstellen. Vieles, was der Mensch isoliert, ob Zucker, Stärke, Mehl, Salz oder Vitamine, ist für ein Lebewesen auf Dauer gesundheitsschädlich.

So wie es dem original Grapefruitkernextrakt ergangen ist, sind europaweit seit dem Beschluss zur Einführung der THMPD im Jahr 2004 innerhalb von zehn Jahren rund 60000 naturheilkundliche Medikamente vom Markt verschwunden.

Cystus 052 (Cistus Incanus)

Das Kraut der Zistrose, besonders der Cistus Incanus, wirkt durch seine hoch***polymeren*** Polyphenole antiviral, indem es physikalisch die Viren bindet und vom Organismus abgeführt wird. Als Radikalfänger wirkt es besonders stark antioxidativ, bindet Giftstoffe im Darm, fördert die Wundheilung und wirkt sich positiv auf das Hautbild aus. Das sind nur einige der vielen positiven Eigenschaften dieser Pflanze. Bei mit Viren infizierten Zellkulturen wurde nach einer Behandlung mit Cistus-Incanus-***Extrakt*** bereits nach 9 bis 24 Stunden eine Reduzierung der Viren um 99% erreicht. Auch gegen dieses Produkt, welches im Original von Dr. Pandalis hergestellt wird und in vielen Studien seine Wirksamkeit unter Beweis gestellt hat, hatten die Pharmaindustrie und der Gesetzgeber bereits versucht, erste Schritte einzuleiten. Bisher allerdings (Stand 2019) ohne durchgreifenden Erfolg. Was bisher erreicht wurde, ist die Entfernung der Bezeichnung „Infektblocker“.

Nachahmer sind natürlich seitens der Pharmaindustrie auch schon auf dem Markt, allerdings teilweise ohne die hochwirksamen verholzten Zweige mit zu verarbeiten und nicht immer mit der Cistus Incanus, sondern einer nicht so wirksamen anderen Zistrose-Art und deutlich billiger. Die Cistus-Incanus-Pflanze war 1999 als Europas Pflanze des Jahres gekürt worden.

Rizol

Rizole sind ungesättigte Öle, in der Regel Rizinusöl und Olivenöl mit daran gebundenem Ozon. Auch ätherische Öle mit antibiotischer Wirkungsweise können mit verarbeitet sein. Mit den richtigen Ölen angesetzt und in einer entsprechenden Konzentration sind Rizole Sauerstoffspender und natürliches Antibiotikum zugleich, ohne Nebenwirkungen. Vom 1. bis nach dem 2. Weltkrieg wurden diese Ozonide bei Wundinfektionen bei Mensch und Tier eingesetzt. Danach wurde es vom chemischen Antibiotikum verdrängt und geriet fast in Vergessenheit.

Es gibt einige verschiedene Rizole, die sich in ihrer Zusammensetzung etwas unterscheiden, maßgeschneidert für den jeweiligen Anwendungszweck. Rizole werden eingesetzt beim Befall von Krankheitserregern, bei Krebs, schwachem Immunsystem, rheumatischen Erkrankungen, Übersäuerung, ***Arteriosklerose*** u. v. m. Ziel ist es, die sauerstoffarmen Gebiete im Organismus zu erreichen, damit keine ***anaeroben*** Zellen, sprich Krebszellen, entstehen. Außerdem wird durch die vermehrte Sauerstoffzuführung den ***anaeroben*** Bakterien das Leben schwer gemacht, die Krankheiten auslösen bzw. ausgelöst haben. Diese Plagegeister sind auch dafür verantwortlich, dass deren Umgebung durch ihre Ausscheidungen versauert werden. Durch diese Versauerung entsteht ein Sauerstoffdefizit im Gewebe, Vitalstoffe werden nicht mehr richtig zu den Zellen transportiert und die Zellen werden krank oder verwandeln sich in Krebszellen. Schafft es der Körper, diese Krankheitskeime zu eliminieren, werden starke ***Toxine*** frei und belasten den gesamten Organismus mit allen möglichen Beschwerden. Deshalb soll man mit der Rizoltherapie auch langsam anfangen, damit die durch die Keimvernichtung entstehenden ***Toxine*** den Organismus nicht zu sehr belasten.

Mit fortschreitendem Alter nimmt die Fähigkeit des Körpers ab, Sauerstoff aufzunehmen. Dadurch steigt die Anfälligkeit für Erkrankungen aller Art. Eine jährliche Rizol-Kur von drei Monaten ist daher empfehlenswert. Die Kur sollte in der kalten Jahreszeit durchgeführt werden, weil zu dieser Zeit das Immunsystem am schwächsten ist.

Rizole unterliegen in Deutschland dem Arzneimittelgesetz und dürfen nur von Apotheken als Rezepturarzneimittel hergestellt werden. Deshalb findet man keine Firma, die als Hersteller fungiert und es vertreiben darf. Diese Vorgehensweise müsste durch ein Zulassungsverfahren des Bundesinstituts für Arzneimittel und Medizinprodukte, welches u. a. Wirksamkeit und Unbedenklichkeit überprüft, beseitigt werden. Das lohnt sich finanziell für die Pharmaindustrie nicht, zumal es nicht patentierbar ist. Es gibt auch Rizole, die in Deutschland nicht vertrieben werden dürfen. Hier muss der Interessent im Ausland bestellen.

Organisches Germanium 132

Das im 19. Jahrhundert zufällig entdeckte halbmetallische Element Germanium, das heutzutage in der Elektroindustrie Verwendung findet, hatte der Ingenieur Dr. Kuzuiko Asai durch Experimente künstlich zu einer organischen Verbindung weiterentwickelt. Diese organische Verbindung, die Germanium-Carboxyl-Äthyl-Sesquioxyd heißt, ist in der Lage, Erstaunliches für die Gesunderhaltung aller Lebewesen, auch der Pflanzen zu tun. Da Germanium in manchen Kohlearten nachzuweisen ist, kommt man zu dem Schluss, dass Germanium auch in Pflanzen vorkommen muss, und zwar ***organisch gebunden***, sonst hätte es keine Funktion auf den Pflanzenstoffwechsel.

Dr. Asai machte Experimente mit Pflanzen und Tieren damit und stellte fest, dass Pflanzen mit Germanium-132-Entzug krank werden und sterben. Pflanzen, die als Heilpflanzen seit dem Altertum bekannt sind, enthalten besonders viel ***organisch gebundenes*** Germanium. Beispiel: Ginseng und Knoblauch. Organisch gebundenes Germanium ist ein Ringmolekül, das von Sauerstoffatomen umsäumt ist. Ein kranker Organismus ist in der Regel übersäuert. Säuren sind bedingt durch ihre ***H+-Ionen*** sehr leitfähig und bilden freie Radikale, die den Sauerstoff, den wir einatmen, an sich binden und nicht zu den Zellen lassen. Germanium 132 lässt den gebundenen Sauerstoff (O) an die freien ***H+-Ionen*** andocken, macht daraus Wasser (H_2O) und der eingeatmete Sauerstoff kann wieder zu den Zellen vordringen. Krebszellen sind übersät mit H+-Ionen. Durch Germanium 132 werden die Krebszellen entladen, lösen sich und können vom Immunsystem erkannt und vernichtet werden.

Anorganisch gebundenes Germanium ist wie andere Metalle ein Stoffwechselgift. ***Organisch gebundenes*** Germanium jedoch hat die Eigenschaft, ungiftig zu sein und den Organismus nach ca. 20 Stunden mit anhaftenden Giften aus unserem Körper wieder zu verlassen. Es hat also eine entgiftende, antiseptische und entsäuernde Wirkung auf jeden lebenden Organismus.

Germanium ist als Spurenelement oder als essenzieller Stoff nirgendwo beschrieben und der Schulmedizin unbekannt. Dennoch kann es Krankheiten heilen oder lindern, bei denen selbst die Schulmedizin ihre Grenzen hat. Wir nehmen es sogar unbewusst mit der Nahrung auf. Ist es vielleicht doch essenziell, aber nur für die moderne Industriegesellschaft? Denn ernähren wir uns gesund nach dem MP-Ernährungsprinzip, brauchen wir kein Germanium 132 als Nahrungsergänzung. Diesen fast schon außerirdisch anmutenden Stoff brauchen wir nur dann, um die negativen Auswirkungen unserer Gesellschaft auf unseren Körper zu reparieren. In manchen Ländern dieser Welt wird dieses Produkt erfolgreich im Kampf gegen Krebs, ***Arthritis***, Borreliose, Allergien u. v. m. eingesetzt. In den meisten europäischen Staaten ist dieses Mittel streng verboten. Bei einem Vertrieb in Deutschland wurden sogar Hausdurchsuchungen und Beschlagnahmungen durchgeführt. Selbst eine Einfuhr nach Deutschland, bei z. B. Bestellungen über das Ausland, kann es vom Zoll abgefangen werden, wobei die Kosten i. d. R. beim Empfänger hängen bleiben.

Germanium 132 ist ein Allround-Talent, an dem die Pharmaindustrie nichts verdienen könnte. Im Gegenteil, es würde wichtige Medikamente vom Markt verdrängen. Deshalb und natürlich wegen des Verbraucherschutzes (Germanium ist ja giftig ;-)), ist es verboten!

Strophanthin

Im Jahr 1859 entdeckte der Biologe Dr. Kirk in Afrika die Wirkung des Pfeilgiftes der Eingeborenen aus der giftigen Strophanthus-gratus-Pflanze, indem seine Herzbeschwerden besser wurden, nachdem er sich mit seiner damit zufällig kontaminierten Zahnbürste seine Zähne geputzt hatte. Diese Entdeckung brachte er mit nach Europa, wo sie 26 Jahre später nach Erforschung durch einen britischen Arzt als Tinktur klinisch als Herzmedikament eingeführt wurde. 1893 wurde Tinctura strophanthi offiziell ins deutsche Arzneibuch aufgenommen. Bis 1950 war Strophanthin das führende Herzmedikament und bewahrte viele Tausend Menschen in Deutschland vor dem Tod durch Herzinfarkt bzw. ***Herzinsuffizienz***. Es wurde intravenös verabreicht, war kostengünstig und ohne nennenswerte Nebenwirkungen. Dr. Berthold stellte eine Statistik auf, nach der ca. 15.000 Herzpatienten mit Strophanthin behandelt wurden. Es kam zu keinem einzigen Todesfall! Ohne

Strophanthin wäre es hochgerechnet zu 150 Todesfällen gekommen. Das Pharmaunternehmen Böhringer in Mannheim stellte daraus das Medikament Kombetin her.

So wie es auch anderen hochwirksamen Naturheilmitteln erging, musste auch Strophanthin in den 1990er Jahren darunter leiden. Leiden musste nicht das Medikament, sondern die Herzpatienten. Denn es wurde vom Markt verbannt, indem es einfach verboten wurde. Andere mittlerweile durch die Pharmaindustrie chemisch hergestellte, patentierte und lukrative Herzmedikamente mit vielen Nebenwirkungen wurden stattdessen propagiert und reichtumsfördernd für die Industrie an den Patienten gebracht. Diese sind z. B. ***Betablocker***, Blutverdünner, Cholesterinsenker, ***ACE-Hemmer***, ***Kalziumantagonisten*** usw. Mit dem Ergebnis einer deutlichen Steigerung der Herztoten durch Infarkt. Man sollte meinen, dass diese Medikamente vor einem Infarkt schützen. Leider tun sie das nur akut. Längerfristig jedoch übersäuern sie den Organismus, entziehen ihm Vitalstoffe und lassen die Körperzellen oxidieren. Ein Chaos, das unweigerlich irgendwann zum lokalen Stillstand führt. Auch in meinem Bekanntenkreis sind bereits einige Leute an Infarkt gestorben, die jahrelang diese Medikamente eingenommen und dabei ihren Lebensstil nicht verbessert hatten. Mittlerweile steht fest, dass unser Organismus sogar selbst Strophanthin als Hormon herstellt, um z. B. in Stresssituationen durch Blutdrucksteuerung vor einem Infarkt geschützt zu sein. Dieses endogene Ouabain wird in der Nebenniere und im Hypothalamus produziert. Chemisch gesehen ist es ein Stereo-Isomer der giftigen Version aus der Pflanze, also ein leicht abgewandeltes Molekül, das unser Körper als sein eigenes erkennt. Es reguliert den Zell-***pH-Wert*** des Herzens durch seinen Einfluss auf die ***Natrium-Kalium-Pumpe***.

Dr. Jacobs Regenerat

Nach einer Antibiotikatherapie oder nach einer Darmkrankheit ist es sinnvoll, den Darm wieder aufzuforsten und die Regeneration der Darmschleimhaut voranzutreiben, um die Nährstoffverwertung wieder zu optimieren und um pathogenen Keimen den Nährboden zu entziehen. Mit der oralen Einnahme von guten Darmbakterien und gesunder Ernährung sowie Dr. Jacobs Regenerat lässt sich das sehr gut erreichen.

Dr. Jacobs Regenerat ist ein Pulver, das man in ein Getränk einrühren kann. Es enthält Aminosäuren, B-Vitamine incl. Vitamin B12, Vitamin D3, Curcumin, die ***Präbiotika*** Inulin und Topinamburpulver, Xylit, Leinöl, Vitamin K1, Selen, Zink u. a. Regenerat hatte sich in der Alternativmedizin einen Namen gemacht und wurde vielfach unter Naturmedizinern beim Heilungsplan des Darmes mit einbezogen. Ich selbst habe es auch während meiner Körpersanierung verwendet.

Plötzlich und ohne eine Information war das Produkt von der Bildfläche verschwunden. Im Internet war bei allen Lieferanten nur noch zu lesen: „Nicht mehr lieferbar" oder „Zur Zeit nicht lieferbar". Auf Anfrage bei den Händlern konnte niemand Näheres sagen. Es war fast wie in einem Film, bei dem es um Geheimdienste geht, die eine bestimmte Sache verschwinden lassen müssen, um dann der breiten Masse eine Lügengeschichte aufzutischen.

Ich meldete mich beim Hersteller Dr. Jacobs. Da bekam ich die vertrauensvolle Mitteilung, dass das Produkt nicht mehr hergestellt werden darf. Als Grund nannte man mir, dass von der Pharmaindustrie ein rechtlicher Deklarationsfehler bei den Inhaltsstoffen von Regenerat entdeckt wurde. Daraufhin wurde die Einstellung des Verkaufs erwirkt. Auf meine Frage hin, ob das Produkt evtl. in geänderter Form wieder zu bekommen sein wird, bekam ich die Antwort, dass intern nach einer Lösung gesucht wird und evtl. das Produkt mit einer Rezeptänderung irgendwann erneut auf den Markt kommen könnte. Es dauerte kein Jahr, da kam auch schon das neue Produkt namens „Regenerat imun“ auf den Markt. Die ***Präbiotika*** sind nicht mehr enthalten. Stattdessen wurde Bromelain als Verdauungsenzym mit reingepackt. Die tierischen Eiweiße wurden durch Pflanzenproteine ersetzt. Das Süßungsmittel Xylit wurde durch die Süßholzwurzel ersetzt. Ansonsten ist das Zusammensetzungsprofil ähnlich. Die Deklaration der Zutaten wurde genauer. Als Beispiel: Vorher stand Vitamin B12 in der Zutatenliste, jetzt steht dafür Methylcobalamin. Das ist für Insider und Interessierte wichtig, da es verschiedene Vitamin-B12-Arten gibt. Das unbeliebteste B12, was aber wegen der niedrigen Kosten am häufigsten verwendet wird, ist das Cyanocobalamin, was ein giftiges Potenzial besitzt. Für mich ist das mal wieder der Beweis, dass die Pharmalobby mit allen möglichen Mitteln versucht, Naturheilmitteln den Garaus zu machen, die der Pharmaindustrie Konkurrenz machen könnten. Das ist in meinen Augen ein äußerst unfaires Wettbewerbsgehabe, bei dem sich normalerweise das Kartellamt oder die Bundesregierung einschalten müssten. Wie es aber immer ist: Geld ist Macht!

Selbst viele homöopathische Mittel waren betroffen, obwohl es ja vonseiten der Pharmalobby und der Schulmedizin immer heißt: „Für homöopathische Mittel ist die Wirksamkeit nicht bewiesen, somit darf keine medizinische Indikation angegeben werden.“ Warum nur wird solch ein „wirkungsloses“ Produkt denn verboten? Gibt es da etwas, was das Fußvolk nicht wissen darf oder duldet die Pharmaindustrie keine schwache Konkurrenz? Dies sind nur sehr wenige Beispiele von über 6000, die größtenteils vom Markt verschwunden sind bzw. die unter anderer Bezeichnung für nicht humane Zwecke teilweise im Ausland weiter vermarktet werden.

Nieren-Leber-Lymphe-Stärkungs- und Entgiftungskur

Die Ausleitungs- und Entgiftungsorgane Niere, Leber und Lymphe arbeiten ein ganzes Leben lang auf Hochtouren. Regelmäßig durchgeführte Fastenzeiten lassen diese Organe zur Ruhe kommen. Denn die benötigen regelmäßig eine Verschnaufpause. Wir können auch nicht 24 Stunden am Stück arbeiten. Im Laufe des Lebens sammeln sich, bedingt durch falsche Ernährungsgewohnheiten und Umweltfaktoren unerwünschte Schlackenstoffe, Säuren und Schadstoffe dort an. Diese senken die Leistung der Organe wie ein verstopfter Kraftstofffilter im Verbrennungsmotor eines Autos. Deshalb sollte man diese Organe mindestens 1x jährlich reinigen.

Sie benötigen aus der Apotheke folgende Produkte von der Firma Phönix:

- Solidago spag. 100ml
- Silybum spag. 100 ml
- Urticum Arsenicum spag. 100ml
- Thuja Lachesis spag. 2x 100ml

Solidago spag. unterstützt, reinigt und entgiftet die Nieren. Dadurch erhöht sich die Filtrationsleistung der Nieren.

Silybum spag. unterstützt, reinigt und entgiftet die Leber, regeneriert die Zusammensetzung des Gallensekrets und wirkt harmonisierend auf die Verdauung.

Urticum Arsenicum spag. löst die im Fett-, Binde- und Nervengewebe eingelagerten ***Toxine***.

Thuja Lachesis spag. unterstützt das Lymphsystem und steigert dessen Immunfunktion. Hilft beim Abtransport der Giftstoffe aus den Geweben über die Lymphe ins Blut, um über Leber, Niere, Haut und Schleimhaut ausgeschieden zu werden.

Vorgehensweise:

- 3 Tage lang 3x täglich 60 Tr. Solidago spag. + 20 Tr. Thuja Lachesis spag.
- 3 Tage lang 3x täglich 60 Tr. Silybum spag. + 20 Tr. Thuja Lachesis spag.
- 3 Tage lang 3x täglich 60 Tr. Urtica Arsenicum spag. + 20 Tr. Thuja Lachesis spag.
- Entweder pur oder in Wasser einnehmen (Achtung: enthält Alkohol)
- diesen Zyklus 45 Tage wiederholen
- zusätzlich mindestens 2 Liter stilles, ***artesisches*** Quellwasser pro Tag trinken

Empfehlenswert ist, diese Kur 1x im Herbst und 1x im Frühling durchzuführen.

Zur Information:

Die Abkürzung „spag." bedeutet, dass dieses Mittel ein spagyrisches Kombinationspräparat aus der Naturheilkunde ist, geprägt durch den Alchimisten Paracelsus (1493-1541). Spagyrisch wiederum bedeutet, dass bei der Herstellung die Pflanzen***extrakte*** zunächst in der Regel fermentativ getrennt, filtriert oder destilliert werden. Der Rückstand wird zur Gewinnung der wichtigen Mineralien verascht. Anschließend werden ***Extrakt*** und Asche wieder vereint. Es können auch Metallsalze mit Pflanzen***extrakten*** kombiniert werden. Manche Hersteller potenzieren ihre ***Extrakte*** auch homöopathisch, wobei der grundsätzliche Herstellungsprozess erhalten bleibt. Nämlich: fermentative Faulstoffzersetzung – Wasserdampfdestillation – Veraschung der Rückstände – Vereinigung der Gärphase und der Asche.

Die Spagyrik vereint die drei Lebensgrundlagen der Pflanzen: organische Chemie, mineralische Chemie und die verschiedenen Energieniveaus.

Quecksilber-Ausleitungskur

Quecksilber nehmen wir in geringsten Mengen ständig über die Nahrung und über industriell bedingte Umwelteinflüsse auf. Medizinisch wird Quecksilber z.B. in Impfstoffen und in Amalgamplomben verwendet. Der höchste Quecksilbergehalt findet sich in den Raubfischen aus dem Meer. Allen voran beim Thunfisch. Quecksilber ist hoch toxisch und lagert sich in Leber und Gehirn ab. Dort kann es die verschiedensten Symptome verursachen. Durch chronische Quecksilberbelastung können Nervenschädigungen mit vielfältigen Krankheitsformen entstehen. Dazu gehören z.B. Migräne, Kopfschmerzen, chronische Müdigkeit, fieberfreie Grippe-Symptome, Durchfälle, Zahnfleischentzündungen, Nierenentzündungen, Muskelzucken, Merkschwäche, motorische Störungen, Sehstörungen, Multiple Sklerose, Alzheimer, Parkinson u.v.m.

Daher ist es wichtig, regelmäßig eingelagertes Quecksilber sanft mittels Naturheilmitteln auszuleiten. Bei akuten Quecksilbervergiftungen wird dies schulmedizinisch mit chemischen ***Chelatbildnern*** wie z.B. EDTA (Ethylendiamintetraessigsäure), DMPS (Dimercaptopropansulfonsäure) oder DMSA (Dimercaptobernsteinsäure) ausgeleitet. Diese Mittel sind allerdings nicht dazu in der Lage, die Blut-/Hirnschranke zu passieren, um im Gehirn eingelagertes Quecksilber auszuleiten. Es wird lediglich das im Gewebe und Darm eingelagerte Quecksilber gebunden! Außerdem verbinden sich EDTA, DMPS und DMSA unvorteilhaft mit Mineralien und Spurenelementen, die für den Stoffwechsel wichtig sind.

Folgende Mittel benötigt man für meine persönlich zusammengestellte naturheilmedizinische Quecksilberausleitung:

- 3x 20 ml Ceres allium ursinum Urtinktur
- 2x 20 ml Ceres coriandrum Urtinktur
- Bio Chlorella-Tabletten
- Bio Leinöl
- Heidelberger Chlorella Vitamin B-Komplex Kapseln
- **100 ml Phönix Solidago spag.**
- 100 ml Phönix Silybum spag.
- 100 ml Phönix Urticum Arsenicum spag.
- 2x 100 ml Phönix Thuja Lachesis spag.
- 40 Stück Lymphomyosot-Ampullen
- 20 Stück Hepeel-N-Ampullen
- 20 Stück Solidago-Heel-comp.-Ampullen
- 40 Stück 5 ml Spritzen
- 1 Pck. Sterican-Kanülen 0,30x12mm

Allium ursinum bindet Quecksilber aus Gewebe und Organen und schleust es ***intestinal*** und ***renal*** aus.

Coriandrum überwindet die Blut-/Hirnschranke und schleust Quecksilber aus dem Gehirn aus.

Chlorella bindet in Darm ausgeschleustes Quecksilber und hilft es auszuleiten.

Die im Leinöl enthaltenen Omega-3-Fettsäuren helfen die durch Quecksilber beschädigten ***Myelinschichten*** der Nervenfasern zu reparieren.

Heidelberger Chlorella Vitamin-B-Komplex hilft mit dem darin enthaltenen Cholin und zusammen mit den Omega-3-Fettsäuren die ***Myelinschichten*** zu reparieren.

Phönix Solidago, Silybum, Urtica Arsenicum, Thuja Lachesis helfen den Organen Niere und Leber sowie der Lymphe beim Ausleiten der Quecksilberverbindungen.

Lymphomyosot regt den Lymphfluss an und hilft bei der Lymphreinigung.

Hepeel N erhöht die Reinigungskraft der Leber und stärkt diese.

Solidago Heel comp. erhöht die Reinigungskraft der Nieren und stärkt diese.

Anwendung (mit allen Mitteln zusammen wie folgt beschrieben beginnen):

- 1x täglich 1 Kapsel Heidelberger Chlorella Vitamin-B-Komplex zum Essen, bis der Kapselbehälter leer ist. Danach 1 Esslöffel Leinöl einnehmen oder ins Essen einarbeiten (Achtung: das Öl nicht über 45°C erhitzen).

- Die Phönix-Tropfen wie im Kapitel „Nieren-Leber-Lymphe Stärkungs- und Entgiftungskur" beschrieben einnehmen.

- Bei der Einnahme von Phönix Solidago spag. 1x täglich 1 Ampulle Lymphomyosot mit 1 Ampulle Solidago Heel in eine Spritze einziehen und ***subkutan*** an der Nierenreflexzone am Po (siehe Bild 34) injizieren.

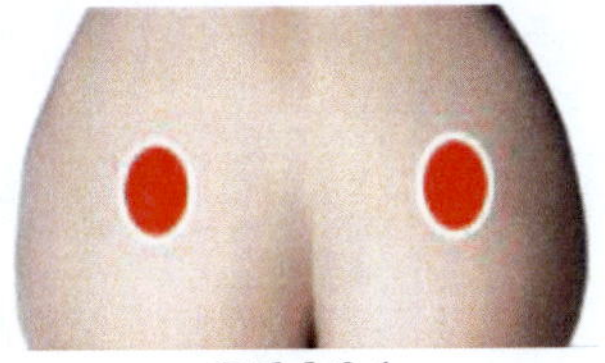

Bild 34

- Bei der Einnahme von Phönix Silybum spag. 1x täglich 1 Ampulle Lymphomyosot mit 1 Ampulle Hepeel in eine Spritze einziehen und ***subkutan*** an der Leberreflexzone am Rücken (siehe Bild 35) injizieren.

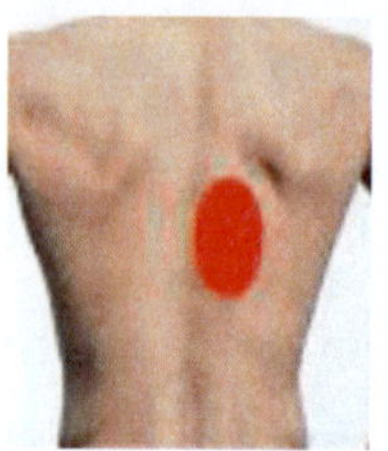

Bild 35

Sollten noch Ampullen übrig sein, während die Phönix-Produkte leer sind, können Sie entweder noch weitere Phönix-Produkte kaufen und weitermachen, bis die Ampullen aufgebraucht sind, oder Sie setzen die Injektionen im gleichen Rhythmus ohne die Phönix-Produkte fort, bis die Ampullen aufgebraucht sind.

ACHTUNG: Gehen Sie zu Ihrem Arzt oder Heilpraktiker und lassen sich die Injektionen verabreichen (muss privat gezahlt werden). Oder Sie nehmen eine zweite Person mit und lassen sich gemeinsam zeigen, wie eine subkutane Injektion gemacht wird. Diese zweite Person kann die Spritzen dann am Rücken bei Ihnen zu Hause setzen. Sollten Sie auf gar keinen Fall die Injektionen durchführen wollen, gibt es weniger wirkungsvolle Alternativen. Diese sind: Lymphomyosot N Tropfen, Hepeel N Tabletten, Ceres Solidago comp. Tropfen. Die Einnahme erfolgt nach Packungsbeilage.

1. Woche

Täglich 30 Minuten vor jeder Mahlzeit jeweils 3 Tropfen Ceres allium ursinum Urtinktur oral einnehmen. Jeweils 15 Minuten später 5 Chlorella-Tabletten einnehmen.

Ab der 2.Woche

Täglich 30 Minuten vor jeder Mahlzeit jeweils 5 Tropfen Ceres allium ursinum Urtinktur oral einnehmen. Jeweils 15 Minuten später 5 Chlorella-Tabletten einnehmen. So lange diese Dosis beibehalten, bis die zweite Flasche leer ist.

Ab jetzt täglich 30 Minuten vor jeder Mahlzeit jeweils 4 Tropfen Ceres coriandrum Urtinktur oral einnehmen. Jeweils 15 Minuten später 5 Chlorella-Tabletten einnehmen. So lange diese Dosis beibehalten, bis die Flasche leer ist.

Ab jetzt täglich 30 Minuten vor jeder Mahlzeit jeweils 5 Tropfen Ceres allium ursinum Urtinktur oral einnehmen. Jeweils 15 Minuten später 5 Chlorella-Tabletten einnehmen. So lange diese Dosis beibehalten, bis diese letzte Flasche leer ist.

Giftige Fluor- und gefährliche Jod-Verbindungen

Fluor

Fluor ist ein giftiges Halogen, weitaus giftiger als Arsen. Im letzten Jahrhundert in der Zeit nach dem Zweiten Weltkrieg fiel besonders viel Fluor als giftiger Abfallstoff bei der Aluminium-, Stahl- und Düngemittelherstellung an. Heute ist es nicht weniger! Diesen Giftstoff als Sondermüll zu entsorgen, kostet viel Geld. Zuerst wurden Fluorabfälle in Rattengiften und Insektiziden verarbeitet. Ein schlauer Wissenschaftler stellte fest, dass das reaktionsfreudige Fluor mit Kalzium eine starke Verbindung eingeht, es wird nämlich zu Kalziumfluorid. Hatte man dieses Fluorid auf die Zähne gegeben, härtete dieses den Zahnschmelz, der durch Säureangriffe der Ernährung an Festigkeit verlor. Ohne Rücksicht und genauere Forschung der Nebenwirkungen wurde beschlossen, aus dem Abfallstoff Fluor eine weitere Geldquelle zu erschließen, indem Fluorverbindungen in Zahncremes eingemischt wurden. In manchen Ländern wie z.B. Großbritannien und den USA wird Fluor ins Trinkwasser gegeben. Sogar dem Speisesalz wird Fluor zugesetzt. Dem Ideenreichtum der Industrie sind keine Grenzen gesetzt. Eigentlich ist das eine vorsätzliche, gezwungene Vergiftung der Menschen. Heutzutage bekommen sogar Säuglinge Fluortabletten verabreicht, obwohl diese noch gar keine Zähne haben. Vorbeugen ist besser, damit sie später keine Karies bekommen, sagen die Ärzte. Welch ein Schwachsinn! Mittlerweile sind manche auf den Trichter gekommen, Kindern erst ab dem 3. Lebensjahr Fluorid zu verabreichen. Mich wundert nur, dass die Ärzte mit ihrem eigentlichen Fachwissen kein schlechtes Gewissen haben. Entweder sie bekommen in Ihrer Studienzeit eine Gehirnwäsche oder sie bekommen von der Industrie eine finanzielle Unterstützung für die Verabreichung solcher Medikamente?!

Die einzige und wahre Ursache von Karies ist die Übersäuerung des Organismus. Wodurch eine Übersäuerung eintritt, wurde bereits in diesem Buch mehrfach erwähnt. Dadurch werden den Zähnen wichtige Mineralien entzogen und die Bakterienflora im Mund verändert sich in ein ***pathogen*es** Stadium. Diese Bakterien scheiden weiter saure Stoffwechselendprodukte aus, die den Zähnen schaden. Ein Teufelskreis! Dass Kinder besonders häufig von Karies betroffen sind, hängt einfach daran, weil der Zuckerkonsum im Verhältnis zu ihrem Körpergewicht viel zu hoch ist, was den Organismus stark belastet. Außerdem haben Milchzähne einen deutlich geringeren Mineralhaushalt und eine höhere Porenanzahl als die bleibenden Zähne, was diese leicht angreifbar macht. Mangelnde Mundhygiene möchte ich nicht als eigentliche Ursache angeben, denn wenn man sich artgerecht ernähren würde, bräuchte man nicht mal Zähne zu putzen. Selbst Karies gäbe es kaum.

Fluor ist in einer ausgewogenen Ernährung in ausreichender Menge vorhanden, sodass der sehr geringe Bedarf des Körpers leicht gedeckt wird.

Durch die begonnene Fluorierung der Bevölkerung stieg ab dem gleichen Zeitraum die Häufigkeit von Schilddrüsenproblemen, allem voran der Kropf mit Knötchenbildung und schließlich Schilddrüsenkrebs. Diese Auswirkungen von Fluor auf die Schilddrüse sind schon seit Mitte des 19. Jahrhunderts bekannt. Fluor härtet nicht nur den Zahnschmelz, sondern verhärtet auch Muskeln, Sehnen und sogar das Trommelfell. Außerdem entzieht es dem Körper das für den Knochenaufbau und für den Stoffwechsel so wichtige Kalzium und geht mit allem Möglichen im Körper eine Verbindung ein, selbst mit dem Schilddrüsenhormon Thyroxin. Die Ärzte erkannten das Problem mit der neuen Schilddrüsenerkrankung und brachten ein neues Märchen in Umlauf, nämlich das Märchen vom Jodmangel. Denn ist die Schilddrüse krank, braucht sie entweder

Jod oder man muss Hormone verabreichen. Ein weiteres gefundenes Fressen für die Pharmaindustrie. Studien in vielen Städten einiger Staaten belegten, dass Kariesschäden und Zahnverfall zurückgingen, nachdem die Fluorprophylaxe eingestellt wurde. Das kann ich auch aus eigener Erfahrung bestätigen.

Die Nebenwirkungen von Fluor sind: Osteoporose durch den Entzug von Kalzium, Übersäuerung des Organismus durch die Wegnahme von Puffersalzen zum ***pH***-Ausgleich, Krebs, Blockierung von kalziumbedingten Stoffwechselvorgängen, Blockierungen im Gehirn im Bereich der Willens-Ebene, ADHS-Symptome, Hyperaktivität, ***Arthritis***, Demenz, Schwerhörigkeit durch Verhärtung des Trommelfells (betrifft vorwiegend die hohen Frequenzen), schwere Schäden im Körpergewebe. Die tödliche Dosis von Fluorid beträgt beim Erwachsenen etwa 35 mg/kg Körpergewicht, das entspricht bei einem 70 kg schweren Menschen etwa zwei Tuben Zahnpasta á 200 g. Bei Kindern beträgt diese Dosis 5 mg/kg Körpergewicht. Bei einem 20 kg schweren Kind ist das etwa eine halbe Tube Erwachsenenzahnpasta. Wenn ich daran denke, dass meine damals fünfjährige Tochter mal eine halbe Tube Kinderzahnpasta ausgelutscht hatte, weil die so gut schmeckte … Zum Glück war die fluoridfrei! Meine Tochter hatte bis zum Alter von 6 Jahren keine Karies bekommen. Erst durch die kaum zu vermeidende gesundheitsschädliche Ernährung der Kindertagesstätte, die sie ab dem dritten Lebensjahr besuchte, bekam sie zwei Mal Karies. Meine Zähne sind seit dem Absetzen der fluorhaltigen Zahnpasta verbunden mit meiner Ernährungsumstellung deutlich besser geworden. Ich musste früher wegen Zahnsteinbildung und starker Verfärbung der Zähne, bedingt durch meinen vielen Teekonsum, regelmäßig zur professionellen Zahnreinigung. Bei dieser wurde im Nachgang immer reichlich Fluoridgel draufgeschmiert. Ich vermute, dass meine Trommelfelle durch Fluorverhärtung bereits geschädigt sind. Ich höre nämlich hohe Frequenzen wie z. B. Heuschreckenzirpen nicht mehr.

Ich trinke heute noch genauso viel Tee und meine Zähne werden nicht mehr braun. Denn die eigentliche Ursache der Verfärbungen waren durch falsche Ernährung bedingte Zahnschmelzschädigungen, die den Teefarbstoff leichter eindringen ließen. Bakterien hatten hier ebenfalls leichtes Spiel. Sie taten ihr Übriges, nämlich sie ließen ***Parodontitis*** entstehen.

Mein Appell an die Bevölkerung lautet: Putzt eure Zähne mit fluoridfreier Zahncreme, verweigert die zusätzliche Gabe von Fluorid-Tabletten an Babys, kauft keine Produkte mit zugesetzten Fluorverbindungen. Das ist alles GIFT! Stattdessen stellt eure Ernährung auf die von mir ausgearbeitete MP-Ernährung um!

Jod

Jod ist wie Fluor ein Halogen und dient in geringsten Mengen in unserem Organismus als Teil des Schilddrüsen- und Zellstoffwechsels. In der EU ist Jod als Gefahrstoff klassifiziert und ist mit den GHS-Symbolen 07, 08 und 09 gekennzeichnet.

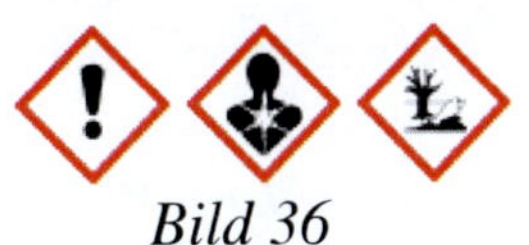

Bild 36

Industrielles Jod sollte als Nahrungsergänzung nicht bedenkenlos eingesetzt und möglichst unter ärztlicher Aufsicht und Verordnung eingenommen werden. Die industrielle ***Substitution*** durch jodiertes Speisesalz, welches mittlerweile in vielen Produkten verarbeitet wird, grenzt eigentlich schon an eine vorsätzliche Gesundheitsschädigung. Es gibt Menschen, die aus gesundheitlichen Gründen keine jodhaltigen Speisen zu sich nehmen dürfen! Der Lebensmittelzusatz Jod wird heutzutage, bedingt durch sehr gute Lobbyarbeit, mit einer gesunden Lebensweise assoziiert und deshalb schön beworben, damit es alle glauben sollen. Das industriell eingesetzte Jod ist kein natürliches Jod, sondern ist aus Industrieabfällen isoliertes Jod, das im Stoffwechsel mehr Schaden anrichtet, als dass es nützt. Einzig als Notfallmedizin bei pathogenem Jodmangel wirkt es hilfreich, aber nicht optimal. Gesundes, bioverfügbares Jod ist in natürlichen Speisen wie Meeresalgen, Seefisch, Meer- und Steinsalz sowie anderen nicht industriell verarbeiteten Lebensmitteln in mehr oder weniger großen Massenanteilen vorhanden. Hier ist eine Überdosierung beim gesunden Menschen kaum möglich, da ein Zuviel vom Organismus ausgeschieden wird. Technisch hergestelltes Jod kann nicht so leicht ausgeschieden werden und lagert sich teilweise sogar im Gewebe, besonders in der Schilddrüse ab und kann sich negativ auf den Stoffwechsel bzw. auf den Hormonhaushalt auswirken.

Der große Vorteil von technischem Jod ist: Man kann es exakt dosiert in Tabletten verarbeiten, um den Jodbedarf eines kranken Menschen genau einzustellen. Würde man natürliches Jod, z. B. aus der Kelp-Alge verwenden, würde es natürlichen Konzentrationsschwankungen unterliegen, die medizinisch gesehen nicht erlaubt sind.

Da aber sehr viele Lebensmittel, ganz gleich ob pflanzlich oder tierisch, künstlich mit Jod angereichert werden, ist die eingenommene Menge nicht zu kontrollieren bzw. zu bestimmen. Somit sind Erkrankungen, die daraus resultieren, vorprogrammiert. Die einzige Deklarationspflicht für Jodzusatz besteht beim Speisesalz (Stand 2019). Überall sonst kann industrielles Jod verarbeitet oder enthalten sein, ohne dass es draufsteht, da es ein Spurenelement ist. Bei der konventionellen und bei der normalen Bio-Tierhaltung wird sogar dem Vieh Jod im Futter verabreicht, sodass Jod im Fleisch und in sämtlichen Milchprodukten enthalten ist. Die Mengen in ***ppm*** gesehen sind zwar niedrig, aber alles zusammengerechnet, was man den Tag über so vertilgt, kann schon eine größere Menge an Jod ergeben. Die einzigen Viehbetriebe, die kein Jod zusetzen dürfen, sind die biodynamisch arbeitenden Bioverbandsbetriebe wie z. B. Demeter, Bioland oder Naturland.

Komisch ist nur, dass Eingeborene in Urwald- und Wüstenregionen sowie arme Menschen in Afrika nicht unter Jodmangel leiden, obwohl sie sich überwiegend pflanzlich ernähren und noch nie Meerestiere oder -pflanzen gegessen haben. Viele Landpflanzen enthalten nämlich auch von Natur aus Jod, was dem Organismus ausreicht, da es nur ein Spurenelement ist, das nur in geringsten Mengen notwendig ist. Seitdem der Bevölkerung in Deutschland Jod- und Fluorverbindungen über die Nahrungsmittel zugeführt wurden, hat sich die Zahl von Schilddrüsenerkrankungen schlagartig erhöht. Nicht jeder, der fluorierte Zahncreme benutzt oder jod- bzw. fluorhaltige Lebensmittel konsumiert, bekommt auch Schilddrüsenprobleme. Genauso wie nicht jeder Raucher an Krebs erkranken muss.

Tatsache ist: Deutschland gehört nicht zu den Jodmangelgebieten, aber die durchschnittliche Jodversorgung der Bundesbürger liegt im unteren Mittelfeld, was nicht pathogen niedrig ist, aber auch keiner optimalen Versorgung entspricht. Ein regelmäßiger Konsum von jodhaltigen Speisen wie z. B. Seetang und Meerestiere wäre diesbezüglich von Vorteil. Auch eine prophylaktische ***Substitution*** durch Nahrungsergänzungsmittel mit der Kelp-Alge sind bei gesunden Menschen von Vorteil. Die Gründe für die niedrige Jodversorgung der Bürger in Industrienationen liegt unter anderem an der Umweltverschmutzung, mit Fluorid zugesetzten Zahncremes, Schwermetallbelastungen der Nahrungsmittel, an der Aufnahme von Pflanzenschutzmitteln, Chlor in Schwimmbädern, an industriell hergestelltem, isoliertem Kochsalz in der Ernährung und vielem, vielem mehr. Durch all diese negativen Einflüsse auf unseren Organismus wird die Jodaufnahme eingeschränkt.

Die Nebenwirkungen von Jodstörungen sind: Herzrhythmusstörungen, Angstzustände, Juckreize, Dauerschnupfen, Sodbrennen, Reizdarmsyndrom, hoher Blutdruck, Atemnot, brüchige Fingernägel, Muskelschmerzen und vieles, vieles mehr.

Neue Erkenntnisse haben gezeigt, dass durch die industrielle Jod***substitution*** Jodvergiftungen auftreten können. Wer also zu viel industriell verarbeitete Nahrungsmittel isst, kann an einer Jodvergiftung erkranken. Wird bei einer Jodvergiftung der Jodgehalt im Blut gemessen, kann trotzdem eine Unterversorgung festgestellt werden. Denn industrielles Jod lagert sich im Gewebe ab und kann dort seine giftige Wirkung allmählich entfalten. Anzeichen einer Jodvergiftung können bekannte Symptome sein, z. B. Grippesymptome, Durchfall, Atemnot, Magenbeschwerden, Schwindel, Schlafstörungen und einiges mehr.

Meine Empfehlung: Kaufen und essen Sie keine mit Jod zugesetzten Lebensmittel. Am besten ist Bioverbandsware. Jod kann man ganz natürlich konsumieren, denn in allen Meeresfischen und in allen Meeresalgen ist natürliches Jod enthalten. Auch viele Gemüsearten enthalten Spuren von natürlichem Jod.

Ärzte vs. Heilpraktiker

Vorab gilt zu sagen: Beide Berufsgruppen leisten einen hervorragenden Dienst in Sachen Gesundheit! Bei beiden gibt es regelrechte Profis, etliche schwarze Schafe und auch Ahnungslose wie in allen Branchen. Den Richtigen zu finden, ist oftmals schwierig. Bei den Ärzten ist es etwas einfacher, einen Fachmann für ein spezielles Gebiet zu finden. Ob der allerdings die richtige Diagnose stellt und anschließend richtig behandelt, sei mal dahingestellt.

Bei den Heilpraktikern wird es da schon schwieriger. Hier gibt es äußerst viele verschiedene Diagnose- und Behandlungskonzepte, die nicht unbedingt für jeden Patienten zutreffen oder auch helfen. Jeder Heilpraktiker hat da sein Steckenpferd, mit dem er versucht, das Bestmögliche für seine Patienten zu geben. Leider besteht unter beiden Medizinern jeweils ein Vorurteil: Der Schulmediziner, der sein Wissen durch jahrelanges Studium erlernen musste, hält von der „Quacksalberei" des Heilpraktikers in der Regel wenig oder gar nichts, zumal die Ärzte- und Pharmalobby zusammen mit der Regierung ein eingespieltes Team sind, bei dem es um viel Geld geht und die Heilpraktiker nicht in das Team gehören.

Der Heilpraktiker, der zwar nicht studieren gehen muss, aber sein Wissen an einer Heilpraktikerschule mit Prüfung erlernt, hält von den Behandlungsmethoden der Schulmediziner nicht viel, weil diese keine Ursachenbehandlung, sondern eine Symptombehandlung mit stoffwechselschädigenden Medikamenten durchführen. Heilpraktiker versuchen, ganzheitlich an die Sache heranzugehen.

Wenn beide gezielter und mit mehr Zeit zusammenarbeiten würden, so glaube ich, wäre das Endergebnis deutlich besser. Aber da machen die gesetzlichen Krankenkassen derzeit noch nicht mit. Und welcher normale Arzt nimmt sich denn noch Zeit für den Patienten? Da muss man schon Glück haben, solch einen Arzt zu haben. Als Privatpatient hat man ungerechterweise mehr Möglichkeiten.

Ein alltägliches Beispiel für die Symptombehandlung ist die Behandlung von Erkältungskrankheiten. Eigentlich braucht man keine Behandlung bei normalen Erkältungskrankheiten, da der Körper so eine banale Sache in der Regel alleine schafft. Es gibt natürlich Ausnahmen, z.B. eine vorliegende Abwehrschwäche durch Chemotherapie, AIDS oder ***Autoimmunerkrankungen***. Die meisten Schulmediziner gehen meist sofort mit Antibiotika an die Sache, um eine eventuelle Folgeerkrankung durch Bakterien zu verhindern. Das ist eine reine Vorsichtsmaßnahme. Ich habe allerdings noch keinen Schulmediziner kennengelernt, der nach einer Antibiotikagabe die dadurch zerstörte Darmflora wieder aufforstet – was eigentlich dringend notwendig wäre. Es machen sich nämlich bei einer dadurch zerstörten Darmflora pathogene Pilze im Darm breit, die kurz- oder sogar langfristig weitere Gesundheitsprobleme nach sich ziehen können. Die meisten Leute, die Antibiotika einnehmen, leiden während oder nach der Therapie an Darmbeschwerden, was ein Zeichen der zerstörten Darmflora ist. Antibiotisch bedeutet nichts anderes als „gegen das Leben". Unser Körper beheimatet nun mal Tausende verschiedene Spezies von Kleinstlebewesen, die in der Masse in einer weitaus höheren Zahl existieren als die Zahl unserer eigenen Körperzellen. Diese mit uns in Symbiose lebenden Spezies halten unser Immunsystem und unseren Stoffwechsel aufrecht. Wird auch nur ein kleiner Teil unserer ***Symbionten*** getötet, können sich an deren Stelle schnell pathogene Keime niederlassen und es kann zu Defiziten bei der Enzym- und Vitalstoffversorgung kommen. Deshalb sollte eine Antibiotikagabe nur in Notfällen geschehen und nicht als Prophylaxe.

Ich finde, bei allen Antibiotikagaben sollte auf jeden Fall der Heilpraktiker einbezogen werden, der dann begleitend das Immunsystem stabilisiert und im Nachgang die Darmflora wieder aufbauen hilft.

Ein großes Manko, das hierzulande herrscht, ist die abwertende Haltung der Politik und des Gesundheitswesens gegenüber alternativmedizinischen Heilmethoden, die oftmals mehr helfen als die standardisierten Behandlungsmethoden der Schulmedizin. Meiner Meinung nach hat die Schulmedizin ihren Platz bei der medizinischen Notfallversorgung. Hier kann der Heilpraktiker kaum etwas dazu beitragen. Im Nachgang, wenn es um den Heilungsprozess geht, sollte der Heilpraktiker wiederum mitwirken können. Wenn es um Gesundheitsprophylaxe, um chronische Erkrankungen und akute Nicht-Notfälle geht, sollte ein versierter Heilpraktiker mehr Einfluss auf den Patienten nehmen als der Schulmediziner.

Wenn beide Parteien mit ihrem jeweiligen Wissen eng zusammenarbeiten würden, ohne dem Druck von Pharmalobby, Gesundheitswesen und Politik zu unterstehen, wäre den Patienten besser und oftmals schneller geholfen. Chronische Krankheiten, besonders die sogenannten Alterskrankheiten, könnten damit oftmals verhindert werden. Leider zahlen die gesetzlichen Krankenkassen fast nichts dazu, wenn es um Heilpraktikerbehandlungen geht. Man sollte da schon eine private Zusatzversicherung, die Heilpraktikerbehandlungen beinhaltet, oder eine private Krankenvollversicherung haben. Und somit gehen wir in Richtung Zweiklassengesellschaft, in die uns unsere Politik zwingt. Immer weniger Leute haben das Geld dazu, sich vernünftig zu ernähren und sich eine optimale medizinische Versorgung zu leisten.

Mit vernünftig ernähren meine ich, die von mir empfohlene MP-Ernährung anzuwenden und die Produkte im Reformhaus bzw. im Bioladen zu kaufen. Es ist leider so: Je ärmer, desto mehr Fastfood, Weißmehlprodukte, Milchprodukte, Billigöle, zuckerhaltige Speisen und Getränke sowie Zigaretten und alkoholhaltige Getränke werden konsumiert. Sind wir krank, verdienen der Staat, die Pharmaindustrie und die Ärzte Geld. Wären alle gesund, würden etliche Industriezweige pleitegehen. Aber das will doch keiner.

Homöopathie wirkt!

Die meisten stellen sich unter homöopathischen Mitteln einfach nur pflanzliche Medikamente vor. Grund dafür ist, dass die meisten homöopathischen Produkte pflanzliche Komponenten enthalten. Ein solches Mittel muss aber nicht unbedingt pflanzlich sein. Es kann auch aus Pilzen sein, sogar mineralisch, tierisch oder metallisch wie z. B. die Schüssler-Salze. Kombi-Präparate, die aus mehreren Wirkstoffkomponenten bestehen, sind ebenfalls häufig. Auch giftige Substanzen können enthalten sein, die trotzdem heilend wirken, beispielsweise aus Tollkirsche oder aus Arsen. Homöopathische Medikamente sind Bestandteile oder Wirkstoffe, die potenziert verdünnt, verschüttelt oder verrieben werden. Die Verdünnung kann auch so hoch sein, dass kaum noch ein Molekül des Wirkstoffes nachzuweisen ist. So, als ob man in den Pazifik pinkelt.

Potenzieren bedeutet, der Wirkstoff wird im Verhältnis 1:10, 1:100, 1:1000 usw. (nach oben keine Grenzen) mit Ethanol oder Wasser verdünnt und geschüttelt oder mit Milchzucker verrieben.

Die Homöopathie ist von der Wissenschaft nicht anerkannt und wird als Mittel mit Placebo-Effekt abgewertet. Komisch nur, dass immer mehr Menschen auf Homöopathie schwören und der Absatz dieser Mittel permanent steigt. Das Mittel der Wahl bezieht sich immer auf das Leiden. Homöopathie bedeutet übersetzt: „Ähnliches mit Ähnlichem behandeln." Hat man z. B. ein Herzleiden, wird ein Mittel verabreicht, das ohne Verdünnung eine Herzkrankheit auslösen würde. Diese Erkenntnis war keine Idee von Samuel Hahnemann (um 1800), der als Erfinder dieser Mittel gilt. Schon Hippokrates (um 400 v. Chr.) erkannte, dass eine Krankheit durch Einflüsse entsteht, die den Heilmitteln ähnlich wirken, und der Krankheitszustand wieder durch Mittel beseitigt wird, die ähnliche Erscheinungen hervorrufen.

Das Prinzip der Wirksamkeit liegt in den ***Biophotonen*** und der Schwingung des jeweiligen Wirkstoffes. Warum ein höher potenziertes Mittel besser wirken kann als ein niedrig potenziertes, liegt an der Konzentration des Wirkstoffes. Da ein Wirkstoff in reiner Form die Krankheit auslösen könnte, muss er so weit verdünnt werden, dass er dem Körper nichts mehr anhaben, aber trotzdem seine Information „Hallo, ich bin da" an den Organismus senden kann – der dann darauf reagieren kann.

Biophotonen sind Lichtteilchen, die in jedem Organismus zur Weiterleitung und Speicherung von Informationen auf zellulärer Ebene genutzt werden. Werden nun Wirkstoffe in einer Trägersubstanz gelöst, werden die Schwingungsfrequenzen der Photonen im Wirkstoff an die Trägersubstanz übertragen. Wird diese Lösung dann weiter verdünnt, wird zwar der Wirkstoffgehalt geringer, aber die Schwingungsfrequenz bleibt erhalten. Nimmt man nun dieses Medikament ein, wird dem Körper diese Frequenz als Information mitgeteilt und wirkt somit als Gegenfrequenz an der kranken Stelle im Körper. Jetzt kommt das Problem, was die Glaubhaftigkeit eines homöopathischen Mittels in unserer Gesellschaft anzweifeln lässt. Bei vielen Leuten wirkt es nicht! Homöopathika wirken bei kleinen Kindern in der Regel besser als beim Erwachsenen. Der Grund liegt in der Blockade der Informationswege (***Meridiane***) für die ***Biophotonen***, bedingt durch Übersäuerung und Verschlackung, welche durch Fehlernährung, Stress und Bewegungsmangel herrührt. Ein homöopathisches Mittel kann nur wirken, wenn die ***Meridiane***, die zum Krankheitsort führen, für den ***Biophotonen***verkehr frei sind. Ein erfahrener Heilpraktiker macht also erst die Wege frei, um dann mit dem wirksamen homöopathischen Mittel die Krankheit zu behandeln. Hierzu wird in der Regel eine Bioresonanztherapie oder eine Akupunktur durchgeführt.

Die Homöopathie wird also nur deshalb abgelehnt, weil der Beweis nicht zu erbringen ist, dass es bei jedem Menschen hilft. Hilft es bei einem Patienten, dann ist es eben nur der Placeboeffekt, so behauptet man.

Tiere jedoch, denen mit Homöopathie geholfen wird, können den Placebo-Effekt gar nicht als solchen wahrnehmen. Denn den Tieren ist gar nicht bewusst, dass sie ein Medikament für eine Krankheit bekommen, die den Tieren ebenfalls nicht bewusst ist. Allein diese Tatsache sollte Beweis genug sein, dass Homöopathie wirkt.

Die Biophysikerin Dr. Karin Lenger hat den Beweis erbracht, dass Homöopathika durch die Abgabe von Photonen wirken. Mittels zweier Teslaspulen und einem Photonenverstärker konnte sie die Photonenabstrahlung von homöopathischen Globuli messen und sogar von Placebos unterscheiden. Bei Versuchen stellte sie fest, dass die Wirksamkeit, also die Dauer einer gleichbleibenden Photonenabstrahlung bei Globuli und derer in einer alkoholischen Trägersubstanz am besten ist. In Wasser als Trägersubstanz geht die Wirksamkeit binnen weniger Tage verloren.

Biophotonen – das Licht unserer Zellen

Im Jahr 1922 entdeckte der russische Mediziner Prof. A. Gurwitsch anhand von Zwiebelwurzeln, dass deren Zellen nur durch die Anwesenheit weiterer Zwiebelwurzeln schneller wachsen. Dazu legte er normales Fensterglas zwischen die Wurzeln, was das Wachstum hemmte, dann legte er Quarzglas dazwischen, was das Wachstum wieder förderte. Grund dafür ist die Durchlässigkeit des Quarzglases für UV-Strahlung. Daraus folgend müssen die Zwiebelwurzelzellen per Lichtphotonen im Ultraviolettbereich miteinander kommunizieren. Dieses Phänomen wurde von dem Biophysiker Prof. A. Popp 1975 mit damals modernster Technik bewiesen. Popp nannte sie ***Biophotonen***, da sie nicht wie die Photonen dem Sonnenlicht entstammen, sondern von lebenden Zellen produziert werden.

Die Wissenschaftler Stschurin, Kasnaschejew und Michailowa haben nach über 5000 Experimenten bestätigt, dass Informationen zwischen lebenden Zellen mittels ***Biophotonen*** übertragen werden. Es ist keine Biolumineszenz, wie wir es von manchen Tieren aus der Tiefsee kennen, es ist eine eigene Sprache, die auf zellulärer Ebene bei allen Lebewesen Verwendung findet. Damit Zellen miteinander kommunizieren können, müssen die Photonen bis in den Zellkern vordringen. Das können sie nur dann, wenn der Weg dorthin frei ist. Bedingt durch industrielle Einflüsse auf unseren Organismus, sei es durch Emissionen, Stress oder Ernährung, werden immer mehr Kommunikationswege (Meridiane, ***Interstitium***, Organe u. a.) blockiert oder gestört, sodass die Informationen nicht mehr dort ankommen, wo sie sollen → wir werden krank!

Für die DNS in unseren Zellkernen sind die ***Biophotonen*** sehr wichtig, denn Biophotonen werden in der DNS gespeichert. Es ist phänomenal, wie das geschieht: Durch die sogenannte Bose-Einstein-Kondensation geraten die Biophotonen in einen extremen ***Aggregatzustand*** mit einer überragend hohen Ordnung. Sie werden zu ***Bosonen***. Dieser Zustand ist sehr wichtig, um in intrazellulärer Unordnung, bedingt durch äußere Einflüsse, wieder Ordnung herzustellen. Deshalb ist es existenziell für unseren Organismus, saubere Kommunikationswege zu hegen. Mit der MP-Ernährung können Sie den größten Teil dazu beitragen.

Die DNS mit ihrer Doppelhelixstruktur dient wie eine Antenne, die in alle Richtungen ihre Fühler ausstreckt. Diese Struktur ermöglicht ihr, aus allen Richtungen ankommende ***Biophotonen***signale zu empfangen. Die ***Erythrozyten*** haben keine DNS, deshalb senden sie auch keine Biophotonen aus und können auch keine empfangen.

Biophotonen werden als gebündelte Lichtblitze im Format eines Laserstrahls gesendet, der gezielt mit Lichtgeschwindigkeit den Empfänger erreicht. Biophotonen schwingen innerhalb des Blitzes alle in der gleichen Frequenz. Jetzt kann man verstehen, warum es die Therapieformen Bioresonanztherapie, Homöopathie, ***Isopathie***, Photonentherapie, Zappen u.a. gibt. Diese Therapieformen funktionieren alle durch Schwingungsfrequenzen, die auf den Organismus wirken und ihm beim Regulieren helfen. Es ist kein esoterischer Quatsch, wenn hier von Schwingungen die Rede ist. Schwingungen existieren überall. Jede Materie schwingt in einer gewissen Frequenz. Stört man eine bestimmte Schwingung, treten Interferenzen auf. Blockiert man eine Frequenz, kommt sie nicht beim Empfänger an. Im lebenden Organismus jedoch machen erhebliche und dauernde Interferenzen sowie Frequenzblockaden krank. Mehr als 36 Millionen biochemische Reaktionen müssen im menschlichen Organismus blitzschnell koordiniert werden. Für diese Kommunikation werden ***Biophotonen*** benötigt. Gesunde Zellen stoßen starke pulsierende Signale aus, kranke Zellen schwache. Deshalb ist es auch wichtig, bei der Ernährung auf biophotonenreiche Nahrungsmittel zu achten. Biophotonen helfen zu regulieren! Prof. Popp äußerte sich zum Lebensleuchten der Zellen so: „Es pulsiert und wirkt recht lebendig, als ob es atme, wie wogende Blätter in Wind.“ Als Summe dieses „Lebensleuchtens“ aller Zellen ergibt sich ein Energiefeld, das ein Lebewesen umgibt und ausstrahlt. In der Esoterik ist vom „Ätherkörper“ die Rede. Das ist die Aura, die ein Lebewesen umgibt.

Bandscheibenvorfall – die wahre Ursache

Ich möchte bei diesem Thema auf den Bandscheibenvorfall im Bereich der Lende eingehen, da dieser am häufigsten bei der Wirbelsäule auftritt.

Wie bereits am Anfang des Buches erwähnt, leidet mein Vater seit seinem 42. Lebensjahr am Bandscheibenvorfall. Er war in seinem Beruf auf dem Bau beschäftigt. Er musste also viel schwer heben und das in einigen unvorteilhaften Körperstellungen. Die Ärzte sahen als einzigen Grund des Vorfalles die jahrelange Arbeit mit schweren Lasten, verbunden mit der falschen Körperhaltung beim Heben. Meine Geschwister leiden beide an der gleichen Krankheit. Sie bekamen den Vorfall etwa im gleichen Alter wie mein Vater. Mein Bruder hatte nur wenige Jahre auf dem Bau gearbeitet, meine Schwester aber nicht. Sie war meist Verkäuferin. Auch meine Mutter, die überwiegend Hausfrau war und teilweise als Putzfrau arbeitete, leidet darunter. Ich selbst stand kurz davor, konnte den Vorfall aber durch eine Ernährungsumstellung sowie eine Sanierung des Organismus abwenden.

In der Standardmedizin gilt als Ursache immer noch die falsche oder zu starke Belastung der Wirbelsäule über Jahre hinweg, teilweise verbunden mit Übergewicht und Bewegungsmangel. Auch der altersgemäße Verschleiß soll eine Ursache sein. Wenn jemand einen Bandscheibenvorfall bekommt, dann wird immer recherchiert, was man in der Vergangenheit mit seinem Rücken falsch gemacht hat. Es werden Massagen, Bewegungsbäder, Salben, Infrarotbestrahlung, Schmerztabletten, Rückenschulungen u. v. m. verordnet. Oftmals endet es mit einer Operation. Die eigentliche Ursache wird meist nicht erwähnt bzw. behandelt. Da die Ursache auch nach einer OP nicht bekämpft wird, wird sie im Körper verbleiben und weitere, mitunter andere Beschwerdesymptome auslösen. Jahrelang eingenommene Medikamente helfen zwar die Schmerzen zu lindern, machen aber das Milieu am Ort der Beschwerden noch stärker mürbe und belasten die Entgiftungsorgane wie Leber, Nieren, Lymphe, ***Interstitium***, Darm.

Schematische Darstellung des Lenden- und Beckenbereiches

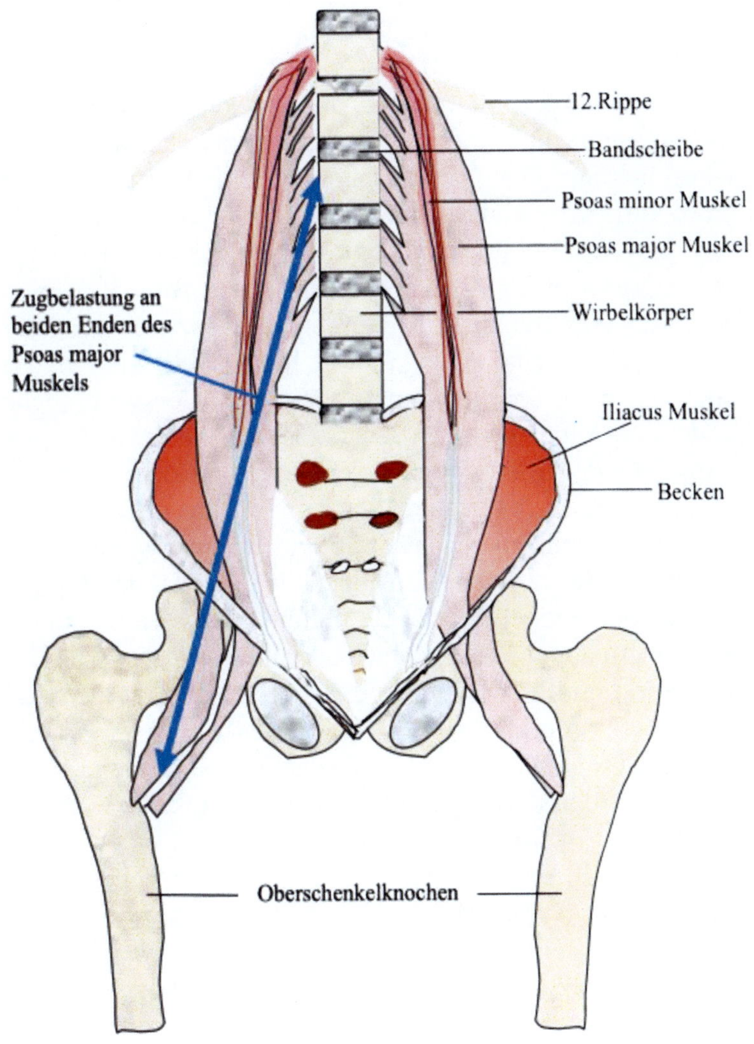

Bild 37

Wie entsteht denn nun wirklich ein Bandscheibenvorfall? Der Grundstein für diese Misere wird in der Kindheit gelegt und setzt sich, bedingt durch eine unnatürliche, den Organismus versauernde Ernährung, unaufhaltsam fort. Stress und zu wenig Sport im Erwachsenenalter tun ihr Übriges. Durch Stress und zu viel industriell veränderte Nahrung entstehen als Stoffwechselnebenprodukte Säuren, die irgendwann vom körpereigenen Puffersystem nicht mehr neutralisiert werden können. Da eine Übersäuerung des Blutes lebensgefährlich ist, lagert unser Körper die überschüssigen Säuren ins Gewebe ab. Das Gewebe bzw. die ***Faszien*** umschließen Muskeln, Sehnen, Knochen Gefäße, Organe u.a. Vitalstoffe die von den Blutgefäßen zu den Verbrauchern transportiert werden müssen, werden durch die im Gewebe befindlichen Säureschlacken blockiert und erreichen nur noch spärlich den Verbraucher. Der Verbraucher erleidet eine Vitalstoff- und Sauerstoffverarmung.

Im Falle der Bandscheiben sieht das folgendermaßen aus: Die Muskeln Psoas major und Psoas minor, die im Lendenbereich an den Wirbelkörpern befestigt sind und im weiteren Verlauf durch das Becken über den Iliacus-Muskel an den Oberschenkelknochen andocken (siehe Abbildung 37), werden durch den Vitalstoffmangel und die Übersäuerung unelastisch und neigen zur Verkrampfung. Durch eine stoffwechselbedingte chronische Verkrampfung ziehen diese Muskeln die Wirbelkörper nach innen. Da das in den Bandscheiben befindliche Gel durch einen ebenfalls verminderten Vitalstoffaustausch sozusagen austrocknet, werden diese unflexibel. Ziehen die Muskeln nun permanent an den Wirbeln, werden die Bandscheiben in eine keilförmige Form gezwungen. Die Bewegung wird eingeschränkt. Ein Bein scheint, bedingt durch die Verkrampfungen der bereits erwähnten Muskeln und die dadurch ausgelöste Verschiebung des Beckens, kürzer als das andere zu sein. Ist die Bewegung der Wirbel eingeschränkt, funktioniert auch die „Stoffaustauschpumpe" nicht mehr, die mittels Zusammenpressen und Entspannen der Bandscheiben das Gel elastisch hält. Stoffwechselschlacken können auch hier nicht mehr abtransportiert werden und das Bandscheibengel verhärtet. Durch den erhöhten Druck auf die Bandscheibe wegen der gezwungenen Keilform reißt der spröde gewordene Faserknorpelring zum Nerv hin auf und das austretende Gel drückt nun auf den Nerv. Der Vorfall ist perfekt.

Weiter zu erwähnen ist die ***pleomorphistisch*****e** Veränderung unserer ***Symbionten*** hin zum pathologischen Stadium, die den krankhaften Vorgang verstärken. Wie im Kapitel „Unsere pflegebedürftigen Symbionten" beschrieben, mutieren unsere guten Symbionten zu pathogenen Keimen wie Bakterien- und Pilzformen, wenn ein saures Milieu vorherrscht. Haben sich solche Formen entwickelt, versauern diese die Umgebung weiter mit ihren sauren Ausscheidungsprodukten. Schreitet man hier nicht mit einer Milieusanierung und einer gleichzeitigen Ernährungsumstellung ein, endet die Situation in einem Teufelskreis.

Durch Bewegungsmangel, zu hoher körperlicher Belastung und falscher Haltung entsteht ein Verstärker-Effekt, der den Vorfall weiter vorantreibt. Dieser Effekt ist es, den die Schulmedizin als alleinige Ursache betrachtet.

Sollte in Ihrer Familie der Bandscheibenvorfall umhergehen oder leiden Sie unter chronischen Rückenschmerzen, wird Ihnen eine Körpersanierung, verbunden mit der Ernährungsumstellung auf die MP-Ernährung helfen, dem Teufelskreis zu entkommen.

Borreliose – vielfältige Symptome, aber heilbar

Erstmals wurde die Borreliose 1975 in dem amerikanischen Ort Lyme im Staat Connecticut entdeckt. Deswegen nennt man sie auch Lyme-Borreliose. Es wird angenommen, dass die Bakterien, die zum Ausbruch der Krankheit führen, aus dem Labor namens Plum Island Animal Disease Center auf der Nachbarinsel von Long Island „Plum Island" südlich von Connecticut stammen. Dieses staatliche Hochsicherheitslabor dient zur Erforschung von hochansteckenden Tierseuchen und ist das einzige dieser Art in den USA. In den 1960er bis in die 1980er Jahre forschte man dort intensiv mit Zecken und deren Krankheitsübertragung. Leider sind die mit Spirochäten, einer spiralförmigen Bakterienart, verseuchten Zecken irgendwie entwischt und haben sich seither über wandernde Tiere, durch Zugvögel sowie durch den globalen Warentransport weiterverbreitet. Böse Zungen behaupten sogar, dass die Entwicklung und Verbreitung der Borrelien dem Zweck dienen sollen, die sich zu schnell vermehrende Menschheit zu dezimieren. Andere behaupten, sie wurden entwickelt, um als biologische Kriegswaffe zu dienen. Egal warum sie nun da sind, wir müssen lernen damit umzugehen.

Borrelien werden vorwiegend durch Zecken übertragen. Auch andere blutsaugende Insekten wie Mücken und Bremsen können Überträger sein. Da nicht jedes dieser Insekten Borrelien in sich trägt und nur ein längeres Saugen bzw. Stress der Tierchen zu einer Übertragung führt, ist eine Ansteckung nicht sehr häufig. Trotzdem steigen die Krankheitsfälle permanent an. Heute sind geschätzt etwa 1/3 der Zecken mit Borrelien infiziert. Das Heimtückische an den Borrelien ist die korkenzieherähnliche Form, mit der sich die Bakterien durch alle Weichteile durchbohren können. Wenn sie in Gefahr geraten, verstecken sie sich in wenig durchblutete Gebiete wie z. B.

Gelenke, Gewebe, Knorpel, Nerven usw. Darin verkapseln sie sich und warten auf bessere Bedingungen, um dann wieder auszuschwärmen und zuzuschlagen. Deshalb kommt es immer wieder zu Krankheitsschüben.

An dem sogenannten Erythema Migrans, der Wanderröte, kann schon ein Laie erkennen, dass man mit Borrelien infiziert ist. Das ist ein roter Ring um die Einstichstelle, der sich nach einigen Tagen bildet und sich immer weiter vergrößert. Der Ring kann ausfransen und auch andere Farbnuancen wie bläulich oder grünlich annehmen. Er kann durchaus einen Durchmesser von über 20 cm erreichen. Schmerzhaft ist das Erythem in der Regel nicht. Man kann aber Gefühle wie leichtes Jucken oder Ziehen an dieser Stelle bekommen.

Die Stoffwechselausscheidungen der Borrelien sowie die Fragmente dieser Bakterien, die durch die Vernichtung durch unsere Abwehrzellen hinterlassenen werden, sind hochgiftig. Man nennt die Ausscheidungen auch Borrelien***toxine***. Diese ***Toxine*** wirken zerstörerisch auf unser Nervensystem. Die Neuroborreliose ist eine Art der Auswirkungen von Borrelien auf unseren Organismus, wenn das Nervensystem geschädigt wird.

Ich wurde auch durch eine Zecke mit Borrelien infiziert. Diesen Verlauf möchte ich Ihnen hier schildern: Gerade mal zwei Jahre nach meiner Umstellung auf die MP-Ernährung, es fehlten noch zwei Jahre bis zur vollständigen Körpersanierung, entdeckte ich ein ca. 10 cm großes Erythema Migrans am hinteren Oberschenkel. Seit diesem Zeitpunkt ging es mir zunehmend schlechter. Die schon zwei Jahre lang durchgeführte MP-Ernährung, verbunden mit einer Körperentsäuerung machten es den Borrelien nicht einfach, sich bei mir wohlzufühlen. Nach einigen Tagen bereits bekam ich mitten im Sommer Erkältungssymptome. Ich hatte sonst nie im Sommer eine Erkältung. Es manifestierte sich im ***Nasopharynx***-Bereich eine chronische, punktuell an einer Stelle sitzende Schleimhautentzündung mit starker Schleim- und Krustenbildung. Das war die Ausleitungsstelle der Borrelientoxine! Diese hielt etwa 18 Monate. Ich bekam anfangs alle vier Wochen, im weiteren Verlauf zweiwöchentlich und dann wöchentlich einen Schub. Dieser äußerte sich mit Abgeschlagenheit, Schmerzen der Muskeln, Knochen und Lymphdrüsen im Bereich jeweils 30 cm oberhalb und unterhalb der Gürtellinie. Außerdem machte sich die Toxinbelastung durch ***Analfissuren*** und durch schuppige Haut über dem Nasenbein zwischen den Augenbrauen sowie durch ***Otitis Externa*** bemerkbar. Da ich wusste, wer sich da bei mir eingenistet hatte, suchte ich nach einer Lösung, den Feind strategisch zu bezwingen. Eine Antibiotika-Kur war für mich ausgeschlossen. Damit hätte man nicht nur die Borrelien dezimiert, sondern einen großen Flurschaden an meinem Immunsystem hinterlassen. Solch eine Schädigung hätte höchstwahrscheinlich die restlichen überlebenden Borrelien gestärkt und die Krankheit heftiger als vorher ausbrechen lassen. Meine Wahl fiel auf die Photonentherapie. Ich suchte einen erfahrenen Therapeuten, der mit mir diese Therapie durchführen konnte. Ich fand zufällig sogar einen in meiner Stadt.

Warum die Photonentherapie im Kampf gegen Borrelien so erfolgreich ist, möchte ich hier erklären: Alle lebenden Zellen kommunizieren über ***Biophotonen***. Das sind im Zellkern gespeicherte Lichtteilchen aus dem Sonnenlicht, ohne die ein Leben nicht möglich wäre. Dringen die Borrelien in die Zellen ein, schwächen sie die Zelle und sie kann keine ***Biophotonen*** mehr senden und empfangen. Die Zelle wird krank und kann sogar schließlich sterben. Dieses Vorgehen schwächt den gesamten Organismus. Die Lösung ist dem Körper gezielt Biophotonen in einer bestimmten Frequenz zuzuführen, welche die in der Zelle versteckten Borrelien heraustreibt. Die Zelle kann sich erholen und die Borrelien sind nun für unsere Abwehrzellen erkennbar. Diese nun frei beweglichen Borrelien können somit durch die Lymphozyten vernichtet werden.

Diese Austreibung und Vernichtung habe ich immer einige Stunden nach einer Sitzung zu spüren bekommen. Sie äußerte sich durch eine heftige Abgeschlagenheit mit Grippesymptomen. Nach jeder weiteren Therapiesitzung wurden die Symptome immer schwächer. Nach zehn Sitzungen spürte ich keine Symptome mehr. Nun dachte ich: „Ich habe es geschafft, die Borrelien sind besiegt.“ Laut einem nachfolgend durchgeführten Leukozytentransformationstest und einer Blutanalyse auf Borrelienantikörper ließ sich nachweisen, dass ich mit Borrelien infiziert war, aber derzeit keine Aktivität mehr herrscht.

Borrelien tun alles dafür, um ihre Umgebung möglichst lebensfreundlich für sich zu gestalten. Dafür heuern sie Verbündete an. Andere Erreger, die mithelfen, das Milieu ***pathogen*** zu erhalten, damit Abwehrzellen geschwächt werden und möglichst nicht zum Zug kommen. Dazu gehören Pilze, allen voran Candida-Pilze, außerdem Herpes-Viren und ***pathogene*** Bakterien. Ist der Organismus durch Fehlernährung bereits übersäuert und verschlackt, funktioniert die Anheuerung der Co-Erreger besonders leicht. Die Auswirkungen potenzieren sich und die Symptome verstärken sich bzw. werden vielfältiger. Was viele Borreliosekranke erfahren, sind deutlich weniger Erkrankungen mit Fieber. Borrelien sind nämlich sehr hitzeempfindlich! Fieber lassen sie, wenn möglich, nicht zu. Der Co-Erreger, der sich bei mir breitgemacht hatte, war der Candida albicans Hefepilz. Da sich bei mir alles im Beckenbereich abspielte, brach die Pilzerkrankung an meinem Penis aus. Mit Ampho-Moronal behandelt (orale ***Substitution***), wurde der Pilz innerhalb von drei Monaten besiegt.

Trotz des besiegten Candida hielten rezidivierende Schmerzen in Beinen, Rücken und Unterbauch weiter an. Sollte ich immer noch Borreliose haben? Weitere Untersuchungen entkräfteten diese Vermutung. Stattdessen stellte ein Heilpraktiker, der auch Osteopathie therapierte, fest, dass ich an einem ISG-Syndrom litt und dieses die Schmerzen im gesamten Beckenbereich bis in Rücken und Beine auslöste. Auch ein ISG-Syndrom kann durch Borrelien ausgelöst werden.

ISG bedeutet: Iliosakralgelenk. Die beiden ISGs befinden sich links und rechts im hinteren Beckenbereich und verbinden das Kreuzbein der Wirbelsäule mit dem Darmbein des Beckens. Eine Blockade in diesem Bereich kann ausstrahlende Schmerzen erzeugen im Bauch, an der Wirbelsäule, in den Leisten, in Beinen und Knien. Nach einer 15-minütigen osteopathischen Behandlung, bei der die Blockade gelöst wurde, waren die Schmerzen verschwunden und traten auch nicht wieder auf.

Nach einer zweijährigen Zeit mit Borrelien und deren Begleiterscheinungen verlängerte sich natürlich auch die Zeit für meine Körpersanierung, die jetzt nicht mehr 10 % meines Lebensalters dauerte, sondern mindestens 15 %. Denn pathogene Erreger hatten ihre Spuren im Organismus hinterlassen, die noch zu beseitigen waren. Jetzt galt es, die Versauerung des Gewebes zu beseitigen und die Aufwärtsentwicklung des Mucor-Mucedo-Pilzes mit ***Isopathie*** rückgängig zu machen, welche ich in einer ***Dunkelfeld***aufnahme meines Blutes entdeckt hatte. Außerdem musste die oxidative Schädigung der Körperzellen mittels Antioxidantien und ***Isopathie*** repariert werden.

Nachdem mich drei verschiedene Ärzte (Schulmediziner) für verrückt erklärt haben, die Borreliose ohne Antibiotika selbst bzw. durch Heilpraktiker behandeln zu lassen, bin ich froh, das so gemacht zu haben. Ich habe nicht die Atombombe gewählt, wie es die Schulmedizin verlangt, sondern ich wählte die diplomatische Lösung, verbunden mit leichtem Bodenkrieg. Übrigens, bei einer neuen Infektion durch Borrelien ist der Körper nicht immun dagegen, sondern die Symptome und der Krankheitsverlauf können ganz ähnlich sein wie bei der vorherigen Infektion und sollten erneut behandelt werden. Ist unser Organismus rein und fit, kommt er auch ohne Behandlung mit den Borrelien klar, allerdings hinterlassen die ***Toxine*** eine Spur der Verwüstung, die saniert werden sollte, sonst können die Beschwerden viele Jahre dauern.

Leberreinigung nach Dr. Clark

Zutaten

- 100 g Bittersalz aus der Apotheke
- 800 ml ***artesisches*** Quellwasser
- 125 ml natives Bio-Olivenöl
- 1-2 rosa Bio-Grapefruits
- naturtrüber Bio-Apfeldirektsaft (am besten frisch gepresst)
- Bio-Karottendirektsaft (am besten frisch gepresst)
- 1 Wärmflasche

Vorbereitung

- 800 ml ***artesisches*** Quellwasser in eine Karaffe einfüllen
- 100 g Bittersalz bei 80 kg Körpergewicht
- 80 g Bittersalz bei 60 kg Körpergewicht
- 60 g Bittersalz bei 40 kg Körpergewicht
  usw. einrühren.

Vorgehensweise

Am Tag der Leberreinigung

- Leichtes Frühstück und Mittagessen (keine konzentrierten Eiweiße und keine Fette, da sie später Übelkeit erzeugen können). Am besten Obst und Gemüse ohne Soße, ganz wenig glutenfreie Nudeln oder Vollkornnudeln, Kartoffeln, Vollkornreis sind erlaubt.
- Nach 14:00 Uhr weder essen noch trinken. Bei Durst nur ***artesisches*** Quellwasser trinken.
- Um 18:00 Uhr 200 ml der Bittersalzlösung trinken.
- Um 20:00 Uhr 200 ml der Bittersalzlösung trinken.

- Den Abend über eine warme Wärmflasche auf die Lebergegend unterhalb des rechten Rippenbogens legen oder ein längeres heißes Bad nehmen. Das fördert die Durchblutung der Leber und unterstützt die Ausscheidung der in der Leber befindlichen Klümpchen um ein Vielfaches.
- Um 21:45 Uhr die Grapefruits auspressen (muss zwischen 125 ml und 190 ml Saft ergeben) und mit dem Olivenöl mischen.
- Vor 22:00 Uhr möglichst mindestens einmal zur Toilette gehen! Eventuell einen Einlauf machen, da man vielleicht sonst nicht schlafen kann.
- Um 22:00 Uhr die Olivenöl-Grapefruitsaftmischung noch einmal kräftig umrühren und am Bett stehend innerhalb von 5 Minuten leer trinken. Danach sofort ins Bett und für mindestens 1 Stunde flach auf den Rücken legen, da die Entleerung der Leber sofort beginnt. Entstehende Bauchgeräusche sind normal.
- Um 6:00 Uhr am nächsten Morgen weitere 200 ml Bittersalzlösung trinken, danach gegebenenfalls wieder hinlegen.
- Um 8:00 Uhr weitere 200 ml Bittersalzlösung trinken.
- Um 10:00 Uhr weitere 200 ml Bittersalzlösung trinken. Diese 4. Gabe kann bei großer Überwindung auch weggelassen werden.
- Ab 12:00 Uhr kann bei Appetit wieder etwas gegessen werden, allerdings nur Obst oder Gemüse. Zum Trinken Apfelsaft und/oder Karottensaft nehmen, das unterstützt die Reinigung der Leber.
- Zum Abendessen kann wieder normal gegessen werden.

Bei fettleibigen Menschen sollten die ersten beiden Punkte weggelassen werden und stattdessen zwei Tage zuvor gefastet werden. Als Getränk in den Tagen vor der Leberreinigung sollte vorwiegend frisch gepresster Apfelsaft aus möglichst sauren Äpfeln verwendet werden.

Wichtige Informationen zur Leberreinigung

Während der Leberreinigung fühlt man sich nicht besonders wohl und man sollte sich möglichst in der Nähe einer Toilette aufhalten. Man sollte sich für die zwei Tage der Reinigung nichts vornehmen. Erfahrungsgemäß geht es einem am 3. Tag wieder gut. Die Leberreinigung wurde inzwischen weltweit einige Hunderttausend Mal durchgeführt. Selbst bei vorherigen Koliken und beim Vorhandensein von großen Leber- und Gallensteinen wurde die Reinigung ohne Komplikationen durchgeführt. Selbst anstehende Operationen zum Entfernen der Galle konnten dadurch entfallen! Geschätzte 80 % aller Gallenstein-Operationen könnten dadurch vermieden werden. Die Leberreinigung sollte nach vier Wochen wiederholt werden und dann jährlich einmal.

Körperpflege

Körperreinigung

Herkömmliche Körperreinigungsmittel wie Seifen, Duschgele, Badezusätze, Shampoos usw. enthalten in der Regel synthetische ***Emulgatoren*** und ***Tenside***, Bestandteile aus Erdöl, künstliche Farb- und Duftstoffe sowie Konservierungsmittel. Diese Reinigungsmittel werden weltweit massenhaft verkauft. Was macht diese dermatologisch getesteten, aber dennoch schädlichen Produkte zu Verkaufsschlagern?

Alle enthaltenen chemisch hergestellten Massenprodukte werden als billige Zutaten verwendet, um das Produkt möglichst günstig anzubieten und die Gewinnmarge zu steigern. Eine hübsche Verpackung, ein guter Preis und eine geschickte Promotion sorgen ungeachtet der potenziellen Gesundheitsgefährdung für gute Verkaufszahlen. Die größten Abnehmer sind Geringverdiener und die Mittelschicht. 500 ml Duschgel aus 90 % Chemie für 1,99 Euro kauft sich leichter als ein unschädliches Naturprodukt für 7,99 Euro. Zumal das Chemieprodukt auch noch besser schäumt, besser duftet und der Duft längere Zeit am Körper verbleibt.

Eigentlich sind die Eigenschaften reine Gewohnheit. Der Begriff „dermatologisch getestet" bedeutet nur, dass das Produkt entweder in Tierversuchen oder an menschlichen Probanden auf Hautverträglichkeit getestet wurde, ungeachtet einer längerfristigen Gesundheitsgefährdung durch Einwirkung auf den ***Pleomorphismus*** und den ***Metabolismus***. Da jeder Mensch einen anderen Stoffwechsel und somit auch eine andere Hautbeschaffenheit hat, ist solch ein Test nur ein sehr grober Maßstab für die Unschädlichkeit des Produktes. Die breite Masse assoziiert das Zeichen „dermatologisch getestet" als besonderes Siegel für die Unbedenklichkeit und Qualität des Produktes, was es aber eigentlich nicht ist. Weitere Werbeslogans zur

Verkaufsförderung sind die Bezeichnungen „***pH***-neutral" und „Hautneutral ***pH*** 5,5". Für mich sind das nur Werbegags. PH-neutral bedeutet einfach nur, dass das Produkt einen pH-Wert von 7 hat. Somit ist es weder sauer noch alkalisch. Ein gesundheitlicher Vorteil besteht aber nicht. Irgendwann wurde festgestellt, dass der pH-Wert der Haut bei etwa 5,5 liegt und somit schufen die Dermatologen den Begriff „Säureschutzmantel der Haut", der auch wiederum nur einem Vorteil diente, nämlich die Verkaufsförderung von dermatologischen Pharmaprodukten mit einem pH-Wert von 5,5. Diese Produkte werden als hautneutral bezeichnet.

Gehen wir der Ursache des sauren ***pH-Wertes*** der Haut auf den Grund, so gelangen wir zu unseren Hautbewohnern, den Bakterien und Pilzen. Bakterien und Pilze haben saure Ausscheidungen und diese beeinflussen den Haut-***pH-Wert***. Die Dermatologen behaupten, dass das Belagern von schlechten Bakterien und Pilzen durch einen stabilen Säureschutzmantel unterbunden wird und somit die Haut gesund bleibt. Tatsache ist, dass schlechte Keime eine saure Umgebung lieben und der so gesund angepriesene Säureschutzmantel die reinste Wohlfühloase für krankmachende Keime ist. Außerdem werden über unsere Haut Säureüberschüsse des körpereigenen Stoffwechsels ausgeschieden, um den Organismus zu entlasten. Ist der Körper zu stark übersäuert, wird sich ganz von selbst ein schlechteres Hautbild durch pathogene Keime einstellen. Reiner gesunder Schweiß ist pH-neutral!

Der ***pH***-Messbereich geht von 0 bis 14. Der Bereich von 0 bis 6,99 gilt als sauer, der Bereich von 7,01 bis 14 gilt als alkalisch. Säuren, z.B. Essig, Zitronensaft, Salzsäure oder Cola, liegen zwischen pH 0 und 3 und werden als sehr sauer eingestuft. Laugen, z.B. Natronlauge, Kernseife oder Waschmittel, liegen meist zwischen pH 12 und 14 und werden als sehr alkalisch bezeichnet.

Die in den Körperreinigungsprodukten enthaltenen Emulgatoren bewirken, dass sich Öl- und Wasserbestandteile miteinander mischen und sich auch im Badewasser nicht trennen. Der Nachteil davon ist, dass die Fettschutzschicht der Haut beschädigt und dadurch die Haut durchlässig wird für Schadstoffe, die sich im Unterhautfettgewebe einlagern und dort den Stoffwechsel verändern.

Tenside sind waschaktive Substanzen, welche die Oberflächenspannung des Wassers vermindern und die Schaumbildung verstärken. ***Tenside*** lösen Schmutz und Fette und trocknen die Haut aus. Die Schutzbarriere der Haut wird zerstört, dann haben es Pilze leicht sich anzusiedeln und können Ekzeme auslösen.

Erdölbestandteile ähneln in keiner Weise den Hautfetten, sodass die in die Haut eindringenden Erdölbestandteile keinen pflegenden Effekt haben, sondern eher vom Organismus als belastender Sondermüll entsorgt werden müssen. Diese werden sogar teilweise im Unterhautfettgewebe ein Leben lang eingelagert und behindern und verändern dort als Schlacken den Stoffwechsel.

Künstliche Farb- und Duftstoffe können Allergien und Hautirritationen verursachen. Verschluckt können gerade die sogenannten Azofarbstoffe Nervenschädigungen im Gehirn hervorrufen. Besonders Kinder verschlucken gerne mal Badewasser.

Konservierungsmittel hemmen die Vermehrung unserer guten Hautbakterien, sodass sich Pilze und schlechte Bakterien besser ausbreiten können. Verschluckt hemmen Konservierungsmittel die Vermehrung der guten Darmbakterien und begünstigen eine Schädigung der Darmflora bzw. der Darmschleimhaut.

Was kann man zur Körperreinigung bedenkenlos benutzen? Ich verwende als Badezusatz das Jentschura „Meine Base"-Badesalz. Es enthält alkalische Mineralsalze, die der Übersäuerung der Haut und des Unterhautfettgewebes positiv entgegenwirken sowie fein gemahlene Edelsteinkristalle, die dem Badewasser fehlende positive Schwingungsenergie zurückgeben, außerdem mineralreiches Meersalz.

Zum Duschen oder Waschen nehme ich nur Naturseifen. Hier ist die Auswahl riesig. Wenn man sich im Vergleich die Haut während des Duschens anschaut, stellt man Folgendes fest: Bei der Verwendung von Duschgelen aus Chemie bildet das Wasser auf der Haut keine Perlen. Bei der Verwendung von Naturseife perlt das Wasser viel besser von der Haut ab. Daran kann man erkennen, dass die Haut ihre Schutzbarriere beibehält und nicht beschädigt wird.

Verwenden Sie schon immer chemische Hautreinigungsmittel, so wird am Anfang bei der Umstellung auf Naturseifen die Haut austrocknen und muss nachgecremt werden. Der Grund dafür liegt in der bereits durch die chemischen Mittel geschädigte Hautschutzbarriere. Es dauert einige Zeit, bis die Haut sich regeneriert und eine neue Schutzbarriere aufgebaut hat.

Haarwaschmittel sollten aus natürlichen Rohstoffen hergestellt sein. Sie duften und schäumen nicht so intensiv wie chemisch hergestellte Shampoos, schädigen aber nicht die Kopfhautflora und reinigen genauso gut. Silikonhaltige Chemieshampoos machen die Haare besser kämmbar und hinterlassen ein glattes Haarbild. Doch Vorsicht, das ist nur ein Deckmantel für das bereits geschädigte Haar. Haarspliss, sprödes Haar und abgebrochene Haare sind ein Zeichen falscher Ernährung und Gewebeübersäuerung. Außerdem belasten die Silikone im Shampoo Körper und Umwelt. Was auch zum Haarewaschen sehr gut geeignet ist, sind die bereits erwähnten Naturseifen.

Deos

In der Werbung versprechen die Deo-Hersteller für Männer-Deos eine verstärkte Anziehungskraft gegenüber Frauen. Bei Frauen-Deos geht es mehr um die Pflege gegen Hautaustrocknung und die Schweißhemmung, um einfach den Nässe-Effekt auszublenden. Eigentlich machen alle Deos das Gleiche, sie hemmen die Schweißbildung mit genau den gleichen Wirkstoffen wie in allen herkömmlichen Deos, nämlich dem Aluminiumchlorid oder dem Aluminiumchlorohydrat. Beide Aluminiumverbindungen richten einen erheblichen Schaden im Organismus an, der über Nervenschäden bis zum Krebs führen kann. Außer den Aluminiumverbindungen werden Bakterizide zugesetzt, welche die Bakterienflora, die mit ihren Stoffwechselendprodukten den Schweißgeruch auslösen, vernichten. Deo-Spray, -Roll-on und -Creme unterscheiden sich nur in ihren Zuständen und haben dementsprechend auch verschiedene weitere Inhaltsstoffe, die nicht gesundheitsförderlich sind. Das sind z.B. synthetische Duftstoffe, ***Erdölderivate***, Alkohole, Enzymblocker und Emulgatoren. Die zugesetzten chemischen Bakterizide vernichten nicht nur die schlechten Bakterien, sondern auch die guten. Dadurch entstehen oft Hautirritationen, allergische Reaktionen oder Ekzeme. Bereits durch das Einatmen des aluminiumhaltigen Sprühnebels bei Deosprays können Schäden im Organismus entstehen, die sogar als Lungenkrebs enden können. So viel zum Thema: Warum Nichtraucher Lungenkrebs bekommen. Das ist nur eine mögliche Ursache. Die Enzymblocker verhindern, dass die Enzyme der Hautbakterien die Schweißbestandteile zersetzen können und wirken somit dem unangenehmen Schweißgeruch entgegen.

Durch die MP-Ernährung und Körperentgiftung hat sich mein früherer durch Deos verdeckter Körpergeruch erheblich verbessert, sodass ein Deo nicht mehr nötig ist. Selbst wenn ich mal „stinken“ sollte, würde ich mich eher zeitnah an der entsprechenden Stelle waschen, anstatt ein gesundheitsschädliches Deo zu benutzen.

Mittlerweile haben viele Hersteller reagiert und stellen Deos ohne Aluminiumbestandteile her. Allerdings wird hier oft trotzdem durch ein Bakterizid die Bakterienflora der Haut zerstört. Andere wiederum versuchen zu punkten mit Puderbeimischung, um die Feuchtigkeit zu minimieren, was okay ist, wäre da bloß nicht das Bakterizid enthalten. Deren Alkohole trocknen die Haut aus und zerstören ebenfalls die gute Bakterienflora der Haut. Außerdem gibt es noch Pseudo-Deos, die eigentlich nichts machen, weder Schweißgeruch hemmen noch antibakteriell wirken, Hauptsache, die riechen gut.

Jetzt fragen sich manche Leute, was man denn nun nehmen kann, um den unangenehmen Geruch zu unterbinden? Schaffen sie ein für die geruchsbildenden Bakterien lebensunfreundliches Milieu, indem Sie auf die MP-Ernährung umstellen. Entgiften und entsäuern Sie gleichzeitig Ihren Organismus. Schwitzen muss sein, damit regelt der Körper seine Temperatur und schleust Stoffwechselgifte aus dem Körper. Je nach Stoffwechseltyp und je nach Intensität des pathogenen inneren Zustandes schwitzt man mehr oder weniger und riecht mehr oder weniger intensiv.

Die Natur stellt keine Antitranspirantien zur Verfügung, da transpirieren natürlich und wichtig ist. Sollten Sie trotz alledem unbedingt ein Deo wünschen, gibt es immer noch Hersteller dieser Mittel aus dem Bereich der Naturkosmetik, die auf den Großteil der gesundheitsschädlichen Inhalte verzichten.

MP-Rezepte

Quinoa-Salat

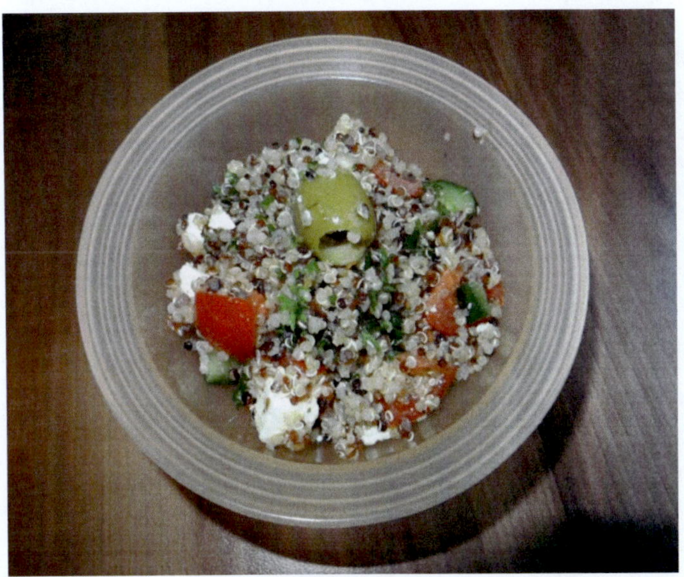

Bild 38

Zutaten

- ✓ 250 g Bio-Quinoa
- ✓ 500 ml ***artesisches*** Quellwasser
- ✓ ½ Bio-Schlangengurke
- ✓ 1-2 rote Bio-Spitzpaprika, je nach Größe
- ✓ 150 g Bio-Tomaten
- ✓ 3-5 Bio-Frühlingszwiebeln (je nach Größe)
- ✓ 150 g Bio-Feta (Schaf- oder Ziege) gewürfelt
- ✓ 1 Bund Bio-Petersilie
- ✓ 1 Bio-Zitrone
- ✓ 5 Esslöffel natives Bio-Olivenöl
- ✓ Himalayasalz

- ✓ bunter Bio-Pfeffer aus der Mühle
- ✓ getrocknetes Bio-Knoblauchgranulat aus der Mühle

Zubereitung

Quinoa und Wasser zusammen 15 Minuten kochen lassen, dabei gelegentlich umrühren. Danach die Energie abschalten und noch 5-10 Minuten quellen lassen. Währenddessen die Schlangengurke, die Tomaten und den Paprika fein würfeln. Die Frühlingszwiebeln in dünne Ringe schneiden und die Petersilie fein hacken.

Die fertig gekochte Quinoa mit den vorbereiteten Zutaten in eine Schüssel geben, mit dem Saft der Zitrone und dem Olivenöl gut durchmengen. Mit Salz, Pfeffer und Knoblauch abschmecken.

Pak-Choi-Mango-Salat

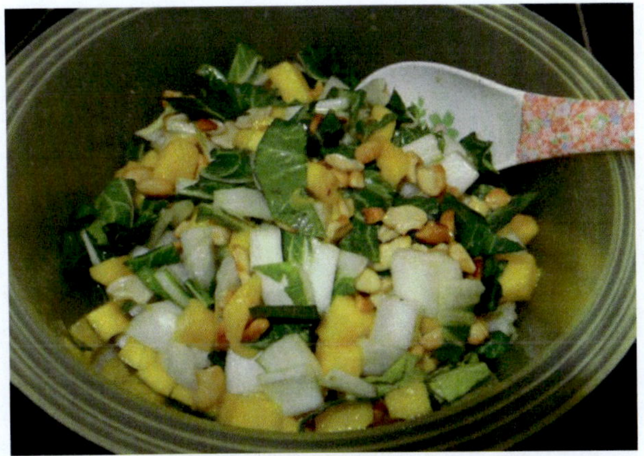

Bild 39

Zutaten

- ✓ 1 großen Bio-Pak-Choi
- ✓ 1 große Bio-Flugmango
- ✓ 200 g Bio-Cashewnüsse
- ✓ 100 ml frisch gepresster Bio-Orangensaft
- ✓ 1 EL Bio-Tannenhonig
- ✓ 3 EL Bio-Erdnussöl
- ✓ 2 EL Bio natives Olivenöl

Zubereitung

Den Pak-Choi in die einzelnen Blätter zerlegen und waschen. Die Blätter mit Stielen in ca. 1-2 cm große Stückchen schneiden. Die Mango schälen und das Fruchtfleisch in ca. 1 cm große Würfel schneiden. Die Cashewnüsse mit dem Erdnussöl in einer Pfanne leicht braun anrösten, dabei ständig umrühren. Alles zusammen in eine Schüssel geben und mit dem Orangensaft, dem Olivenöl und dem Tannenhonig vermengen.

Karotten-Nuss-Kuchen vegetarisch (Rüblikuchen)

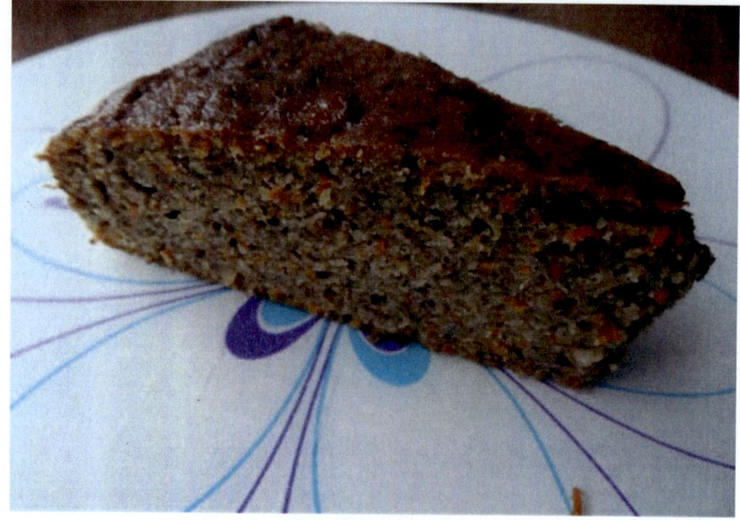

Bild 40

Zutaten

- ✓ 300 g Bio-Karotten
- ✓ 6 Eier aus biodynamischer Tierhaltung
- ✓ 180 g Xylitol
- ✓ 1 Esslöffel Bio-Vanillepulver
- ✓ ½ Teelöffel Himalaya- oder Steinsalz
- ✓ 4 Esslöffel Bio-Rum
- ✓ 75 g Dinkelvollkornmehl aus biodynamischem Anbau
- ✓ 3 Teelöffel Weinstein-Backpulver
- ✓ 240 g gemahlene Bio-Mandeln
- ✓ 240 g gemahlene Bio-Haselnüsse

Zubereitung

Backofen auf 180°C vorheizen. Eine Springform (26 cm) mit Backpapier auslegen oder wahlweise mit Butter einfetten und mit Vollkornmehl bestäuben. Die Karotten schälen und fein raspeln. Die Eier trennen. Das Eiweiß steif schlagen.

Eigelbe, Xylitol, Vanille, Rum und Salz ca. 5-10 Minuten mit dem Rührgerät verrühren. Die Masse kühlt selbstständig wegen Energieentzug beim Lösen des Xylitols ab.

Mehl, Backpulver und die Mandeln unterrühren. Eischnee unterheben. Haselnüsse und Karottenraspeln unterrühren (Achtung: Nicht zu lange rühren, sonst geht der Kuchen beim Backen nicht richtig auf und wird klotzig). Den Teig in die Springform füllen und im Backofen im unteren Drittel ca. 55 Minuten bei 180°C Ober-/Unterhitze backen.

Auf industriell hergestellte Dekoration und Zuckerguss wurde absichtlich verzichtet, da der Stoffwechsel darauf negativ reagiert und Schäden im Organismus verursachen kann. Wenn Sie kreativ sind, können Sie Ihre eigenen Dekorationsideen mit ***metabolisch*** unschädlichen Zutaten selbst kreieren.

Karotten-Nuss-Kuchen vegan + glutenfrei (Rüblikuchen)

Zutaten

- ✓ 300 g Bio-Karotten
- ✓ 30 g Chia-Samen
- ✓ 180 g Xylitol
- ✓ 90 g ***artesisches*** Quellwasser
- ✓ 1 Esslöffel Bio-Vanillepulver
- ✓ ½ Teelöffel Himalaya- oder Urmeersalz
- ✓ 4 Esslöffel Bio-Rum
- ✓ 75 g glutenfreies Mehl, z. B. Buchweizenmehl, Reismehl, Teffmehl
- ✓ 3 Teelöffel Weinstein-Backpulver
- ✓ 240 g gemahlene Bio-Mandeln
- ✓ 240 g gemahlene Bio-Haselnüsse
- ✓ Maisbrösel

Zubereitung

Backofen auf 180°C vorheizen. Eine Springform (26 cm) mit Backpapier auslegen oder wahlweise mit Öl einfetten und mit Maisbröseln bestäuben.

Die Karotten schälen und fein raspeln. Die Chia-Samen entweder ganz lassen oder wenn eine elektrische Kaffeemühle vorhanden ist, darin kurz zerkleinern (Vorsicht, klebt etwas). Die Chia-Samen in 90 g ***artesischem*** Quellwasser aufrühren und 15 min quellen lassen.

Chia-Masse, Xylitol, Vanille, Rum und Salz ca. 5-10 Minuten mit dem Rührgerät verrühren. Die Masse kühlt selbstständig wegen Energieentzug beim Lösen des Xylitols ab.

Mehl, Backpulver und die Mandeln unterrühren. Haselnüsse und Karottenraspeln unterrühren (Achtung: nicht zu lange rühren, sonst geht der Kuchen beim Backen nicht richtig auf und wird klotzig). Den Teig in die Springform füllen und im Backofen im unteren Drittel ca. 55 Minuten bei 180°C Ober-/Unterhitze backen.

Glutenfreies Früchtebrot

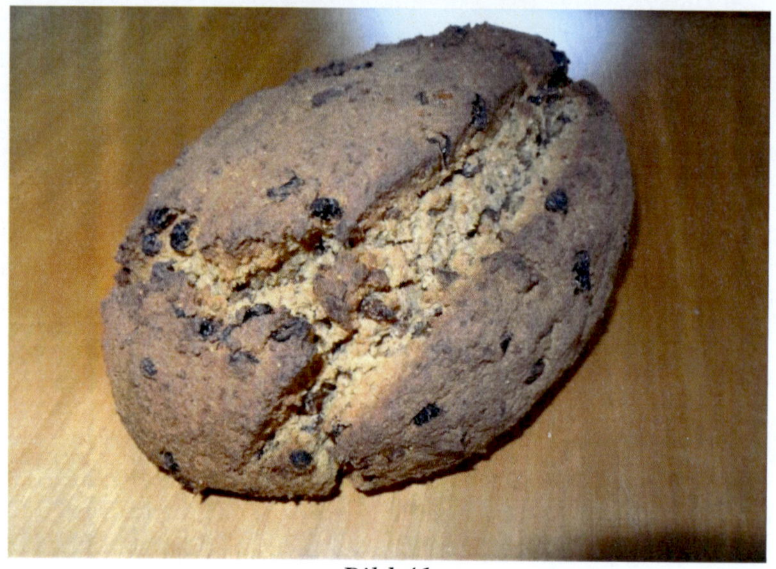

Bild 41

Zutaten

- ✓ 200 g Bio-Einkorn-Vollkornmehl
- ✓ 100 g Bio-Braunhirsemehl
- ✓ 90 g Bio-Vollkorn-Reismehl
- ✓ 30 g Bio-Kokosmehl
- ✓ 70 g Bio-Pfeilwurzmehl
- ✓ 1 Päckchen Weinstein-Backpulver
- ✓ 30 g Xylit
- ✓ 90 g Dattelsüße von Rapunzel oder 60 g Bio-Kokosblütenzucker
- ✓ 1 geh. TL Bio-Vanillepulver (kein Vanillezucker!)
- ✓ 50 g Bio Acerola-Muttersaft
- ✓ 1 TL Bio-Zimt
- ✓ 1 TL Bio-Lebkuchengewürz

- ✓ 1 Prise Himalaya- oder Steinsalz
- ✓ 1 Prise Bio-Kardamom
- ✓ 2 Eier aus biodynamischer Tierhaltung
- ✓ 150 g Bio-Schafmilchquark oder -joghurt
- ✓ 130 g Butter aus biodynamischer Tierhaltung
- ✓ 40 g Bio-Chia-Samen in 100 g ***artesischem*** Quellwasser quellen lassen
- ✓ 30 g Bio-Rum
- ✓ 130 g gemahlene Bio-Mandeln
- ✓ 1 Päckchen gemahlene Bio-Zitronenschalen
- ✓ 1 Päckchen gemahlene Bio-Orangenschalen
- ✓ 200 g Bio-Sultaninen
- ✓ 100 g getrocknete Bio-Feigen
- ✓ 100 g getrocknete Bio-Aprikosen

Zubereitung

Alle Zutaten mischen und so lange kneten, bis eine einheitliche Masse entstanden ist. Diese Masse zu einem Stollen formen. Ofen vorheizen. Bei 175°C in der Mitte des Backofens auf z.B. Backpapier ca. 1h backen.

Spitzkohl-Reisnudelpfanne

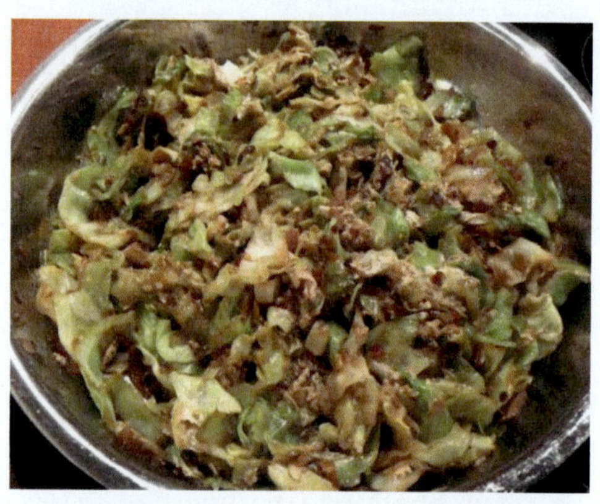

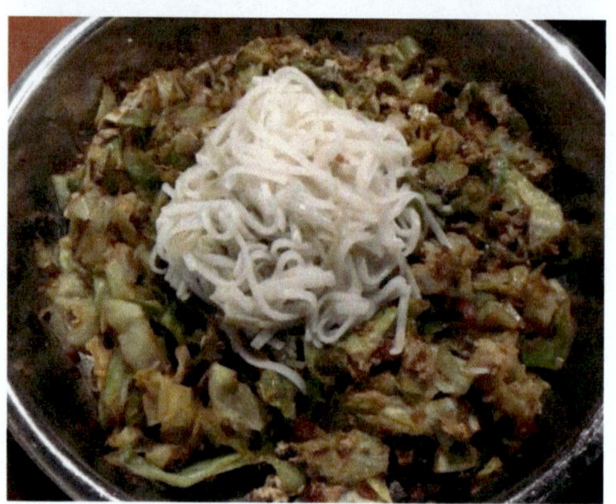

Bild 42

Zutaten für 4 Personen

- ✓ 500 g Bio-Vollkorn-Reis-Linguine-Nudeln, Reisspaghetti oder Glasnudeln
- ✓ 1 großer Bio-Spitzkohl
- ✓ 1 große Bio-Zwiebel
- ✓ 2 Eier aus biodynamischer Erzeugung (bei veganer Zubereitung einfach Eier weglassen)

- ✓ natives Rotes Palmöl (Bio) oder natives Bio-Kokosöl oder Bio-Ghee
- ✓ Tamari-Soja-Soße (Bio)

Zubereitung

Den Spitzkohl in dünne Streifen schneiden. Die Zwiebel in kleine Würfel schneiden.

In einer großen Pfanne etwas Öl erhitzen, bitte nicht über 180°C, das entspricht etwa der Stufe 6-7 von 9 bei einem E-Kochfeld. Die Zwiebeln darin glasig dünsten, dann den Spitzkohl dazugeben und umrühren. Den Kohl etwa 10 Minuten dünsten lassen, dabei immer wieder umrühren. Währenddessen die Nudeln gemäß Packungsanleitung al dente kochen und das Wasser dann abgießen. Die Nudeln mit in die Pfanne geben, gut unterheben und kurz mitbraten. Dann die Eier hinzugeben und gut durchmengen, bis das Ei gestockt ist. Jetzt nach Geschmack die Tamari-Soße dazugeben (Vorsicht, nicht zu viel davon, sonst wird es zu salzig), fertig.

Es können nach Belieben auch weitere Gewürze benutzt werden wie z.B. Ingwer, Knoblauch, Marsala, Curry, Pfeffer u.a. Probieren Sie einfach aus.

Afro-Indisches Süßkartoffel-Bananen-Ragout

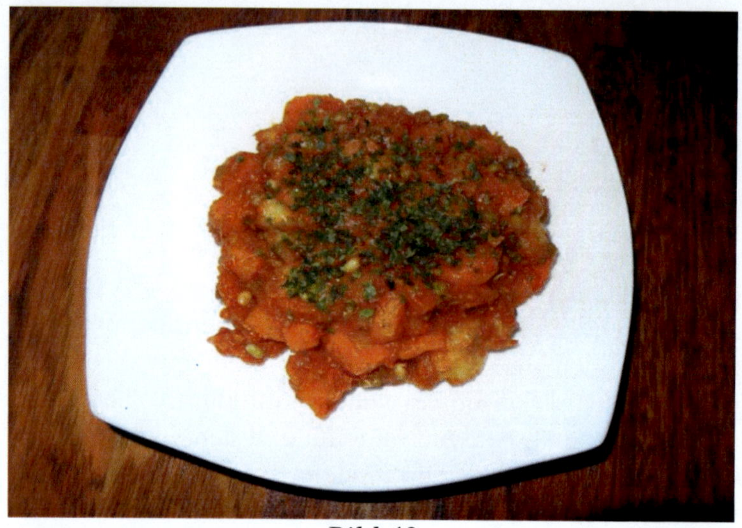

Bild 43

Zutaten für 2 Personen

- ✓ 1 große Bio-Süßkartoffel ca. 400-500 g
- ✓ 2-3 große Bio-Karotten ca. 300-400 g
- ✓ 2 Bio-Bananen
- ✓ 1 Bio-Zwiebel
- ✓ 2 Bio-Knoblauchzehen
- ✓ ca. 3 cm Bio-Ingwerwurzel
- ✓ 1 Glas Sanchon Roter-Paprika-Brotaufstrich
- ✓ Bio-Sprossenmix aus Linsen, Mungo, Kichererbsen
- ✓ AO-Nori Algenflocken
- ✓ Bio-Kokosöl nativ
- ✓ Rotes Palmöl nativ (Bio)
- ✓ 100 ml Provamel Reis-Kokos-Drink
- ✓ Garam-Masala-Gewürz
- ✓ Cayenne Pfeffer

Zubereitung

Süßkartoffeln schälen und in Würfel (ca. 2 cm) schneiden. Karotten schälen und in ca. 1 cm dicke Scheiben schneiden. 1 Esslöffel Kokosöl und ½ Esslöffel Palmöl in einer Antihaft-Pfanne auf voller Stufe erhitzen, bis das Öl geschmolzen ist, dann die Süßkartoffeln und die Karotten darin mit geschlossenem Deckel ca. 5Minuten bei ¾-Hitze vorgaren.

In der Zwischenzeit die Zwiebel schälen und in grobe Würfel schneiden. Ingwer und Knoblauch schälen. Zwiebelwürfel in die Pfanne geben, Knoblauch und Ingwer über eine Knoblauchpresse mit in die Pfanne geben. Weitere 8 Minuten bei geschlossenem Deckel bei gleichbleibender Hitze kochen.

Währenddessen die Bananen schälen und in 2 cm dicke Scheiben schneiden. Die Bananenscheiben mit 10 Esslöffel Sprossenmix in die Pfanne dazugeben, umrühren und weitere 2 Minuten bei geschlossenem Deckel kochen lassen. Jetzt das ganze Glas Sanchon Paprika-Brotaufstrich einrühren. Das leere Glas mit ca. 100 ml Provamel Reis-Kokos-Drink füllen und mit geschlossenem Deckel schütteln, damit sich die Reste der Paprikamasse aus dem Glas lösen. Den Inhalt des Glases mit in die Pfanne einrühren. Die Energie abschalten und das Ragout mit Cayenne Pfeffer und Garam-Masala-Gewürz abschmecken.

Auf einem Teller anrichten und mit etwas AO Nori Algenflocken überstreuen. Eventuell können Sie dazu ein Salatbouquet reichen.

Austernpilzschnitzel mit Salatmix

Das ist die vegetarische Alternative zu Schweine- oder Kalbsschnitzel!

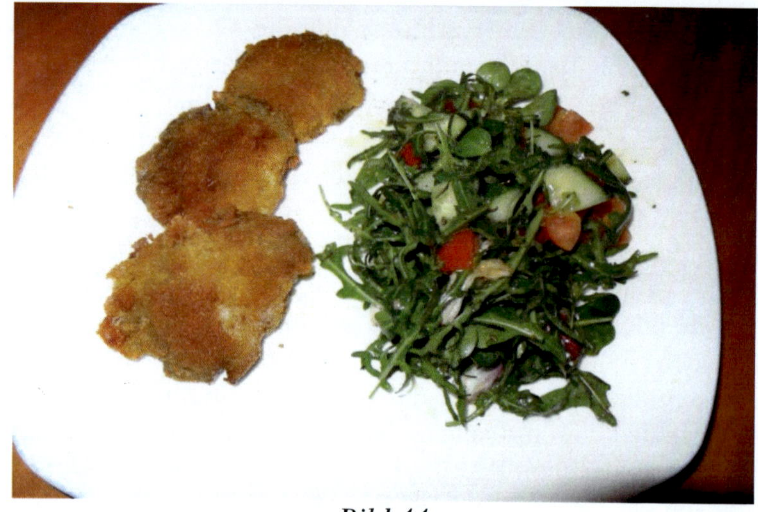

Bild 44

Zutaten

- ✓ möglichst großhütige Austernpilze, Menge je nach Hunger, pro Person kann man mit etwa sechs Stück kalkulieren
- ✓ Paniermehl aus Mais oder Maisgrieß
- ✓ Bio-Einkorn-Vollkornmehl
- ✓ Eier aus biodynamischer Tierhaltung
- ✓ Bio-Rucolasalat
- ✓ Bio-Feldsalat
- ✓ Bio-Salatkurke
- ✓ Bio-Tomaten
- ✓ Bio-Orangendirektsaft oder selbstgepresster O-Saft
- ✓ Bio-Leinöl

- ✓ Bio mittelscharfer, ungezuckerter Senf
- ✓ Bio-Ghee
- ✓ Steinsalz bzw. Himalayasalz
- ✓ Bio-Pfeffer

Zubereitung

Den Rucolasalat und den Feldsalat waschen und in die gewünschte Größe zupfen. Die Gurke und die Tomaten waschen und in kleine Würfel schneiden. Alles zusammen in eine Salatschüssel geben und vermengen.

Für das Dressing ca. 100 ml Orangensaft mit 3 Esslöffel Leinöl und 2 Esslöffel Senf in einer separaten Schüssel zu einer homogenen Masse mit einem Schneebesen verrühren. Wer es dickflüssiger und sahniger haben möchte, kann noch etwas Bio-Soja-Cuisine oder Bio-Reis-Cuisine hinzufügen. Das fertige Dressing in den Salat geben und vermengen.

Für die Panade die Eier aufschlagen und in einen tiefen Teller geben, mit reichlich Salz und Pfeffer würzen und zu einer einheitlichen Masse verquirlen. In einen weiteren tiefen Teller das Mais-Paniermehl und das Einkorn-Vollkornmehl geben in einer Mischung von ca. 1:1 und miteinander mischen.

Von den Austernpilzen den Stiel abschneiden. Die Pilzhüte beidseitig mit der Eiermasse benetzen und anschließend beidseitig in die Mais-/Mehlmischung drücken. Etwas Ghee in einer Pfanne schmelzen lassen und bei ¾ Hitze die Austernpilze beidseitig goldbraun anbraten. Die Pilze sollten immer genügend Fett in der Pfanne haben. Anrichten und servieren.

Alternativ zu den Austernpilzen schmecken auch sehr gut Parasolpilzhüte, die man Ende des Sommers bis in den Herbst im Wald finden kann, oder Riesenchampignon-Hüte.

Quittenmus

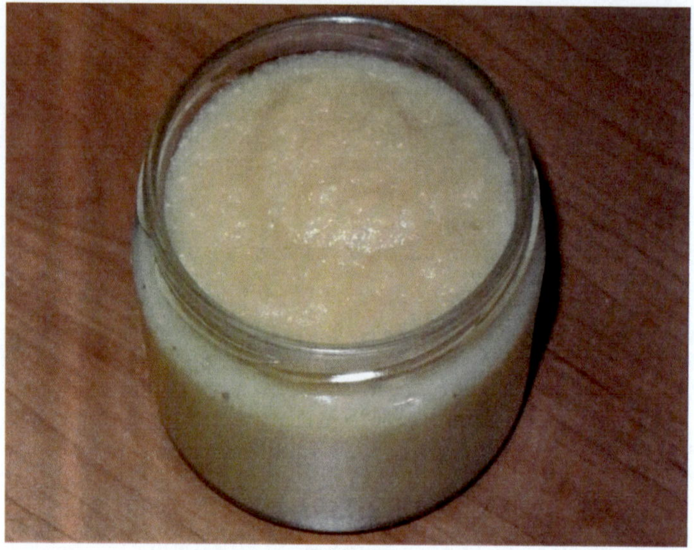

Bild 45

Quittengelee kennt fast jede Hausfrau. Wenn man sich die Zutatenliste anschaut, dann rollen sich zumindest bei mir die Fußnägel: Gekochter und filtrierter Quittensaft, rund 50 % isolierter Industriezucker, chemisch hergestellte Zitronensäure, Pektin, Konservierungsmittel. Außer dem Quittensaft sind die restlichen Zutaten alle in der Gelierzuckermischung enthalten. Eine Packung ist schon fix und fertig für den faulen, unwissenden Bürger hergestellt. Ich rate jedem, diese gesundheitsschädliche Fertigmischung nicht zu verwenden.

Machen Sie doch mal Quittenmus anstatt Gelee. Ihr Körper dankt es Ihnen. Die gekochten Quitten werden nicht vom wertvollen Fruchtfleisch getrennt. Das Mus wird ohne Zucker, Zitronensäure und Konservierungsstoffe hergestellt. Außerdem wird kein Pektin benötigt. Quitten enthalten von Natur aus, genauso wie Äpfel, viel Pektin.

Quittenmus eignet sich hervorragend als Brotaufstrich oder als Beigabe zu Kartoffelpuffern. Ihrem Ideenreichtum sind keine Grenzen gesetzt.

Rezept

Den Flaum an den Quittenschalen mit Wasser entfernen und die Quitten schälen. Die geschälten Quitten vierteln, das Kernhaus herausschneiden und die Quittenviertel in Würfel schneiden.

In einen Topf 1 kg der Quittenwürfel geben, etwa 200 ml naturtrüben Apfeldirektsaft oder selbstgepressten Apfelsaft und 250 g Xylitol zugeben. Das Ganze etwa 10-15 Minuten kochen lassen, dabei immer wieder umrühren. Die Quittenwürfel sollen beginnen zu zerfallen.

Jetzt mit einem Pürierstab den Topfinhalt vollständig zu Brei pürieren, danach noch mal kurz aufkochen lassen und dann sofort in dicht schließende Glasgebinde möglichst voll füllen, verschließen und für etwa 10 Minuten auf den Kopf stellen.

Die Mengen können Sie beliebig erweitern oder z.B. mit Zimt verfeinern. Variieren Sie je nach gewünschter Konsistenz mit mehr oder weniger Apfelsaft. Die Süße verändern Sie mit mehr oder weniger Xylitol. Auch andere Süßungsmittel können Sie verwenden wie Kokosblütenzucker, Yaconsirup, Erythrit oder andere.

Gesunder Margarine-Ersatz

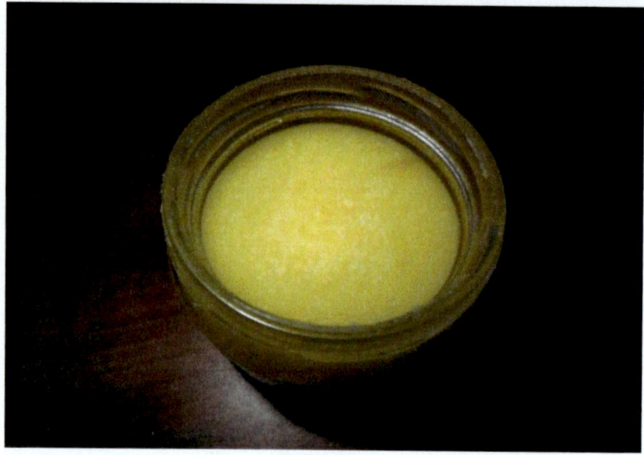

Bild 46

Zubereitung

Ca. 110g natives Bio-Kokosöl + 10g natives rotes Bio-Palmöl leicht erwärmen, bis es komplett geschmolzen ist (ca. 30-50°C). Ca. 100g Omega-Blue-Öl von Bio Planete aus dem Kühlschrank zu dem flüssigen Ölgemisch hinzufügen und verrühren. Diese Mischung in ein Glas mit Schraubdeckel füllen, zuschrauben und in den Kühlschrank stellen.

Der fertige Margarine-Ersatz wird dann fest und hat eine gelbliche Färbung, riecht angenehm und lässt sich leicht auf dem Brot verstreichen. Er ist supergesund und unterstützt den Stoffwechsel, ohne ihn zu behindern und ist garantiert 100% natürlich. Guten Appetit.

Omega blue von Bio Planete enthält Leinöl, Walnussöl, Sonnenblumenöl und DHA aus Algenöl. Man kann das Rezept natürlich auch abwandeln, z.B. nur mit Leinöl oder mit der Ölmischung Ihrer Wahl. Mir persönlich hat die angegebene Rezeptur am besten geschmeckt.

Eiweißdrink für Sportler

Ein normaler Mensch (nicht Leistungssportler) benötigt pro Tag etwa 1 Gramm Eiweiß pro kg Körpergewicht. Ein Leistungssportler hat einen höheren Energiebedarf und braucht auch entsprechend mehr Eiweiß. Allerdings ist hierbei zu erwähnen, dass eine Aufnahme von mehr als 2 Gramm Eiweiß pro kg Körpergewicht nichts bringt. Die meisten Kraftsportler meinen, je mehr Eiweiß sie zu sich nehmen, desto schneller und größer werden ihre Muskeln. Das ist nicht richtig. Der Organismus schafft nicht mehr, als die bereits erwähnten 2 g/kg Eiweiß aufzunehmen. Alles darüber hinaus belastet den Stoffwechsel und schadet mehr, als dass es nützt. Glauben Sie nicht alles, was die Hersteller von Eiweißdrinks bewerben.

Handelsübliche Eiweißdrinks enthalten minderwertiges, meist genmanipuliertes Sojaeiweiß oder schwer bzw. unverdauliches Kuhmilcheiweiß, das sogenannte Alpha-S1-Kasein, das den Darm verschleimt, krebserregende Schlacken bildet und die Nährstoffaufnahme im Darm einschränkt. Außerdem enthalten die Drinks isolierte Vitamine und Mineralien, die kaum bioverfügbar sind und dem Stoffwechsel mehr schaden als sie nützen. Zucker oder chemische Süßstoffe, Farbstoffe und Aromen tun ihr Übriges. Bei der Herstellung und Vermarktung dieser industriellen Drinks geht es den Herstellern nicht um die Gesunderhaltung des Biotops Mensch, sondern ausschließlich um den kommerziellen Nutzen. Hierfür werden in der Regel billigste Rohstoffe verwendet, um eine möglichst hohe Gewinnspanne zu erzielen und das Produkt trotzdem erschwinglich für den Verbraucher anbieten zu können. Kurz gesagt: Lassen Sie die Finger davon!

Alle 20 vom Körper benötigten essenziellen Aminosäuren findet man in einer ausgewogenen vollwertigen und vielseitigen Ernährung wieder. So viel Mühe, wie mancher Kraftsportler für die Pflege und Stärkung der Muskeln investiert, sollte man mindestens für die richtige Ernährung investieren. Das Geld, was man für Eiweißdrinks ausgibt, lieber in eine vernünftige Ernährung stecken.

Für Leistungssportler, die sich nicht ausgewogen ernähren und genau wissen, dass die aufgenommene Eiweißmenge nicht ausreicht, habe ich folgend ein Rezept für einen gesunden nicht belastenden Eiweißdrink. Die Hauptbestandteile sind Süßlupinenmehl und Hanfmehl. Diese pflanzlichen, ***basisch*** wirkenden Mehle bestehen aus 40 % bzw. 20 % hochwertigem und hervorragend bioverfügbarem Eiweiß. Alle essenziellen Aminosäuren sind darin enthalten! Da kein tierisches Eiweiß enthalten ist, sind sie frei von Purinen, die den Darm und das Gewebe mit Säurebestandteilen und giftigen Ammoniumverbindungen verschlacken können. Für Veganer und Vegetarier ist der Drink bestens geeignet. Ebenso ist er glutenfrei. Das Hanfmehl enthält außerdem wertvolles ***Omega-6***- und ***Omega-3***-Öl, das im richtigen Verhältnis von 3,75 zu 1 vorliegt.

Grundrezept Eiweißdrink

- ✓ 3 Esslöffel Lupinenmehl
- ✓ 1 Esslöffel Hanfmehl
- ✓ 1 Messerspitze Grüntee-Matcha

Alles in 200-300 ml stillem ***artesischem*** Quellwasser gut verrühren, nach dem Verrühren gleich trinken, damit sich nichts absetzt.

Zum geschmacklichen Verfeinern sind dem Ideenreichtum keine Grenzen gesetzt. Zum Beispiel kann man gefrorene oder frische Heidelbeeren, Himbeeren, Erdbeeren o. a. mit reinpürieren oder man gibt etwas Kokosmilch dazu. Auch reines Kakaopulver und Vanillepulver geben einen interessanten Geschmack. Zum Süßen kann man Xylit, Yacon-Sirup oder Stevia-Glykoside dazugeben. Einfach ausprobieren. Nicht verwenden sollte man Milchprodukte und alkoholische Getränke.

Glutenfreies warmes Müsli als Frühstück á la Porridge

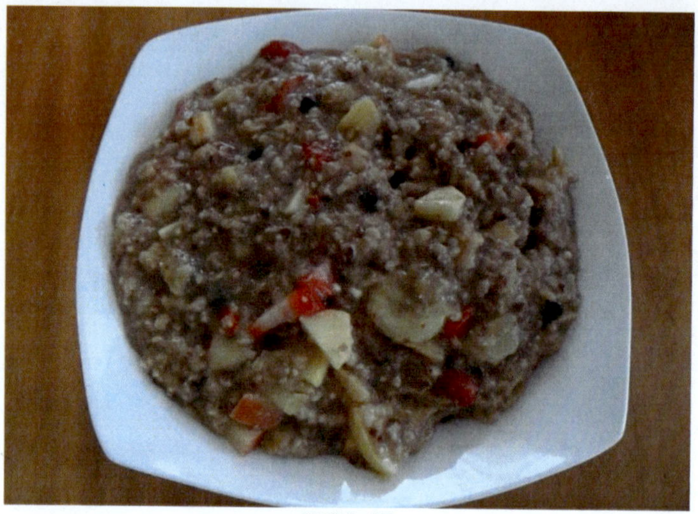

Bild 47

Zubereitung

Amaranth-Pops, Quinoa-Pops, Vollkornreis-Pops, ungesüßte Cornflakes, Haferflocken, geschroteten Leinsamen, Flohsamenschalen, Chiasamen in beliebiger Menge mischen, dazu frische Früchte klein schneiden (z. B. Apfelstücke, Bananen, Erdbeeren, Heidelbeeren, Himbeeren, Mango, Passionsfrucht, Granatapfelkerne, Orangenstücke u. v. m.) Etwas Zimt- oder Ingwerpulver darin ist gut für den Stoffwechsel und wärmt, was für den Magen am frühen Morgen besonders gut ist.

Alles zusammen mit z. B. Mandel-, Reis-, Hafer- oder Kokosmilch vermengen und in einem Topf zum Kochen bringen. Bei mittlerer Hitze ständig umrühren und gegebenenfalls etwas von den genannten Milchsorten dazugeben, da das Müsli dazu neigt, dickbreiig zu werden. Etwa 5 Minuten durchkochen und dann genießen. Ein Tee nach ayurvedischer Art dazu wärmt den Verdauungstrakt zusätzlich.

Rotkohlsalat

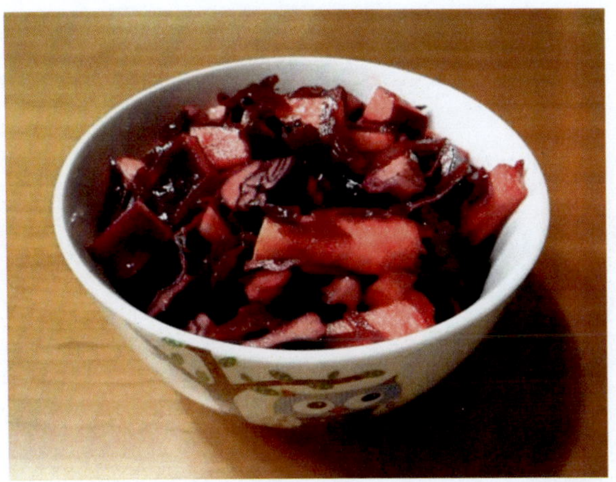

Bild 48

Zutaten

- ✓ 1 Bio-Rotkohl
- ✓ 2 große Bio-Äpfel (süßsauer)
- ✓ 1 Glas eingemachte Bio-Rote-Bete-Stifte oder Scheiben (die Scheiben müssen dann in Stifte geschnitten werden)
- ✓ Bio natives Olivenöl oder Leinöl
- ✓ Bio-Essig Ihrer Wahl, am besten hat mir Himbeeressig dazu geschmeckt
- ✓ Bio-Honig nach Ihrer Wahl

Zubereitung

Den Rotkohl in schmale Streifen schneiden. Die Äpfel vierteln, Kernhaus entfernen, die Viertel in jeweils 3-4 Längsteile schneiden. Die Längsteile in ca. 3-5 mm schmale Stückchen schneiden.

Rotkohl, Äpfel und Rote-Bete-Stifte zusammen in eine

Schüssel geben. Ca. 50 ml Öl dazugeben, mit Essig und Honig vermengen und abschmecken.

<u>*Basisches*, glutenfreies Brot</u>

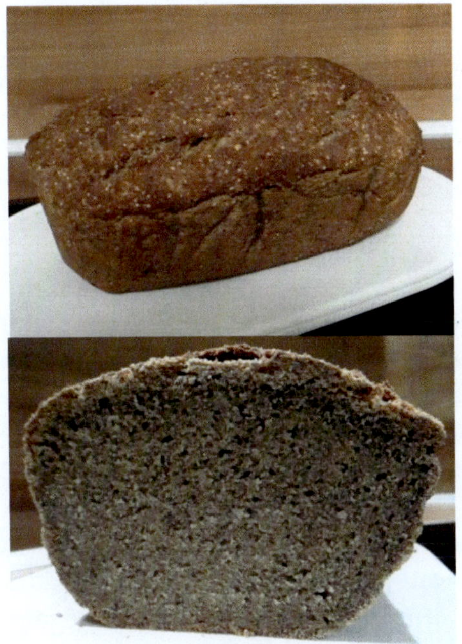

Bild 49

Zutaten

- ✓ 1 kleine bis mittelgroße mehlig kochende Bio-Kartoffel
- ✓ 25 g Bio-Amaranth-Pops
- ✓ 25 g Bio-Hanfmehl
- ✓ 160 g Bio-Vollkorn-Reismehl
- ✓ 85 g Bio-Buchweizenmehl
- ✓ 85 g Bio-Teffmehl
- ✓ 20 g Bio-Süß-Lupinenmehl
- ✓ 30 g Bio-Leinsamen geschrotet
- ✓ 25 g Bio-Chia-Samen

- ✓ 20 g Bio-Kokosblütenzucker
- ✓ 320 g Bio-Kokos-/Reismilch
- ✓ 1 Pck. Bio-Quinoa-Sauerteig getrocknet
- ✓ 1 Pck. Trockenhefe oder ½ Pck. Frischhefe
- ✓ 2 Teelöffel Stein- oder Meersalz
- ✓ 2 Esslöffel Bio-Olivenöl
- ✓ 75 g stilles, ***artesisches*** Quellwasser

Zubereitung:

Die Kartoffel schälen, vierteln und ca. 15 Minuten weichkochen, dann die gekochte Kartoffel zu Brei zerstampfen.

Den Chia-Samen in 75 g Wasser geben und sofort so lange verrühren, bis alles zu einer einheitlichen, schleimig-zähen Masse geworden ist. Die Masse mindestens 10 Minuten ruhen lassen.

Den Kokosblütenzucker mit der Kokos-/Reismilch in einem kleinen Topf auf ca. 30-40 °C erwärmen und verrühren. Auf keinen Fall wärmer, das wirkt sich sonst negativ auf die Hefepilze aus. Darin dann die Hefe einrühren, bis sie sich aufgelöst hat.

Die Amaranth-Pops, die verschiedenen Mehle, Leinsamen, Quinoa-Sauerteig, Olivenöl, Salz in eine Schüssel geben. Die Chia-Masse, den Kartoffelbrei und die Hefeflüssigkeit in die Schüssel zu der Mehlmischung dazugeben und mit der Hand kräftig durchkneten, damit es eine gleichmäßige feucht-klebrige Masse ergibt.

Eine Backform in der Größe, dass genau der Teig hineinpasst, mit Backpapier auslegen und den Teig einlegen und glatt drücken. Die gefüllte Backform in den Backofen stellen und bei 30-40 °C darin 1 Stunde gehen lassen. Der Teig sollte mindestens um die Hälfte gewachsen sein. Dann den Backofen auf 180 °C Ober- und Unterhitze einstellen und darin 1 Stunde backen lassen. Die Stunde beginnt bereits beim Umstellen auf

180 °C.

Das Brot behält, bedingt durch den Chia-Samen und die Kartoffel, lange seine Feuchtigkeit und ist bei 8-15 °C Umgebungstemperatur etwa 5 Tage haltbar. Durch die vielen verschiedenen naturbelassenen und unbelasteten Zutaten ist dieses Brot eine wertvolle Vitalstoffquelle und ist eine Wohltat für den Darm.

Gesunde Schokolade

Industriezucker- und milchfrei, frei von ***Emulgatoren*** und Aromen, keine gehärteten, ***raffinierten*** und ***desodorierten*** Fette

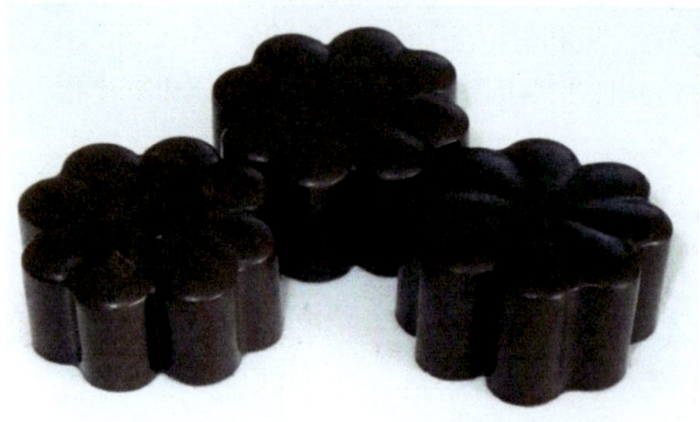

Bild 50

Zutaten (Grundrezept)

- ✓ 115 g native Bio-Kakaobutter
- ✓ 65 g reines Bio-Kakaopulver, möglichst Rohkostqualität
- ✓ 20 g natives Bio-Kokosnuss-Öl
- ✓ 20 g Bio-Haselnussmus
- ✓ 80 g Yacon-Sirup
- ✓ ½ Teelöffel Bio-Vanillepulver
- ✓ 1 Messerspitze fein gemahlenes Meer- oder Steinsalz

Zubereitung

Folgende Zutaten in eine wasserbadgeeignete Metallschüssel oder einen Topf geben: Kakaobutter, Kokosöl, Haselnussmus, Kakaopulver.

Die mit den Zutaten gefüllte Schüssel bzw. den Topf in einen anderen mit Wasser gefüllten Topf stellen und auf dem Herd das Wasserbad erhitzen, bis alle Zutaten geschmolzen sind, dabei ab und zu mit einem Schneebesen umrühren. Jetzt vom Herd nehmen, das heiße Wasser wegschütten und durch kaltes Wasser ersetzen.

Im kalten Wasserbad die flüssige Schokoladenmasse durch weiteres Rühren abkühlen lassen, ggf. das warm gewordene Wasser wieder durch kaltes ersetzen. Während des Abkühlvorgangs nacheinander die restlichen Zutaten mit einrühren.

Ist die Masse auf ca. 30 °C abgekühlt, kann diese in Schokoladen- oder Pralinenformen gegossen werden. Wird die Masse zu warm abgefüllt oder wurde sie nicht lange genug gerührt, können sich Bestandteile nicht binden und die Schokolade wird nicht homogen. Die gefüllten Formen in den Kühlschrank zum Aushärten stellen. Nach ca. 4 Stunden kann die Schokolade genossen werden. Zur Lagerung sollte sie kalt stehen.

Sie können die Schokolade geschmacklich aufwerten, indem Sie z. B. ein paar Tropfen Orangenöl dazugeben oder löslichen Kaffee bzw. Kaffeepulver mit einrühren. Auch Nuss-Splitter sind eine Möglichkeit. Um die Fruchtigkeit zu erhöhen, ist Hagebutten- oder Acerolapulver empfehlenswert. Spirulina-Pulver oder Matcha-Pulver erhöhen den gesundheitlichen Aspekt. Probieren Sie einfach aus.

Recerum

Ohrenschmalz-Ersatz

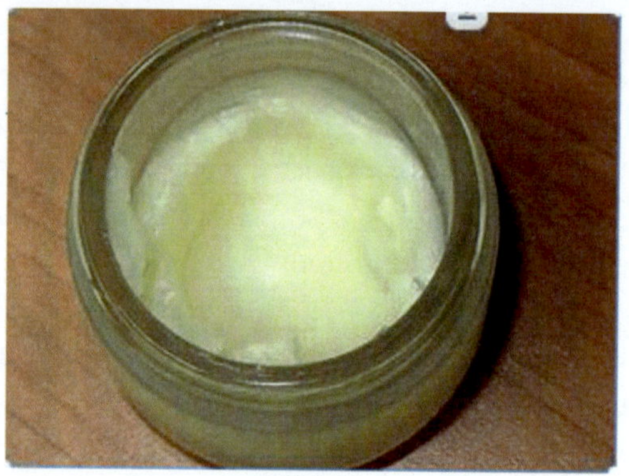

Bild 51

Zutaten

- ✓ 4 g Bio-Bienenwachs
- ✓ 5 g natives Bio-Kokosöl
- ✓ 5 g Squalan
- ✓ 2 g Sheabutter
- ✓ 2 g Glycerin aus der Apotheke
- ✓ 1 g Harnstoff aus der Apotheke
- ✓ 10 Tropfen Teebaumöl

Zubereitung

Zerkleinern Sie die Harnstoffkristalle in einem Mörser zu feinem Pulver. Geben Sie alle anderen Zutaten zusammen in ein Becherglas. Stellen Sie das Becherglas in ein heißes Wasserbad und lassen die Zutaten darin komplett schmelzen, dabei können Sie etwas rühren, damit es etwas schneller geht. Wenn alles flüssig ist, geben Sie den Harnstoff hinzu und rühren ihn mit ein.

Entnehmen Sie das Becherglas aus dem Wasserbad und rühren es stetig weiter. Während des Rührens wird die Masse immer fester. Dabei vermischt sich der ölunlösliche Harnstoff mit der fettigen Masse. Rühren Sie solange weiter, bis es die Konsistenz von Schmalz hat.

Jetzt können Sie es in eine Cremedose abfüllen oder einfach darin lassen. Wichtig ist nur, dass es verschlossen aufbewahrt wird. Es muss nicht in den Kühlschrank. Die Menge ist bei Zimmertemperatur ca. 6 Monate haltbar.

Glossar

A1-Beta-Kasein

Das Beta-Kasein ist eine polymere Eiweißkette, die aus 209 Aminosäuren zusammengesetzt ist. Der Unterschied von A1- und A2-Beta-Kasein ist die Aminosäure, die an Position 67 dieser polymeren Kette eingereiht ist. Bei A1-Beta-Kasein befindet sich an dieser Stelle die Aminosäure Histidin, beim A2-Beta-Kasein befindet sich dort die Aminosäure Prolin.

Abszess

Entzündlich umkapselte Eiteransammlung

ACE-Hemmer

Medikament gegen Bluthochdruck und ***Herzinsuffizienz***

Acrylamid

Ist eine erbgutschädigende Chemikalie. In der Natur entsteht sie durch starkes Erhitzen von stärkehaltigen Lebensmitteln. Zum Beispiel: Pommes, Kartoffelchips, Brot, Knäckebrot, Toastbrot, frittierte Produkte mit Panade u. v. m. Die Umwandlung der Aminosäure Asparagin in Acrylamid in diesen Produkten geschieht ab ca. 120 °C.

Acrylamid wirkt im Organismus stark genomtoxisch und reaktionsfreudig. Es steht auch im Verdacht, Krebs zu erzeugen. Mit reichlich antioxidativer Kost und der MP-Ernährung lässt sich die negative Wirkung geringer Mengen des Acrylamids nahezu aufheben. Dem Acrylamid ist man unweigerlich auch bei der MP-Ernährung ausgesetzt ist, wenn auch in geringen Mengen.

Aderlass

Eine seit ca. 2500 Jahren bekannte und angewandte Therapieform bei bestimmten Krankheitsarten. Hierbei wurden früher bis zu 1000 ml Blut aus bestimmten, dem Beschwerdebild zugehörigen Venen entnommen, um die belastete Region zu reinigen. Heute wird der Aderlass kaum noch durchgeführt. Vergleichbar mit dem Aderlass ist eine Blutspende mit ca. 500 ml. Die Blutspende wird jedoch, ohne auf etwaige Beschwerden zu achten, an einer Vene das Armes durchgeführt.

Aerob

Benötigt Sauerstoff zum Leben

Aggregatzustand

Das ist der Zustand eines Stoffes, der sich durch Druck und Temperatur verändern lässt. Die bekanntesten Aggregatzustände sind fest, flüssig und gasförmig.

Analfissuren

Risse in der Afterschleimhaut bzw. Afterhaut, die jucken oder auch schmerzhaft sein können.

Anaerob

Benötigt keinen Sauerstoff zum Leben

Anaphylaktischer Schock

Die extremste Form einer allergischen Reaktion, die zum Tod führen kann. Die Symptome können sein: Anschwellung des Kehlkopfes bis zum Erstickungstod, Organversagen, heftiger Blutdruckabfall durch Gefäßerweiterung bis zum Kreislaufzusammenbruch u. v. m.

Anorganisch gebunden

Hier geht es um ein Molekül, das keine Kohlenstoffatome (C) enthält. Beispiel: Im Natriumchlorid (Kochsalz) liegt Natrium anorganisch gebunden vor. Dabei ist das Natrium an einem Chlor-Atom (Cl) gebunden (NaCl).

Im Natriumcitrat liegt das Natrium organisch gebunden vor. Dabei sind drei Natriumatome an sechs Kohlenstoffatome, fünf Wasserstoffatome und sieben Sauerstoffatome gebunden ($Na_3C_6H_5O_7$).

Natriumcitrat = Salz der Citronensäure

Antazida

Säure-Neutralisatoren in Form von ***basischen*** Mineralsalzen.

Nach deren Einnahme wird der niedrige ***pH-Wert*** der Magensäure abgepuffert. Der pH-Wert steigt und die Magensäure ist dann nicht mehr so aggressiv. Bei häufiger Einnahme kann es zu unerwünschten Nebenwirkungen kommen. Hierzu zählen: metabolische Alkalose, Ödembildung, Bluthochdruck. Antazida mit Aluminiumsalzen senken zwar die o. g. Nebenwirkungsrate, aber dafür haben sie Nebenwirkungen anderer Art: Sie lagern sich im Nervengewebe an und können dort wichtige Vorgänge behindern oder verändern.

Antigene

Körperfremde Proteine, gegen die unser Immunsystem Antikörper (Immunglobuline) bildet. Für die Herstellung der Immunglobuline sind die B-Lymphozyten zuständig. Bei Autoimmunerkrankungen bilden die B-Lymphozyten fälschlicherweise Antikörper gegen körpereigene Proteine. Wenn sich Antigen und Antikörper verbunden haben, sind die Antigene sozusagen außer Gefecht gesetzt. Diese Antigen-/Antikörper-Komplexe werden dann von den Makrophagen (weiße Blutkörperchen) eliminiert.

Antioxidantien
Auch Radikalfänger genannt. Sie verhindern oder verlangsamen die Oxidation unserer Zellen, welche durch bestimmte chemische Sauerstoffverbindungen sowie durch UV-Strahlung und andere ausgelöst werden, die unter anderem für das Altern verantwortlich sind.

Antlitzdiagnostik
An äußerlich sichtbaren Veränderungen oder Zuständen von bestimmten Körperteilen kann man bestimmte Erkrankungen erkennen. Diese Körperteile können sein: Zunge, Fuß, Gesicht, Iris, Haut u.a.

Apathogen
Nicht krankmachend

Artefakte
Überbegriff für Dinge im Blut, die nicht zu den normalen Blutbestandteilen gehören, z.B. Kristallformationen, Pilzhyphen, Verunreinigungen, abgestorbene Zellklumpen u. v. m.

Arteriosklerose
Krankhafte Ablagerungen an den arteriellen Blutgefäßen, bedingt durch dauerhafte Fehlernährung, Dauerstress, Rauchen u. a.

Artesisches Wasser
An der natürlichen Quellaustrittsstelle entnommenes Wasser. Ohne Förderung mittels Pumpen.

Arthritis
Eine Gelenkentzündung durch ernährungsbedingte Ablagerungen oder durch eine autoimmune rheumatische Erkrankung.

Ascorbinsäure

=Vitamin C. Ascorbinsäure liegt in der Natur nicht in der reinen Form vor, wie sie es z. B. in der Apotheke zu kaufen gibt oder in Lebensmitteln verarbeitet wird. Diese „technische Ascorbinsäure" ist für den Organismus zu aggressiv und kann dauerhaft eingenommen Stoffwechselschäden anrichten. Ascorbinsäure sollte daher als ***organisch gebundenes*** Ascorbat eingenommen werden, besser noch als Vitamin-C-haltige Frucht.

Auszugsmehl

Zu Mehl gemahlenes Getreide, dem der Öl- und vitaminhaltige Keim und die ballaststoffreichen Randschichten, sprich die Kleie, industriell entfernt wurden. Es wird also nur der Mehlkörper vermahlen.

Autoimmunerkrankung

Wenn körpereigene Abwehrzellen das eigene Gewebe angreifen. Das kann Organe betreffen wie z. B. Darm, Schilddrüse, Gehirn u. a. Es können sogar Blutzellen angegriffen werden.

Azidose

= Übersäuerung

Kann das Gewebe, die Muskeln und das Blut betreffen.

Bacteroides

Anaerobe, in der Regel vorherrschende Bakterienspezies im Dickdarm. Sie schützen uns vor Krankheitserregern und dienen dem Aufbau und Erhaltung der Darmschleimhaut.

Basalmembran

Eine mehrschichtige hauchdünne Glykoprotein-Membran, welche wie eine Haut zwischen den ***Epithelzellen*** und dem angrenzenden ***Interstitium*** darstellt.

Basisch

Basisch wird auch alkalisch genannt und bedeutet, dass der ***pH-Wert*** einer wässrigen Lösung größer als 7 ist. Das Gegenteil von basisch ist sauer mit einem pH-Wert von kleiner als 7.

Betablocker

Diese Medikamente hemmen die herzfrequenz- und blutdruckerhöhende Wirkung der Hormone Adrenalin und Noradrenalin sowie des Enzyms Renin, indem sie an die entsprechenden Beta-Rezeptoren andocken und diese blockieren.

Biophotonen

Lichtteilchen, die in jedem Organismus zur Weiterleitung und Speicherung von Informationen auf zellulärer Ebene genutzt werden. In jeder lebenden Zelle ist ein schwaches Leuchten messbar, auch wenn dies nur einer Leuchtkraft von wenigen Quanten entspricht, vergleichbar einer Kerzenflamme auf 20 Kilometer Entfernung. Dieses Leuchten stammt von Biophotonen.

Bosonen

So nennt man alle Teilchen, die sich nach der Bose-Einstein-Statistik verhalten. Hiernach nehmen die unterschiedlichsten Teilchen den gleichen Zustand ein. Sie drehen sich alle mit einem ganzzahligen Spin, was diese Teilchen von allen anderen unterscheidet. Dadurch besitzen sie eine überaus hohe Ordnung und Symmetrie.

Bromate

Krebserzeugende Salze der Bromsäure, werden noch vorwiegend in den USA als Oxidationsmittel im Brotteig verwendet.

Carbonate

Das sind die Salze der Kohlensäure. Wenn sich Kohlendioxid in Wasser löst, entsteht die Kohlensäure. Verbindet sich z. B. Natrium mit der Kohlensäure, dann entsteht Natriumhydrogenkarbonat, das Salz aus Natrium und der Kohlensäure, auch Natron genannt.

Carnivoren

Fleischfresser

Chelatbildner

Chelatbildner verbinden sich mit eingelagerten Schwermetallen zu Komplexen, die leichter ausgeschieden werden können.

Chlorid-Ionen

Das sind negativ geladene Chlor-Atome, die sich bedingt durch die negative elektrische Ladung mit einem positiv geladenen anderen Atom oder Molekülrest verbinden können.

Chondrite

Es ist das noch ***apathogene*** Stadium von Bakterien. Dieses Stadium zeichnet sich aus durch eine Clusterstruktur von ***Symprotiten*** und ***Fibrinfäden*** und stellt eine beginnende Dysbiose dar, die auf eine entstehende Erkrankung hindeutet.

Chondroitin-Therapie

Höher entwickelte ***pathogene*** Formen von ***Endobionten*** können sich mit niedrigeren apathogenen ***Endobionten***, die sich in ***isopathischen*** Arzneimitteln befinden, verbinden. Diese Verbindungen können vom Immunsystem erkannt und eliminiert bzw. ausgeschieden werden. Oder die ***pathogenen Endobionten*** werden dadurch gezwungen, eine apathogene Form anzunehmen.

Collagenosen

Autoimmune Erkrankung des Bindegewebes. Antikörper greifen das Bindegewebe in und um Organe an. Auch Schleimhäute, Gelenkknorpel und Blutgefäße können betroffen sein.

Colon-Hydro-Therapie

Eine professionelle Dickdarmspülung, die je nach Therapeut zwischen 10 und 60 Minuten dauern kann. In der Regel werden 10-15 Sitzungen empfohlen.

Darmmykosen

Durch ***pathogene*** Pilze verursachte Darmerkrankungen

Desodorieren

Entfernen von Geruchs- und Geschmacksstoffen aus dem Speiseöl durch Wasserdampfstrippung unter hoher Temperatur und Vakuum. Nicht selten werden hier Temperaturen von 200-230 °C erreicht.

DHA

Docosahexansäure. Eine Omega-3-Fettsäure mit 6 Doppelbindungen, die unser Organismus aus der Alpha-Linolensäure synthetisiert. 97 % der Omega-3-Fettsäuren im Gehirn bestehen aus DHA. Sie ist eine der stärksten ***Antioxidantien***.

Disaccharid

Auch Zweifachzucker genannt. Disaccharide bestehen aus zwei verschiedenen Zuckermolekülen, z. B. Glucose und Fructose (Haushaltszucker).

Dissoziation

Der Zerfall eines Salzmoleküls in Ionen durch Elektronenabgabe oder Elektronenannahme (positiv oder negativ geladene atomare oder molekulare Teilchen)

Dunkelfeldmikroskop

Anders als beim gewöhnlichen Hellfeldmikroskop, bei dem das Licht direkt auf das Objekt bzw. durch den Objektträger hindurch gestrahlt wird, wird beim Dunkelfeldmikroskop das Licht umgeleitet und seitlich auf das Objekt gestrahlt, sodass kein direktes Licht in das Okular scheint. Somit bleibt der Hintergrund schwarz und nur die zu beobachtenden Objekte werden seitlich angestrahlt. Somit ist es möglich, Dinge zu erkennen, die im Hellfeld nicht oder kaum zu sehen sind. Vergleichen kann man es mit dem Himmel. Je heller der Hintergrund ist, desto weniger Sterne sieht man, und je dunkler der Hintergrund, desto besser erkennt man die Sterne.

Duodenum

Zwölffingerdarm

Dyssymbiose

Fehlbesiedlung der Darmschleimhaut. In der Regel mit pathogenen Keimen, was zu Erkrankungen führt.

Einfachzucker

Auch Monosaccharide genannt, sind kurzkettige Zuckermoleküle, die schnell vom Organismus aufgenommen werden, da sie wegen ihrer nicht komplexen Molekülstruktur schnell zerlegt werden.

Emulgator

Öl und Wasser verbinden sich nicht, sondern bilden zwei Flüssigkeitsphasen. Ein Emulgator verbindet Öl- und Wasserphase miteinander, sodass aus zwei Phasen eine Phase entsteht. Diese neue homogene Mischung nennt sich dann Emulsion. Eine Creme ist z. B. eine Emulsion aus Öl- und Wasserbestandteilen.

Endobionten
Im lebenden Organismus vorkommende, mit ihm in Symbiose lebende Mikroorganismen. Endobionten können ***pathogen*** oder ***apathogen*** sein.

Enzyme
Eiweißmoleküle, die notwendig sind, um chemische Stoffwechselvorgänge in Gang zu setzen, Nahrungsbestandteile zu zerlegen, Stoffwechselzwischenprodukte umzuwandeln bzw. Stoffwechselgifte abzubauen. Sie sind bei der Signalweitergabe intrazellulär sowie extrazellulär beteiligt und dienen der Aktivierung bzw. Deaktivierung von Hormonen. Enzyme sind praktisch die Werkzeuge des Stoffwechsels.

Epithelzellen
Aus diesen Zellarten bestehen die Oberflächen bzw. Auskleidungen von Deckgewebearten wie z. B. von Organen, Haut und Gefäßen.

Erdölderivate
Aus Erdöl hergestellte Chemikalien. Parabene, Benzin, Aceton, Motoröl, Vaseline sind z. B. Erdölderivate

Erythrozyten
Rote Blutkörperchen

Extrahieren
Herauslösen eines Stoffes mithilfe eines flüssigen Lösungsmittels, das auch Wasser sein kann. Beispiel Kaffee: Aus der Kaffeebohne werden die Stoffe durch heißes Wasser herausgelöst.

Extrakt
Der herausgelöste Stoff in einem Lösungsmittel. Beispiel Kaffee: Der trinkfertige Kaffee ist der Extrakt aus der Kaffeebohne.

Extraktion
Der Vorgang des Extrahierens (siehe „Extrahieren“)

Extraktionsmittel
Das Lösungsmittel, um das Extrakt zu gewinnen. Beispiel Kaffee: Das Wasser ist das Extraktionsmittel, um die Stoffe aus der Kaffeebohne herauszulösen.

Faszien
Gehören zum Bindegewebe und dienen als Stütz- und Haltegewebe für Organe, Gelenke, Muskeln, Blut- und Lymphgefäße und Nerven

Fermentation
Auch Gärung genannt, ist die Umwandlung organischer Stoffe durch Enzyme, Bakterien oder Pilzen

Fibrinfäden
Eine hochelastische Eiweißnetzstruktur, die für die Blutgerinnung wichtig ist. Findet man diese Strukturen aber im Blut des unverletzten, lebenden Organismus, besteht die potenzielle Gefahr Infarkte zu bekommen.

Fibromyalgie
Eine rheumaähnliche schmerzhafte Erkrankung, welche die Sehnenansätze der Muskeln zu den Knochen, die Muskulatur selbst und die Gelenke betreffen kann. Weitere Begleitsymptome können sich auf das Gemüt durch z. B. Abgeschlagenheit niederschlagen.

Firmicuten

Eine der größten Gruppen von natürlich vorkommenden ***aeroben*** Dickdarmbakterien neben den ***anaeroben*** Bacteroides-Bakterien, die aus den im Dickdarm ankommenden, unverdauten Kohlenhydraten und Ballaststoffen den Rest an Energie herausholen und dem Körper als Energie zur Verfügung stehen. Diese Energie wird dann im Körper als Fett gespeichert.

Flavonoide

Sekundäre Pflanzenstoffe mit antioxidativer Wirkung

Furunkel

Eine Entzündung des Haarfollikels

Gastrin

Ein Peptidhormon, das unter anderem den Hauptreiz zur Magensäureproduktion an die ***Belegzellen*** abgibt

Gastritis

Magenschleimhautentzündung

Gehärtete Fette

Fette und Öle haben in der Regel ungesättigte Bestandteile (Doppelbindungen in der Molekülstruktur). Diese Doppelbindungen sind anfällig für Oxidation, also Ranzigwerden. Je mehr Doppelbindungen vorherrschen, desto weniger stark kann es bis zum Erreichen des Rauchpunktes erhitzt werden. Fette und Öle werden industriell durch Hydrierung katalytisch gehärtet, dadurch entfallen die Doppelbindungen und das Fett wird haltbarer und höher erhitzbar. Ein Nutzen für den Stoffwechsel hat es dann kaum noch, im Gegenteil, es kann zu Herz-/Kreislauferkrankungen führen. Akzeptabel ist die Verwendung von gehärteten Fetten bei der Seifenherstellung.

Geldrollen

Erythrozyten (rote Blutkörperchen), die wie flach aufeinanderliegende Geldmünzen aneinanderkleben. Die Meinungen zu den Ursachen sind vielfältig: Übersäuerung, Übereiweißung, Wassermangel, Stress, ***Lektine*** u. a.

Gingivitis

Reversible Zahnfleischentzündung, ohne dass der Halteapparat des Zahnes betroffen ist. Ein Übergreifen auf andere Areale des Körpers ist nicht zu befürchten.

Glykogen

Polymere Glucose, die in allen Lebewesen, außer den Pflanzen, als Energiespeicher bevorratet wird und in Leber, Nieren und Muskeln gespeichert wird.

H+-Ionen

Elektrisch geladene Wasserstoffatome

Hämatokrit

Der Gesamtanteil aller Blutzellen im Blut. Sinkt der Flüssigkeitsanteil im Blut, dann steigt der Hämatokritwert und umgekehrt. Je höher der Hämatokritwert, desto höher die Thrombose- bzw. Infarktgefahr.

Hämoglobin

Roter Blutfarbstoff, bestehend aus Proteinen. Er dient dem Transport von Sauerstoff und Kohlendioxid.

Hämorrhoiden

Das sind die Gefäßpolster, die sich an der Enddarmschleimhaut befinden und der Blutversorgung der Aftermuskulatur dienen. Hämorrhoiden hat jeder Mensch. Man spricht nur umgangssprachlich dann von Hämorrhoiden, wenn sie krankhaft verändert sind und Beschwerden verursachen.

Harnstoff

Er entsteht in der Leber. Bei der Verstoffwechselung von Eiweißen, besonders von tierischen Eiweißen, entsteht das giftige Ammoniak. Um das Ammoniak unschädlich zu machen, wird an das Ammoniakmolekül Kohlendioxid angelagert. Dadurch entsteht der wasserlösliche Harnstoff, auch Kohlensäurediamid genannt, der über den Urin ausgeschieden wird.

Harnsäure

Entsteht bei der Verstoffwechselung von vorwiegend tierischen Eiweißen durch den Abbau der darin enthaltenen Purine im Dünndarm und in der Leber. Auch diverse pflanzliche Eiweiße enthalten Purine, allerdings in deutlich geringeren Konzentrationen. Harnsäure wird zu ca. 75 % über die Nieren ausgeschieden und der Rest über Schweiß, Speichel und Darm.

Zucker fördert eine Insulinresistenz, was die Ausscheidung von Harnsäure über die Nieren behindert. Deshalb kann man bei der gemeinsamen Ernährung von tierischen Eiweißen und zuckerhaltigen Speisen bzw. Getränken Gicht bekommen.

Herbivoren

Pflanzenfresser

Herzinsuffizienz

Herzschwäche, die bis zum Herzversagen führen kann.

Hirnödem

Intrazelluläre Wasseransammlung im Gehirn, was zu einer Anschwellung des Gehirns führt. Ursache ist meist eine Störung der ***osmotischen*** Druckverhältnisse, herbeigeführt durch unterschiedliche äußere Einflüsse wie z. B. Gefäßerkrankungen, Tumore, Aufenthalt in großer Höhe, zu hoher Salzverlust, zu hohe Trinkmenge u. v. m.

Histamin

Ein biogenes Amin, das in Menschen, Tieren und Pflanzen vorkommt. In unserem Organismus dient es als ***Neurotransmitter***, Botenstoff bei Entzündungsreaktionen, Regulator bei der Magensäureproduktion und des Appetites und ist bei allergischen Reaktionen und beim Immunsystem beteiligt.

Homocystein

Eine Aminosäure, die keine Bedeutung für den Organismus hat, aber beim Verstoffwechseln der Ernährung als Nebenprodukt des Methionin-Stoffwechsels entsteht. Methionin ist auch eine Aminosäure. Diese wird allerdings vom Körper benötigt, ist also essenziell. Homocystein ist ein Zellgift und wird mithilfe der Vitamine B6, B12 und Folsäure abgebaut. Liegt ein Mangel dieser Vitamine vor, steigt auch der Homocystein-Blutwert an. Ein zu hoher Wert kann erheblichen Schaden an den Arterienwänden anrichten und folglich zu entsprechenden Erkrankungen führen.

Indikator

Zeigt den Zustand einer bestimmten Sache an

Interstitium

Zellzwischengewebe

Intestinal

Über den Verdauungstrakt gehend

Intestinaltrakt

Verdauungstrakt (vom Mund bis zum Anus incl. damit zusammenhängender Verdauungsdrüsen)

Isolierter Zucker

Zucker kommt in der Natur immer im Verbund mit antioxidativen Pflanzenstoffen, ***Enzyme*n**, Vitaminen, Mineralien, Spurenelementen und anderen für den Zuckerstoffwechsel wichtigen Komponenten vor.

Die Industrie entfernt all die wichtigen Begleitstoffe und macht aus dem Naturprodukt Zucker den chemisch reinen Zucker. Diesen nennt man auch isolierter Zucker. Dieser isolierte Zucker ist geschmacklich nur noch süß, den Rest hat er verloren. Metabolisch gesehen ist er vitalstoffraubend und somit potenziell gesundheitsschädlich.

Isopathie

Wie die Homöopathie ist die Isopathie eine alternativmedizinische Therapieart. In der Homöopathie wird Ähnliches mit Ähnlichem behandelt. In der Isopathie Gleiches mit Gleichem.

Beispiel: Während in der Homöopathie z. B. eine Blasenentzündung mit pflanzlichen Wirkstoffen in potenzierter Verdünnung behandelt wird, die in reiner Form angewendet ähnliche Symptome auslösen würden, wird in der Isopathie mit dem auslösenden inaktiven Bakterium in ebenfalls potenziert verdünnter Form behandelt.

Kalziumantagonisten

Medikament gegen Bluthochdruck, Herzrhythmusstörungen und koronare Herzkrankheit (Arteriosklerose). Der Wirkmechanismus beruht auf der Erschlaffung der Muskulatur durch das Verhindern der Kalziumeinschleusung in die Muskelzellen.

Kapillare

Das sind die dünnsten Blutgefäße im Körper, durch die selbst die Blutkörperchen gerade noch durchpassen. Hier findet der Stoffaustausch von und zu den Zellen statt. Hier ist auch der Übergang von den kapillaren Arterien zu den kapillaren Venen.

Katalysator

Beschleunigt durch seine energetische Anwesenheit chemische oder biochemische Reaktionen, ohne dabei in die Reaktion eingebunden zu werden oder verbraucht zu werden.

Ketone

Auch Ketonkörper genannt, sind in den Leberzellmitochondrien umgewandelte Fettsäuren zu wasserlöslichen Ketonen. Fettsäuren werden dann zu Ketonen umgewandelt, wenn kaum noch Kohlenhydrate zur Energiegewinnung zur Verfügung stehen. Beispielsweise beim Fasten oder bei Diabetikern.

Das bekannteste Keton ist Aceton, welches auch in der Ausatemluft betroffener Personen messbar bzw. riechbar ist.

Kollagen

Ein langkettiges Eiweißmolekül, das in allen Gewebetieren vorkommt. Es ist ein extrem stabiles Molekül, welches als wesentlicher und wichtiger Bestandteil in Haut, Sehnen, Knorpel und Knochen vorkommt. Ohne Vitamin C kann es keine Stabilität erreichen, deshalb ist eine ausreichende Vitamin-C-Versorgung hierbei wichtig.

Kolloide

Sind fein verteilte Kleinstteilchen im Mikrometer- oder Nanometerbereich

Leaky-Gut-Syndrom

Die Dünndarm-Schleimhaut ist so beschädigt, dass nicht vollständig verdaute oder falsche Nahrungsmittelbestandteile durch die Darmwand in den Blutkreislauf gelangen können.

Leberzeichen

Nach der Blutentnahme zur Dunkelfeldmikroskopie formatieren sich auf dem Objektträger die ***Erythrozyten*** zu großflächigen, meist ovalen oder eiförmigen Clustern. Dieser Zustand stellt sich meistens ein, wenn die Leber überlastet, verfettet oder krank ist. Deshalb nennt man diese ***Erythrozyten***-Cluster „Leberzeichen".

Lektine

Großmolekulare Proteine oder auch Protein-/Kohlenhydrat-Komplexe, die sich an Zellen oder deren Membranen binden und dort biochemische Reaktionen auslösen können. Es gibt nützliche und giftige Lektine.

Leukotriene der Serie 4

Entzündungsförderndes Biosyntheseprodukt aus der Arachidonsäure

Lumen

Hohlraum eines Organs

Mastzellen

In Schleimhäuten und im ***Interstitium*** vorkommende Abwehrzellen, die unter anderem ***Histamin*** in der im Zellinneren enthaltenen Granula (körnchenförmige Zelleinlagerungen) gespeichert halten

Mehrfachzucker

Auch Polysaccharide genannt, bestehen aus bis zu 500 Einfachzuckermolekülen (Monosaccharide). Komplexere Mehrfachzucker können auch andere Moleküle gebunden haben wie z.B. Fettsäuren und Eiweiße. Je mehr Moleküle sich zu einem Polysaccharid verbinden, desto länger dauert die Aufspaltung beim Verstoffwechseln. Entsprechend geringer fällt der Anstieg des Blutzuckerspiegels aus und ist somit schonender für Bauchspeicheldrüse und Leber.

Meridiane

Nach der traditionellen chinesischen Medizin sind das Kanäle, ähnlich der Lymphbahnen, durch welche die Lebensenergie Qi fließt. Durch Fehlernährung können diese Kanäle blockiert werden, sodass innerhalb des Meridiankreises (ähnlich dem Stromkreis) eine Störung entsteht und Krankheiten oder Schmerzen auftreten können. Wissenschaftlich ist die Existenz nicht bewiesen, aber z. B. die Akupunktur oder Akupressur des kranken Meridians spricht oftmals erfolgreich an.

Metabolismus

Alles, was mit dem Stoffwechsel zusammenhängt

Mitochondrien

Auch Zellorganellen genannt, sind die Kraftwerke der Zellen. Sie besitzen eine eigene DNA und vermehren sich unabhängig von der Zelle. Je höher der Energiebedarf einer Zelle, desto mehr Mitochondrien sind in der Zelle enthalten. Hier finden etliche Stoffwechselvorgänge der Zelle statt, z. B. die Verstoffwechselung von Calcium, Eisen, Schwefel, Harnstoff, Glucose, Citrat, Pyruvat, Phospholipide, Fettsäuren u. a., wobei die Hauptaufgabe die Produktion von ATP (Adenosintriphosphat) ist. ATP ist das Brennholz jeder Zelle.

Morbus Crohn

Eine autoimmune chronische Entzündung der Verdauungs-Schleimhaut, die den kompletten Verdauungstrakt betreffen kann

Morbus Basedow

Eine ***autoimmune*** Erkrankung der Schilddrüse, bei der körpereigene Abwehrzellen das Gewebe der Schilddrüse allmählich zerstören. Dadurch kommt es zu hormonellen Störungen, die mitunter lebensbedrohlich werden können. Es resultiert eine Hyperthyreose, also eine überschießende Reaktion der Schilddrüse.

Morbus Bechterew

Eine entzündlich-rheumatische Autoimmunerkrankung der Wirbelsäule und deren angrenzenden Strukturen, wie z. B. Rippenansätze, Kreuzbein, Iliosakralgelenk usw., was im Endstadium zu einer Versteifung der betroffenen Glieder führen kann.

Morbus Still

Eine autoimmune Gelenkentzündung, die mit roten Hautflecken und Fieberschüben einhergeht. Im fortgeschrittenen Stadium können die betroffenen Gelenke versteifen.

Myalgien

Muskelschmerzen

Myelinschicht

Diese aus Fetten und Proteinen bestehende Ummantelung der Nervenfasern (Axone) dient zur schnelleren Reizweiterleitung von Nervenimpulsen und verhindert ein Austreten von elektrischen Impulsen.

Nasopharynx

Oberer Nasen-Rachenraum

Natriumchlorid

Umgangssprachlich auch Kochsalz genannt. Es ist das Salz, das bei der Reaktion von Natronlauge mit Salzsäure entsteht. In der Natur kommt es nicht in reiner Form vor, sondern ist immer in Verbindung mit Mineralstoffen und Spurenelementen vorhanden. Unser Organismus kann ohne NaCl nicht existieren. Die Körperflüssigkeiten bestehen zu 0,9 % aus diesem wertvollen Stoff. In reiner Form eingenommen wirkt er aggressiv und gesundheitsschädlich.

Natrium-Kalium-Pumpe

Sich ständig öffnende und schließende Membranöffnungen in der Zellmembran von Nervenzellen. Hierdurch werden ausschließlich Natrium- und Kaliumionen vom Zellinneren nach draußen und umgekehrt transportiert, je nach Konzentrationsgefälle.

Neurotransmitter

Botenstoffe, die der Reizweiterleitung an den Nervensynapsen dienen

Niereninsuffizienz

Verlust der Nierenfunktion bis hin zum Nierenversagen

Nitritpökelsalz

Besteht aus industriell hergestelltem, isoliertem Kochsalz, bei dem Natrium- oder Kaliumsalze der Salpetersäure, das Natrium- bzw. Kaliumnitrit, zugesetzt werden. Diese zugesetzten Pökelsalze können mit weiteren Zusatzstoffen wie industriell hergestellter Ascorbinsäure, isoliertem Zucker oder mit Gewürzen versetzt sein. Dieses Pökeln schützt länger vor dem Verderb als normales Salzen und gibt der Wurst ihre rötliche Farbe. Nitrit ist für unseren Organismus ein giftiger Stoff, der zu krebserregenden Nitrosaminen umgewandelt wird.

Nosoden

Krankheitserreger oder andere ***pathogene*** körpereigene Zellbestandteile in homöopathischer Verdünnung. Durch Verabreichung dieser Mittel soll der Körper zur Heilung animiert werden.

Omega-3-Fettsäuren

Omega-Fettsäuren haben dem Omega-Buchstaben ähnliche Strukturen. An der 3. Stelle einer Methylgruppe (CH_3-Gruppe) am „Omega-Ende“ eines Fettsäuremoleküls befindet sich die erste Doppelbindung (hier als roter Strich gekennzeichnet).

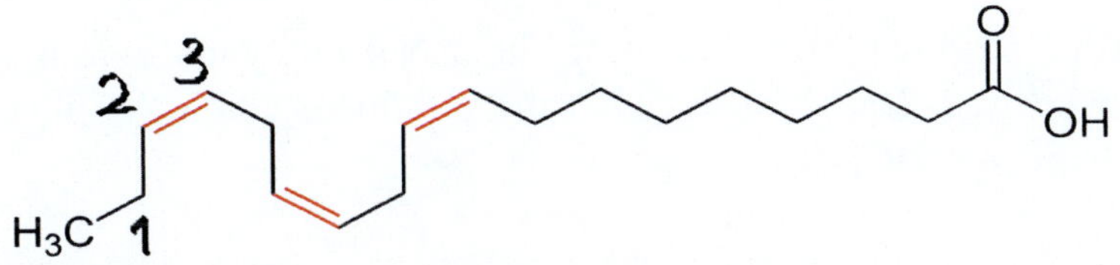

Bild 52

Omega-6-Fettsäuren

Omega-Fettsäuren haben dem Omega-Buchstaben ähnliche Strukturen. An der 6. Stelle einer Methylgruppe (CH_3-Gruppe) am „Omega-Ende“ eines Fettsäuremoleküls befindet sich die erste Doppelbindung (hier als roter Strich gekennzeichnet).

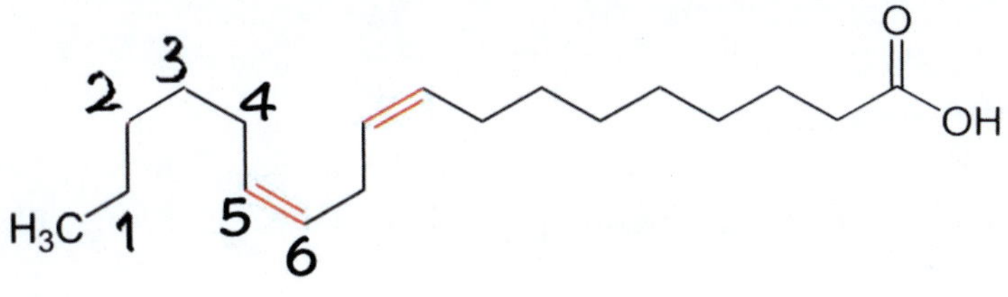

Bild 53

Omnivoren

Allesfresser

Ösophagitis

Siehe Refluxösophagitis

Organisch gebunden

Hier geht es um ein Molekül, das Kohlenstoffatome (C) enthält. Beispiel: Im Natriumcitrat liegt das Natrium organisch gebunden vor. Dabei sind drei Natriumatome an sechs Kohlenstoffatome, fünf Wasserstoffatome und sieben Sauerstoffatome gebunden ($Na_3C_6H_5O_7$) = Natriumcitrat (Salz der Zitronensäure).

Im Natriumchlorid (Kochsalz) liegt Natrium anorganisch gebunden vor. Dabei ist das Natrium an einem Chlor-Atom (Cl) gebunden (NaCl).

Osmose

Siehe Osmotischer Druck

Osmotischer Druck

Das ist der Druck, der erzeugt wird, wenn auf einer Seite der Zellmembran das Zellwasser eine höhere Konzentration an gelösten Salzen hat als auf der anderen Seite. Da beide Flüssigkeiten vor und hinter der Membran die gleiche Konzentration anstreben, übt die Lösung mit höherer Konzentration einen Druck auf die Membran aus, um Salzmoleküle zum Konzentrationsausgleich zur anderen Seite zu transferieren.

Otitis Externa

Eine Entzündung des äußeren Gehörganges. Die Symptome können sein: jucken, schuppige Haut, Krustenbildung, bluten, wässern.

Parodontitis

Irreversible bakterielle Zahnfleischentzündung, die den Halteapparat des Zahnes beschädigt und schwerwiegende Folgen für andere Körperareale haben kann, z.B. Arteriosklerose und Infarkte.

Pasteurisieren
Ein Verfahren, um Lebensmittel haltbarer zu machen. Hierbei wird das Lebensmittel erhitzt, damit Keime zerstört werden, die das Lebensmittel zum Verderben bringen können. Dieses dann heiße Produkt wird abgefüllt und verschlossen oder es wird bereits im Endgefäß pasteurisiert. Durch den Abkühlprozess in der verschlossenen Verpackung entsteht dann ein vakuumähnlicher Zustand, der ein weiteres Wachstum bzw. die Vermehrung von ***aeroben*** Keimen unterbindet.

Pathogen
Krankmachend

Perithelzellen
Die Außenhülle von Blutgefäßen besteht aus diesem Zelltyp.

Pfortader
In diesem Fall ist die Leberpfortader gemeint. Eine normale Vene hat ein offenes Ende, das in eine größere Vene mündet oder am Ende ins Herz oder in die Lunge führt. Das andere Ende verzweigt sich in kleinste ***Kapillar***gefäße, um aus den Organen die Abfallstoffe auszuleiten. Die Pfortader hingegen hat zwei verzweigte Kapillar-Enden. Auf der einen Seite werden Nährstoffe und Schadstoffe aus der Darmwand entgegengenommen, auf der anderen Seite werden die Nährstoffe und Schadstoffe an die Leber abgegeben.

PH-Wert
Der negative dekadische Logarithmus der H_3O^+-Ionen-Konzentration einer wässrigen Lösung. Er bestimmt, ob die Lösung sauer oder ***basisch*** ist. Die Skala des pH-Wertes geht von 0 bis 14. PH 7 ist neutral.

Pleomorphismus
Übersetzt bedeutet es „Vielgestaltigkeit“. Verwendung findet der Begriff vorwiegend in der Dunkelfeldmikroskopie des Blutes. Diese gemeinte Vielgestaltigkeit bezieht sich auf die in uns und mit uns lebenden Mikroorganismen. Sie können sich, je nachdem, wie sich ihr Lebensumfeld verändert, dessen anpassen bzw. sich höher entwickeln. Ein eigentlich unschädlicher Mikroorganismus kann sich so zum krankmachenden Erreger, sei es eine Bakterie, ein Pilz oder ein Virus, entwickeln. Durch eine Milieusanierung kann sich dieser pathogene Keim auch wieder rückwärts in einen guten ***Symbionten*** entwickeln.

Polymere
Makromoleküle, also große Molekülformen, die aus vielen gleichen Einzelmolekülen zusammengesetzt sind. Die Cellulose der Pflanzen z. B. ist ein Polymer aus bis zu mehreren zehntausend Glucosemolekülen.

Ppm
Parts per million. Übersetzt: Ein Teil pro Million. Das sind z.B. 1 Gramm pro 1000 kg.

Präbiotika
Nahrung für die guten Darmbakterien

Präbiotisch
Ernährt die guten Darmbakterien bzw. hält sie am Leben.

Probiotisch
Enthält lebensfähige Darmkeime

Prostaglandine der Serie 2
Ein entzündungsförderndes Gewebshormon, das aus der Arachidonsäure entsteht

Protite
Die kleinste Lebensform (ca.10-20 Nanometer klein), bestehend aus Eiweißmolekülen. Protite leben als ***Symbionten*** in allen Lebensformen und sind nahezu unzerstörbar.

Proton
Ein sich im Atomkern befindliches positiv geladenes Teilchen. Es gehört wie das Neutron zu den Atomkernteilchen, deren Überbegriff Nukleonen ist. Die Anzahl der Protonen im Atomkern ist maßgeblich für das chemische Element.

Protonenpumpenhemmer
Das ist ein chemisches Medikament, welches die salzsäure- bzw. bikarbonatbildenden Belegzellen des Magens daran hindern, ihre Arbeit zu tun. Es kann keine Magensäure mehr gebildet werden, die oral aufgenommene pathogene Keime töten soll und die bei der Verdauung hilft. Außerdem kann kein Bikarbonat gebildet werden, das für die ***basische*** Umgebung der Darmbakterien sorgt und für die ***pH-Wert***-Regelung im Körper zuständig ist.

Raffinieren
Ein industrielles Verfahren, um Öle haltbarer zu machen und um Geschmack-, Geruchs- und pflanzliche Farb- und Schleimstoffe zu entfernen. Das geschieht in der Regel unter Hitze und durch Zuhilfenahme von Lösungsmitteln. Ein so behandeltes Öl hat seinen gesunden Nutzen verloren.

Refluxösophagitis
Eine Entzündung der Speiseröhre bedingt durch einen ständigen Säurerückfluss aus dem Magen

Rechtsschenkelblock

Vom Sinusknoten des Herzens verzweigt sich die Erregungsleitung (Nerv) zur linken und zur rechten Herzkammer. Ist der rechte Nerv durch irgendeine Ursache blockiert, wird die rechte Herzkammer nicht mehr angeregt. Über einen Umweg, von der linken Herzkammer aus, wird dann die rechte Herzkammer verzögert angeregt.

Renal

Über die Nieren gehend.

Sekretoren

Es sind Menschen mit der Eigenschaft, ***Antigene*** auf der ***Erythrozyten***oberfläche nicht nur dort zu behalten, sondern diese auch in den Körperflüssigkeiten und im Gewebe zur schnelleren Abwehrfähigkeit bereitzustellen.

Subkutan

Unter der Haut befindlich.

Submikroskopisch

Mit dem normalen Lichtmikroskop nicht sichtbar.

Substitution

Eine Zuführung von Stoffen, die dem Körper fehlen.

Symbionten

Mit einem Organismus im Einklang lebende Organismen. Beim Menschen sind das gute Bakterien, gute Pilze und die entsprechenden Vorstufen davon. Sie schützen uns vor schädlichen Keimen und helfen uns beim Stoffwechsel. Dafür geben wir ihnen Nahrung und ein gemütliches Zuhause.

Symplasten

Zellhaufen (Agglomerate) organischer Herkunft im Blut, z. B. Pilzsymplasten, Eiweißsymplasten, Bakteriensymplasten oder ***Erythrozyten***symplasten usw.

Symprotite

Eine Zusammenballung (Agglutination) von einfachen ***Protiten***. Das ist eine noch ***apathogene*** Aufwärtsentwicklung der Ursymbionten ***Protite***.

Tenside

Es gibt natürliche und chemisch hergestellte Tenside. Beide setzen die Oberflächenspannung von Flüssigkeiten herab, sodass Flüssigkeiten, welche sich nicht miteinander mischen lassen, eine Emulsion eingehen. Beispiel Öl und Wasser. Dadurch entsteht ein Reinigungs- bzw. Wascheffekt, der in Reinigungsmitteln Verwendung findet. In der Lebensmittelindustrie werden Tenside (auch Emulgatoren genannt) zum Herstellen von Soßen, Schokolade, Speiseeis und alles, was homogen sein soll, verwendet. Weiter werden Tenside in der Medizin, Pharmazie und im Pflanzenschutz verwendet.

Thrombozyten

Die für die Blutgerinnung zuständigen Blutplättchen. Sie werden im Knochenmark gebildet.

Toxine

Giftstoffe aus lebenden Organismen, in der Regel sind es Eiweißverbindungen oder ***Lektine***.

Transfettsäuren

Beim Erhitzen von Pflanzenölen ab etwa 130 °C, je nach Öl etwas abweichend, verändert sich die chemische Struktur der Fettsäuremoleküle. Man kann bildlich sagen: „Aus einem Engelchen wird ein Teufelchen.“ Je mehr ungesättigte Fettsäuren ein Pflanzenöl enthält, desto mehr Transfettsäuren entstehen. Es entstehen sogenannte Isomere. Das bedeutet: abgewandelte, ähnlich aussehende Formen.

Transfettsäuren verursachen z. B. Infarkte, Bluthochdruck, ***Arteriosklerose*** und einen erhöhten LDL-Spiegel im Blut. Besonders viel davon befindet sich in Fastfood, Junkfood, Frittiertem, Industrienahrung, Billigmargarine und -ölen usw.

Triglyceride

Chemisch gesehen ist es ein Glycerinmolekül mit drei daran gebundenen Fettsäuremolekülen. Unser Organismus stellt es beim Fettsäurestoffwechsel in der Leber und im Darm her und wird als Energiespeicher verwendet. Triglyceride aus der Nahrung werden erst in Glycerin und Fettsäuren gespalten. Nicht benötigte Bestandteile werden wieder zu Triglyceriden verbunden. Selbst aus zu vielen Kohlenhydraten werden Triglyceride hergestellt. Ein dauerhaft zu hoher Triglycerid-Wert kann die verschiedensten Stoffwechselerkrankungen verursachen.

Tryptophan

Eine essenzielle Aminosäure, die verschiedene Funktionen im Körper ausübt. Die bekannteste Funktion ist die Auswirkung auf die Hormone Serotonin und Melatonin, die Einfluss auf die Stimmung haben.

Wasserstoff-Protonen

Das sind positiv geladene Wasserstoff-Atome, die sich durch die positive elektrische Ladung bedingt mit einem negativ geladenen anderen Atom oder Molekülrest verbinden können.

Quellenangaben

- Blutgruppen-Infos und Blutgruppentabelle nach Dr. Peter J. D´Adamo: www.4blutgruppen.de – erweitert und an die MP-Ernährung angepasst durch Michael Würzburger.

- www.wikipedia.de

- www.zentrum-der-gesundheit.de

- Praktische Physiologie Helmut Hinghofer Szalkay, Blackwell, Berlin 1994, ISBN 3-89412-021-5

ÜBER DEN AUTOR

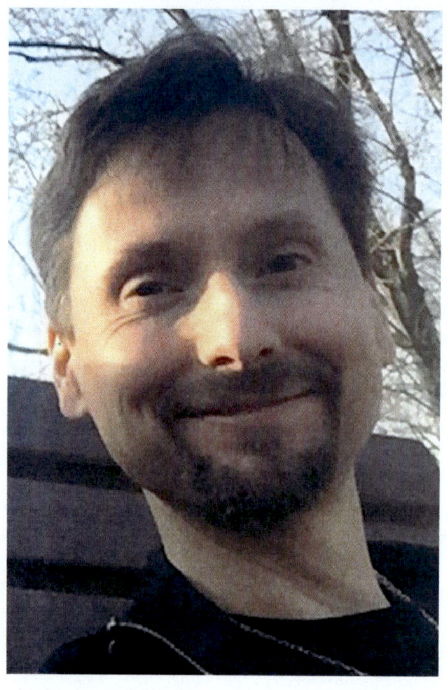

Michael Würzburger, geboren 1969 in Worms, ist ausgebildeter Musiker und Songschreiber, er arbeitet hauptberuflich in der Chemiebranche. Nach vier Jahrzehnten mit chronischen Erkrankungen, entschied er sich, deren Ursachen selbst zu erforschen, die er dann in der unbewusst durchgeführten Fehlernährung und der dadurch entstanden Entgleisung des Stoffwechsels und des Pleomorphismus seines eigenen Körpers entdeckte. Durch die Umstellung auf eine metabolisch-pleomorphistisch korrekte Ernährung und die parallel durchgeführte Sanierung des Körpers mit natürlichen Substanzen, konnten nahezu alle chronischen Erkrankungen beseitigt werden.

Weitere Literatur des Autors

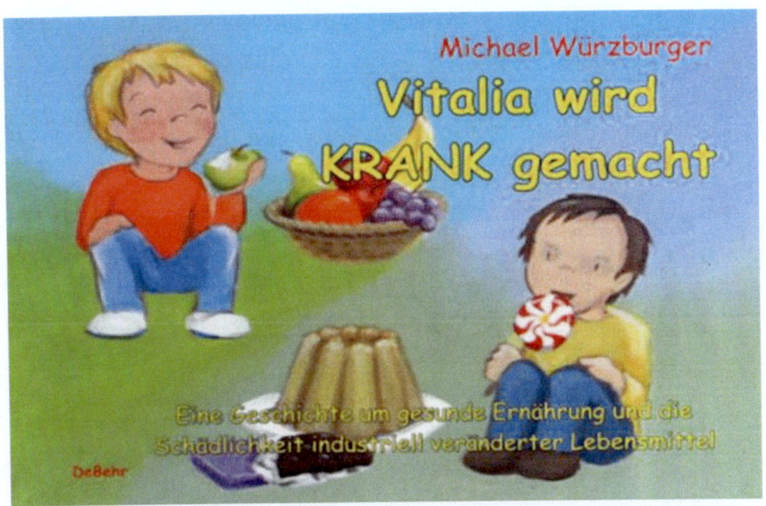

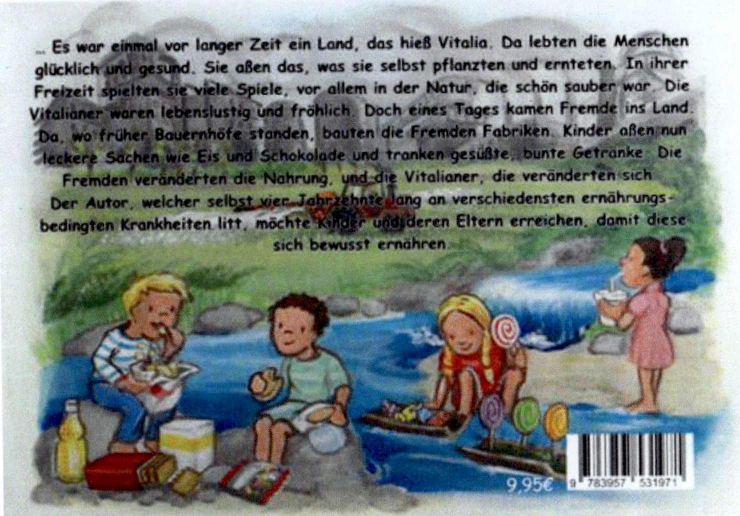

Ein Kinderbuch, das einem die Augen öffnet. Es werden die Missstände in unserer Ernährungskultur dargestellt und was diese mit unserer Gesundheit anstellen. Mit kindergerechten

Illustrationen werden die enthaltenen Themen einprägsam dargestellt. Ende gut, alles gut → Am Ende der Geschichte, die realistische Züge hat, wird das krank gemachte Land „Vitalia“ durch Aufklärung eines neugierigen Jungen namens Josuah wieder gesund gemacht.

Erschienen im DeBehr Verlag zu 9,95€